# 中医现代解析

林 波 著

U0335107

中国中医药出版社

·北京·

**图书在版编目（CIP）数据**

中医现代解析 / 林波著 . — 北京：中国中医药出
版社，2019.12（2020.5重印）
ISBN 978 - 7 - 5132 - 5881 - 4

Ⅰ. ①中… Ⅱ. ①林… Ⅲ. ①中医学 Ⅳ. ① R2

中国版本图书馆 CIP 数据核字（2019）第 254716 号

**中国中医药出版社出版**

北京经济技术开发区科创十三街 31 号院二区 8 号楼
邮政编码 100176
传真 010-64405750
廊坊市祥丰印刷有限公司印刷
各地新华书店经销

开本 710×1000 1/16 印张 19 字数 299 千字
2019 年 12 月第 1 版 2020 年 5 月第 2 次印刷
书号 ISBN 978 - 7 - 5132 - 5881 - 4

定价 50.00 元
网址 www.cptcm.com

**社 长 热 线 010-64405720**
**购 书 热 线 010-89535836**
**维 权 打 假 010-64405753**

**微信服务号 zgzyycbs**
**微商城网址 https://kdt.im/LIdUGr**
**官 方 微 博 http://e.weibo.com/cptcm**
**天猫旗舰店网址 https://zgzyycbs.tmall.com**

如有印装质量问题请与本社出版部联系（010-64405510）

# 出版者的话

　　本书作者本着溯本求源、逻辑清晰、活泼新颖、通俗易懂的写作原则，编写了这本《中医现代解析》科普读本，试图以浅显、简明、扼要的方式，用现代知识，或者说是现代常识，尽可能地用大家容易理解和接受的方式把中医知识加以解析，让更多人迅速掌握中医知识，活学活用中医知识，使中医能够行之有效地在全社会推广开来，把传统中医文化真正地发扬光大。

　　中医师承有着各家学说的鲜明特色，体现着各家传承的个性印记。本书是作者自己的思考和认识，思维新颖，见解独特，勇于创新，读后有耳目一新之感。当然，本书是作者自己的思考，属一家之言。因此，本书学术观点仅代表作者个人观点。我们秉承"百花齐放、学术争鸣"的出版理念，为读者提供特色鲜明、卓有创见的中医专著。

中国中医药出版社
2020 年 1 月 1 日

# 前　言

　　中医学是中华民族几千年前在同疾病作斗争的过程中总结而出的一门实践医学，具有独特而完整的理论体系。历代医家在长期的医疗实践中积累了丰富的防治疾病的经验，为中华民族的繁衍昌盛作出了巨大贡献，直到今天，中医学仍在广大人民的医疗保健方面发挥着重要作用。然而，由于古代科技水平不发达，古人受当时的条件限制，对人体自身的认知程度有限，因此就把直观认识到的很多生理或病理现象进行归纳总结，并把总结的结果作为定义，这些定义就形成了中医的医理。例如古人发现肾和骨之间有因果关系，肾能主管骨的生长发育，因此定义为"肾主骨"，但对于肾为什么能主骨的道理却难以深入阐释清楚。因为中医医理很多是根据现象推演而出，与西医学对人体的认识方法有较大的区别，再加之文言文的理解难度较大，许多概念不太直观易懂，常给学习者一种医理繁杂、词义深奥的感觉，这都给普通群众认识和学习中医带来了一定困难。

　　目前世界范围内正在掀起中医热，喜欢中医、学习中医的人也越来越多。为了更好地传承和弘扬传统中医理论，充分发挥传统中医的作用，为人民健康水平的提高尽一份微薄之力，我结合自己多年来对中医理论的认识、学习和领悟，编写了这本《中医现代解析》。该书试图以浅显、简明、扼要的方式，运用现代科学的知识或常识，尽可能地用大家容易理解和接受的方式把中医知识做一个通俗的解析，让更多人迅速掌握中医知识，活学活用中医知识，使中医能够更快更广泛地在全社会普及推广开来，把传统中医文化真正地发扬光大。

　　我长期做中药及中药保健品的开发及培训工作，在培训工作中，我感觉中医知识的培训工作是较为困难的，因为所面对的培训对象大多没有中医基础知识，即使费了九牛二虎之力，也仍然不能让对方理解什么是阴阳、气血、经络、五脏等概念。因此，我常冥思苦想，能否把中医的内容翻译成现代知识的内容，使中医尽量通俗化，让没有任何医学基础的普通大众也能听得懂、看得明白，只有这样才能使培训工作变得富有成效。自从有了这个想法，我便一发不可收拾，无论酷暑冬寒，夜静晨曦，无论是在地铁还是飞机上，所思所想全是此事，感觉如同豁然开了一扇窗，一个新世界呈现眼前，沉浸其中不能自拔，旁人观之了无情趣，但自知乐在其中。历经十载，蓦然回首，白发已上头。

我将所思所感常于课中讲述，学员反响强烈，获得极大信心，后友人建议成书，遂整理日常随笔纳为书稿。

本书内容为我学习中医的感悟，是对中医理论的个人探索，虽经过呕心沥血的努力，但仍担心有不当之处，恳请各位中医药专家和读者不吝赐教，以便再版时不断修正提高。

林波

2019 年 10 月

# 目 录

# 第一部分
# 中医基本概念解析

阴阳、气和经络是中医的基本概念。中医用阴阳来判定疾病性质，用气来观测疾病状态，用经络来诊治疾病，所以学习中医首先要领会阴阳、气和经络的概念，不理解阴阳、气和经络的涵义，就难以真正地领悟中医。

# 第一章 阴阳解析

阴阳的涵义太大，包括宇宙万物。中医的研究对象是人的生命，用阴阳来判定人体有病无病，涉及人的病理和生理，因此我们可以缩小范围，只研究与生理病理有关的阴阳。中医对阴阳的定义是"生杀之本始"，生杀即生死，阴阳是生死之本，生死关乎生命，因此阴阳是生命的根本。在西医学看来，新陈代谢是生命的基本特征，没有代谢就没有生命，生命根植于新陈代谢，因此新陈代谢是生命的根本。阴阳在中医里是生命的根本，新陈代谢在西医学里也是生命的根本，二者涵义在这方面有相当程度的一致性，因此我们可以大胆地设想用西医学的新陈代谢相关概念来理解中医的阴阳概念。笔者将中医学阴阳的认识与生理学认识进行比对，再经过分析及理论验证，发现中医的阴阳所涵盖的就是生理学合成代谢和分解代谢的内容，阴和阳可以用合成代谢和分解代谢来代表，阴的代表是合成代谢，阳的代表是分解代谢，这个概念的引入对于理解中医的阴阳有极大帮助。

为了验证上述概念引入的合理性，我们依据中医对阴阳的定义，再结合现代生理学知识，将"阴"和"阳"逐一进行分析，并得出分析结论，最后将结论用中医理论进行验证，通过理论验证来确定结论的合理性。

## 一、中医对阴阳的定义

1.《素问·阴阳应象大论》："阴阳者，天地之道也，万物之纲纪，变化之父母，生杀之本始，神明之府也，治病必求于本。"

2.《素问·阴阳应象大论》："阴胜则阳病，阳胜则阴病；阳胜则热，阴胜则寒。"

3.《素问·调经论》:"阳虚则外寒,阴虚则内热;阳盛则外热,阴盛则内寒。"

4. 张景岳注:"阳动而散,故化气,阴静而凝,故成形。"

5. 张志聪注:"阳生于阴,阴生于阳。阳生于阴者,阳气生于阴精也;阴生于阳者,阴精之生于阳化也。"


# 二、对"阳"的分析

我们先来对中医的"阳"进行分析。到底什么是"阳",从古至今一直难以给出具体的定义。虽然我们不能明确"阳"具体是指什么,但是日常生活中经常会听到阳虚、阳盛的词汇,在中医的概念中,阳虚就是"阳"不足,不足为虚,阳盛就是"阳"过量,过量为盛,因此我们可以确定,"阳"有不足和过量的时候,如果能搞清"阳"的不足部分或者过量部分是什么,就可以据此推断出"阳"的实质到底是什么。这就像一个装了东西的瓶子,想要知道瓶子里装的是什么,不妨倒出一点来,闻一闻,尝一尝,如果能弄明白倒出来的是什么东西,就能推断出瓶子里到底装了什么。下面我们就从阳虚和阳盛的症状分析入手,对"阳"的实质到底是什么进行分析。

## (一)阳虚症状分析

阳虚症状为:畏寒,肢冷,面色苍白,大便溏薄,小便清长,脉沉微无力等。

**1. 畏寒** 畏寒就是怕冷,对低温有不适感。当身体热量不足时会畏惧寒冷,因为寒冷会带走大量热量,导致人体热量流失速度加快,使人对低温的不适感加重,所以畏寒的原因是热量不足。

**2. 肢冷** 肢冷就是四肢不温。当身体热量不足时,身体按照重要程度来分配热量,首先保证重要脏器的热量供应,其次才是四肢等次要部位的热量供应。四肢因热量分配减少而形成肢冷,所以肢冷也是热量不足造成的。

**3. 面色苍白** 面色是血色的反映,面部血多则面色红润,面部血少则面色苍白。血多血少取决于血流量大小,而血流量大小取决于推动血液流动的能量。血液自身不会流动,血液的流动全靠能量推动,能量越大则血流量越大，反之则血流量减少。体内能量只有一个来源，就是生物分解产生的生物热能，热能不足则血流量减少，所以面色苍白与热能（能量）不足有关。

**4. 大便溏薄**　大便稀软不成形就是大便溏薄，是大肠内水液滞留造成的。水液的流散依靠压力驱动，压力不足则水液流散困难，水液不能流散进入周围组织就会形成水液滞留。压力是一种力量，力量由能量产生，能量不足则压力不足，所以大便溏薄也是能量不足所致。

**5. 小便清长**　尿色清亮而且尿量偏多就是小便清长，"清"指液体纯净，如清泉、清水等，"长"指小便时间偏长，尿量多则小便时间长，"长"意指尿量偏多。正常尿色呈淡黄色，尿液稀释则尿色变淡甚至接近无色，尿液浓缩则颜色加深，由淡黄色变深黄色。体内的水分主要以汗、尿的形式排泄，出汗增多则尿量减少，出汗减少则尿量增多。出汗也是一种液体流散运动，故出汗也需要能量驱动，热则出汗，冷则无汗，热、冷正是能量多寡的体现。能量不足则出汗减少，出汗减少则尿量增多，尿量增多致使小便清长，故小便清长也是能量不足所致。

**6. 脉沉微无力**　脉沉是指重力触摸才能寻到脉动，即重按始得。脉沉说明血管不充盈，距离皮肤表面较远，所以触感不明显。血管充盈度与热量有关，例如人在运动时大量产热，体外可观察到血管鼓胀凸起现象，运动停止后产热减少，血管鼓胀凸起现象消失。血管充盈度与热量有关，热量充足则血管鼓胀，热量不足则血管不充，血管不充则可表现脉沉，故脉沉是热量（能量）不足所致。脉微无力就是脉管搏动微弱无力，力量由能量产生，微弱无力说明能量不足，故脉微无力也是能量不足所致。

**总结：**阳虚各症全都指向一点——热量不足。热量即能量，故阳虚的实质是热量不足。

### （二）阳盛症状分析

阳盛症状为：壮热，面红耳赤，气粗，烦躁，口干，脉洪大有力等。

**1. 壮热**　壮热就是发热，又称发烧，是热量在体内蓄积引起体温升高的过程。热量来自生物分解产热，故壮热是产热过多所致。

**2. 面红耳赤**　面红是面部大量充血的结果，耳赤说明充血范围已扩展至耳部，充血现象比较严重。充血是血流量增大的缘故，是热量作用的结果，体内热量越多，充血就会越严重，故面红耳赤是热量过多所致。

**3.气粗** 呼吸气流增大，发出粗重的气流声就是气粗，气粗是呼吸加深加快的表现。有氧气参与的生化反应是产热的主要方式，产热越多，需要的氧气越多，同时生成的二氧化碳也就越多。为了获取更多的氧气并释放更多的二氧化碳，肺脏的呼吸强度被迫加大，导致出入口腔、鼻腔的气流增大，气流增大摩擦口腔、鼻腔发出粗重的气流声。产热过多会引起呼吸气流增大形成气粗，故气粗是产热过多造成的。

**4.烦躁** 是指心烦而急躁。烦指心烦，《伤寒明理论》谓："烦者，热也。"烦由热引起，故热多则心烦。躁指急躁，《说文》注："躁，疾也。"疾指行动迅疾，急躁的意思就是急于行动并且行动迅速，所以急躁者动作频频，难以保持安静。动作频频说明能量过多，需要靠不断地行动来消耗能量。热多则心烦，能量多则急躁，热量即能量，故烦躁是热量过多所致。

**5.口干** 即口腔干燥。干燥的原因是缺水，但口干不是口渴，说明干燥不是饮水不足造成的，体内并不缺乏水分。口腔虽然缺水但体内并不缺水，因此口腔干燥是体内水分不能顺利向口腔黏膜流入所致。水液的特性是在压力推动下从高压区向低压区流动，低压区一旦压力升高，就会阻碍水液向该区域流入。口腔黏膜缺乏水分，说明口腔区域变成了高压区，是高压阻碍了体内水液向口腔区域流动。压力也是一种力量，力量由能量转化而来，能量增加则压力升高，由此推断口腔部位能（热）量过多。

**6.脉洪大有力** 脉洪大就是脉大，洪是形容词，指血流像洪水一样汹涌澎湃。脉洪大有力与脉微弱无力是相对应的两种脉象，即大对小、有力对无力，脉微弱无力是热量不足所致，与之相对应的脉洪大有力就是热量过盛所致。

**总结**：阳盛各症全都指向一点——热量过多。热量过多即热量过盛，故阳盛的实质是热量过盛。


**（三）阳虚和阳盛比较分析**

阳虚就是"阳"不足，不足为虚；阳盛就是"阳"过量，过量为盛。阳虚症状全都指向热量不足，故阳虚的实质是热量不足；"阳"不足时热量也出现不足，所以"阳"的不足部分是热量。阳盛症状全都指向热量过多，故阳盛的实质是热量过盛；"阳"过盛时热量也出现过盛，所以"阳"的过盛部分也是热量。阳的不足部分是热量，阳的过盛部分还是热量。由此推断，"阳"的实质部分也是热量，即"阳"是热量。

**1.阳的生成机制** 阳是热量，但这个热量是一个当前热量。机体不停地消耗热量，也在不停地生成热量，生成去掉消耗之后的剩余热量才是当前热量。体内不停地耗"阳"，就需要不停地生"阳"，只有不停地生"阳"，才能维持当前"阳"的存在，因此"阳"是一个不断生成的过程。阳是热量，体内所有热量都来自生物分解，因此阳的生成过程就是分解产热的过程，要想了解"阳"的生成过程，就要分析身体的产热机制。

**2.产热机制**

（1）热量来源：生理学、分子生物学、营养学等都已阐明，身体的热量全部来自三大产能营养素，即糖类、脂肪和蛋白质。

（2）热量产生：葡萄糖分解生成二氧化碳和水，释放热量。脂肪分解生成二氧化碳和水，释放热量。蛋白质分解生成尿素、二氧化碳和水，释放热量。

（3）热量利用：维持体温、呼吸、心跳等基本生命活动；用于体力活动，用于食物摄入。

（4）产热过程：分解产热来自分解代谢。分解代谢分解物质产生热量，合成代谢不产生热量，只会利用热量，体内所有的热量都来自分解代谢，因此分解产热的过程就是分解代谢的过程。

分解代谢是指生物体把自身原有的一部分组成物质加以分解，释放出其中的能量，并且把分解的终产物排出体外的变化过程。

（5）阳与分解代谢：阳是当前热量，阳的生成过程就是分解产热的过程，而分解产热全部来自分解代谢，因此阳的生成过程就是分解代谢的过程，阳的生成机制就是分解代谢的机制。分解代谢产热过多，就表现为阳盛；分解代谢产热不足，就表现为阳虚。

**总结**：阳是当前热量，阳的生成过程就是分解产热的过程。中医"阳"的概念既包括产热过程，也包括产热结果，如"阳盛"指产热过多，产热是过程，热盛是结果。因此"阳"既是动词也是名词，既指过程，也指结果。阳的生成过程就是分解代谢的过程，阳的生成结果就是分解代谢产热的结果，二者的过程和结果具有一致性，因此"阳"的概念就是分解代谢的概念。简而言之，"阳"可以代表分解代谢。

## 三、对"阴"的分析

中医名词中有单独的"阴虚"，却没有单独的"阴盛"，阴盛都是和阳虚联在一起，叫作"阳虚阴盛"或者"阴盛阳虚"，"阴盛"只有相对阴盛，没有绝对阴盛，因此不能利用"阴"的不足或过量部分的变化进行分析，只能另辟蹊径，从"阴"的定义分析入手。

### （一）"阴"的定义分析

阴的定义：阳化气，阴成形。阳生于阴，阴生于阳。

**1. 阴成形**  阴成形的意思是指"阴"能组成一定的形状，即"阴"有形状。在自然界中，有形状的物体都是固体和液体，没有形状的物体是气体，"阴"有形状，所以"阴"是由固体或液体组成的物体。中医阴阳的研究对象是人，因此中医的"阴"也是针对人而言。"阴成形"是指人专有的，由固体和液体组成的有形状的物体，符合这个特征的只有人体，人体是人专有的并且有形状的物体，因此"阴"的涵义是指人体。在古代把人体叫作血肉之躯，认为人体是由血肉组成的，常用血肉代指人体。血肉是有形状的，所以血肉为阴，或者说阴即血肉。阴是有形状的血肉，即有形状的人体组织，凡有形状的人体组织都可称之为阴，男性生殖器是有形状的人体组织，所以称为阴茎；血液是液态的人体组织，也有形状，所以称为阴血。

**2. 阳生于阴**  阳是热量，由阴产生。人体热量来自产热物质的分解产热，阴能产生热量，所以"阴"是产热物质。产热物质即三大产热营养素——糖、脂肪和蛋白质，产热营养素既是产热物质，也是组成人体的结构物质，既能产热也能组成人体结构。阴能产热，故阳生于阴；阴能组成人体结构，人体即血肉，故血肉为阴。

### （二）阴的生成分析

**1. 阴的生成机制**  血肉为阴，血肉的生成机制就是阴的生成机制。血肉即人体组织，构建或扩增人体组织的物质是食物营养，食物营养具有双重属性，既是结构物质，也是能量物质，既可以用来构建人体的组织结构，也可以用来分解产热提供能量。营养物质进入人体后，经一系列转化生成新的结构物质，新的结构物质形成新生的人体组织，新生的人体组织就是新生成的血肉。人体利用外来营养物质形成新生的自身组织的过程就是血肉生成的过程，这个过程在生物学中叫作合成代谢。

合成代谢是指人体把从外界环境中获取的营养物质转变成自身的组成物质并且储存能量的过程。

**2. 阴与合成代谢**　合成代谢合成人体组织，人体组织即血肉，血肉为阴，故阴的生成过程就是合成代谢的合成过程。合成代谢旺盛，导致人体组织快速增长，血肉不断增加，表现为"阴"盛；合成代谢迟缓或停滞，导致人体组织负增长，血肉不断减少，表现为"阴"虚。阴的生成是通过合成代谢完成的，因此可以认为，阴的生成机制就是合成代谢的机制。

### （三）逻辑分析

现代科学研究认为生命活动的本质是新陈代谢，新陈代谢包括分解代谢和合成代谢；中医认为生命的本质是阴阳，把所有的生命活动都包含在阴阳之中。因此可以认为，阴阳代表着新陈代谢，二者本质相同，只不过古今称谓不同。根据逻辑分析，如果阳代表分解代谢，那么阴的选项就是代表合成代谢。

阴是有形状的血肉，即有形状的人体组织，阴的生成过程就是合成代谢的过程。中医"阴"的概念既包括生成过程也包括生成结果，如"阴虚"指血肉生成不足，生成是过程，不足是结果，因此"阴"同"阳"一样，既是动词也是名词，既指过程，也指结果。阴的生成过程就是合成代谢的过程，阴的生成结果就是合成代谢的结果，二者的过程和结果具有一致性，因此"阴"的概念就是合成代谢的概念。简而言之，"阴"代表合成代谢。

**总结**："阳"代表分解代谢，"阴"代表合成代谢，二者组合在一起就是新陈代谢。因此我们可以把中医的阴阳理解为西医学的新陈代谢，二者概念相同，只不过是古今称谓不同而已。可以把古之"阴阳"理解为今之"代谢"，并将此结论称为"阴阳代谢理论"。

**（四）"阴阳代谢理论"的中医理论验证**

**1. 阳生于阴、阴生于阳** 能量物质分布在人体组织中，能量物质形态上属于阴，功能上属于阳，热量（阳）来自能量物质（阴）的分解，这就是"阳生于阴"；合成代谢（阴）需要消耗能量，消耗的能量由分解代谢（阳）提供，所以分解代谢（阳）是合成代谢（阴）的前提条件，无阳则不能生阴，这就是"阴生于阳"。

**2. 阳化气、阴成形** 分解代谢产热产气，产生的气体是二氧化碳，气足则血管鼓胀，搏动有力，就像充足了气的橡皮管，中医称之为"气盛"，因此"阳化气"是成立的；合成代谢合成组织结构，组织结构是血肉，是固液混合的有形物质，所以"阴成形"也是成立的。

**3. 阳虚则外寒、阴虚则内热** 阳虚则分解代谢产热不足，身体缩小供热范围，重点供应大脑和内脏等重要器官，导致外围肢体热量供应分配减少，尤以四肢末端为甚，出现手脚冰凉的病症。外围热量减少而感觉外围寒冷，外围寒冷由阳虚引起，故谓"阳虚生外寒"。阴虚是合成代谢发生障碍，一方面导致血肉生成不足，另一方面合成代谢障碍则不能充分利用分解代谢（正常"阳"）产生的能量，一部分能量由于无处使用而出现能量过剩，过剩的能量在体内形成多余热量，多余热量就是内热。内热由阴虚引起，故谓"阴虚生内热"。

**4. 阴胜则阳病** 阴胜指的是分解代谢（阳）不足导致的合成代谢（阴）相对偏胜，阳不足则凸显阴胜，此即阳病阴盛。阳不足就是分解不足，分解不足就会导致营养过剩，过剩的营养在体内堆积就会形成阴盛，例如肥胖之人多肉，多肉即阴盛，多肉不是吃得多，而是分解不足，分解不足即阳虚，故肥胖属阳虚阴盛病证。阴盛不是病，只有阳虚引起的阴盛才是病，故中医没有单独的阴盛病证，阴盛都是和阳虚结合在一起，阳虚即阳病，此即"阴胜则阳病"。

**5. 阳胜则阴病** 分解代谢（阳）胜于合成代谢（阴）就是阳胜。阳胜则分解代谢过于旺盛，原本用于合成的营养被分解占用，导致合成代谢不能正常进行，人体合成不足则血肉消瘦形成阴虚，阴虚即阴病，阳胜引起的阴病即"阳胜则阴病"。

**6. 阴平阳秘** 阴平阳秘就是指阴阳平衡。分解代谢和合成代谢正常情况下始终保持动态平衡，一个消耗，一个补充。合成代谢正常，被消耗的结构物质通过合成可以得到及时补充；分解代谢正常，补充的营养物质通过分解被顺利消耗掉。分解与合成之间配合默契，运转自如，保持新陈代谢的平稳运行。中医讲的阴阳平衡，其实就是指人体代谢的平稳运行，即"阴平阳秘"。

**总结：** 经过理论验证可以发现，用代谢理论来解释中医的阴阳不存在障碍，二者间既不矛盾也不冲突，而且更为直观贴切，简洁明确。阴阳代表新陈代谢，阴代表合成代谢，阳代表分解代谢，中医的阴阳（与道家阴阳不同），其涵盖的就是现代生理学合成代谢和分解代谢的内容。这个发现，对于领悟中医的阴阳有极大帮助。

当然，中医的阴阳涵盖的内容十分广泛，甚至可以说是一种古代哲学的思维方法，因此笔者以上的发现并不是说中医的阴阳仅仅指现代概念的新陈代谢，而是笔者通过研究发现用新陈代谢的规律来认识和理解中医的阴阳是符合中医对于阴阳的认识的，并且用这种方法来认识和理解中医的阴阳将会变得更加容易和直观。下面我们就来用这种方法更加深入地研究一下中医的阴阳。

# 第一节 什么是阴阳平衡

合成代谢能满足分解代谢所需，而分解代谢也能满足合成代谢所用，彼此交替进行，配合默契，相互促进，共同维持人体代谢的平衡运行，代谢平衡就是阴阳平衡。

阳代表分解代谢，阴代表合成代谢，阴阳代表新陈代谢。

我们先来看合成代谢。食物在胃肠道经消化吸收进入体内，这属于饮食补阴，因为食物只要进入消化道就增加了人体重量，人体为阴，增加的体重属于"阴"；肠道吸收的营养经血液运输到达各个组织，运输途中的营养属于尚未利用的营养，在体内短期停留，增加了血肉的重量，增加的血肉也属于

"阴"；营养进入组织细胞中，转化为细胞内部物质，增加了细胞的重量，细胞增重就是血肉增重，这部分增重也属于"阴"。经历了食物摄入、营养运输、细胞转化等程序，最终完成了人体组织的营养补充，也就是完成了人体增阴、补阴的过程，这个过程就是合成代谢。

我们再来看分解代谢。营养物质在细胞内进行分解，分解产生热能、二氧化碳和代谢中间产物；热能约有一半被转为化学能储存起来，另一半以热量形式散发用以维持体温，这个过程就是分解代谢。

分解代谢过程中形成的小分子中间产物是人体组织合成所需的原料，合成原料数量越多、种类越齐全越好，因为很多小分子中间产物是直接用于合成的前体构件，可以加快合成的效率和进度。就好比制造汽车，每部汽车都需要成千上万个零部件，零部件数量越充足，型号越齐全，汽车的生产速度就越快，产量就越高。合成代谢利用分解代谢产生的热量和原料，合成人体的结构物质、能量物质（ATP）以及活性物质。结构物质维持组织的完整性，能量物质为生理活动提供能量，活性物质例如酶和激素，对代谢过程起调控作用。

分解代谢（简称分解）与合成代谢（简称合成）的关系是互相促进，互相制约。分解能提供合成所需的原料和能量，没有分解就没有合成，所以分解是合成的前提条件；合成负责营养的摄入和补充，没有合成就没有可供分解使用的原料，所以合成是分解的物质保障；合成是为了下一轮分解做储备，分解是为了下一轮合成打前站；合成能满足分解所需，而分解也能满足合成所用，彼此交替进行，配合默契，相互促进，共同维持人体代谢的正常运行，代谢双方都保持正常运行就是代谢平衡，也就是中医的阴阳平衡。当代谢一方功能亢进或减退，另一方不能与之匹配，代谢严重偏移，比如偏于分解，或是偏于合成，这就打破了阴阳平衡，形成阳虚、阳盛、阴虚阳盛等病证。

## 第二节 什么是阳虚

阳虚是分解不足导致的产热不足，产热不足伴有产气不足，所以阳虚的主要特征就是阳气不足。控制代谢反应的主要物质是激素，激素不足可导致分解代谢减弱而形成阳虚证。

## 一、阳虚的主要特征就是阳气不足

阳虚是分解代谢减弱引起的产热不足。分解过程产生热量和气（详见下文气的解析），气热并生，不可分割。阳即热量，有热就必定有气，所以中医把"阳"也叫作"阳气"。年轻人分解代谢旺盛，所以年轻人阳气充足；老年人分解代谢减弱，所以老年人阳气不足。我们来分析一下阳虚的症状，可以发现阳虚最主要的特征就是阳气不足。

阳虚症状主要表现为面色苍白、闭眼喜卧、声低气短、少气懒言、畏寒肢冷、喜热饮、小便清、脉弱无力等。

（1）面色苍白：产热不足，无力推动血液流动，流经面部的血量因而减少，面色即血色，血少则面色苍白。

（2）闭眼喜卧：没有能量支持身体活动，身体选择了最节能的生理模式，故闭眼喜卧。

（3）声低气短、少气懒言：产气不足，气不够用，身体选择了最省气的生理模式，故声低懒言。

（4）畏寒肢冷：产热不足，不能维持正常体温，故肢体畏寒。

（5）喜热饮：热水可以补充热量，热量不足故喜热饮。

（6）小便清：产热不足，出汗减少，大量水分通过膀胱排泄，尿液被稀释，颜色变淡甚至接近无色，故小便清。

（7）脉弱无力：能量（热量）不足，脉管跳动无力，故脉弱。

**总结**：阳虚各症均指向产热产气不足，也就是阳气不足。

## 二、阳虚形成的条件

分解代谢减弱形成了阳虚证。分解代谢正常进行应该满足两个条件，一是要有分解原料，没有原料则分解无以进行，如同无米之炊；二是要有参与分解代谢的激素，激素是代谢的激发者，没有激素就不能激发人体的代谢反应。下面我们来逐个分析，到底哪个条件是阳虚形成的必要条件。

**1. 原料**　分解代谢的主要工作就是分解营养物质，没有营养物质则代谢无以进行。人体组织既是结构物质，又是长期储备的分解原料，当人体外来营养缺乏时，就会把结构物质作为分解原料使用。结构物质储量巨大，可以满足长时间的分解消耗，因此在相当长的时间内，分解原料是不会缺乏的，有些人发热时间长达数月甚至数年，就是在持续分解自身的结构物质用于产热。如果人体不是处于长期饥饿或重度消瘦的极限状态，就基本不会出现分解原料缺乏的状况，所以原料条件不是阳虚形成的必要条件。

**2. 激素**　人体通过神经、激素和酶调节生理代谢，神经的指挥中枢是大脑，但大脑不能决定阳虚是否存在，阳虚不是大脑想一想就能产生的，也不是大脑想要消失就能消失的，因此阳虚的产生不受神经控制。除了神经调节，人体代谢主要是利用激素和酶进行调节，激素是代谢的发号施令者，酶是代谢的催化剂。激素传达代谢指令，可以命令代谢速度加快或减慢；酶接受激素的代谢指令，可以催化代谢反应，加快代谢反应速度。激素是代谢指令的下达者，酶是代谢指令的执行者，激素系统相当于生理代谢的指挥中心，源源不断地发布命令，而酶系统是听从指挥中心的下属执行部门，接受指挥中心的命令执行各项任务。激素系统在代谢过程中处于领导地位，而酶系统完全处于被领导的从属地位，所以激素在代谢的调节过程中起主导作用。激素通过下达指令激发人体代谢，没有激素就不能激发人体代谢反应，因此激素是代谢的激发者。

激素水平的高低可以决定代谢水平的高低，激素充足可以加强或提高代谢水平，激素不足可以减弱或降低代谢水平。激素分成两类，一类用于分解代谢，一类用于合成代谢，用于分解代谢的激素不足可导致分解产热不足形成阳虚证，例如肾上腺素，就是用于分解代谢的激素。肾上腺素可促进糖原和脂肪分解，增加组织耗氧量及产热量，因此肾上腺素分泌增加能提高分解代谢水平。年轻力壮的小伙子爱热闹，活蹦乱跳，就是因为他能分泌充足的肾上腺素，在肾上腺素的作用下，分解代谢产生较多的能量，能够满足高频率和高强度运动的能量消耗，所以年轻人活泼好动。再比如人在兴奋或激动时感觉心跳加快、热血沸腾，甚至又蹦又跳，这也是分解代谢水平提高的表现，是外界刺激诱使分解激素大量分泌的结果。阳虚的形成与分解激素缺乏有关，排除分解原料缺乏这一条件，可以确定分解激素缺乏是形成阳虚的必要条件。

　　古人发现阳虚与肾有很大关系，凡是出现阳虚症状，往往都有肾阳虚的存在。我们可以把中医学所认识的肾看作是一个大的激素系统（详见第二部分第三章肾经解析），能提供多种激素，这些激素不仅可用于分解代谢，也可用于合成代谢。用于分解代谢的激素不足，就会导致阳虚症状，用于合成代谢的激素不足，就会导致阴虚症状。阳虚与分解激素缺乏有关，而分解激素缺乏又大多与肾经功能失常有关，所以中医常把阳虚称作肾阳虚。阳虚是分解代谢不足导致的产热不足，产热不足一定会伴有产气不足，阳虚的主要特征就是阳气不足。控制代谢反应的物质主要是激素，分解激素不足可导致分解代谢减弱，因此激素不足是阳虚形成的必要条件。

# 第三节　什么是阴虚

　　阴是有形状的血肉，即有形状的人体组织，人体利用外来营养合成自身组织的过程就是阴的生成过程，合成代谢不足可导致阴的生成不足，阴生成不足就会形成阴虚。阴虚可导致人体组织消瘦萎缩，消瘦萎缩严重者可产生功能障碍。

　　人体组织消瘦不都是阴虚证，只有人体组织消瘦并产生功能障碍才属于阴虚证。

　　阴虚多为局部阴虚，全身性阴虚少见。全身阴虚即全身消瘦萎缩，全身消瘦萎缩意味着阴虚风险被全身分摊，分摊的后果就是尽管阴虚范围很大，但阴虚程度并不严重，最多是各项功能都有所减弱，但功能减弱不一定会出现功能障碍，所以全身阴虚证少见。内脏是重要的生理器官，通常处于高强度工作状态，内脏消瘦萎缩对生理功能的影响较大，极易引发内脏功能障碍，因此阴虚多发于内脏。内脏发病多属局部发病，因此内脏阴虚多为局部阴虚。中医常见的阴虚证有肝阴虚、胃阴虚、肾阴虚、心阴虚、肺阴虚、脾阴虚六种证型，这六种阴虚证均为局部阴虚；全身性阴虚虽然少见，但亦有发生，例如肌肉萎缩症就属于全身性阴虚，肌肉萎缩症的临床表现是全身肌肉严重消瘦萎缩和肢体活动困难，全身肌肉消瘦萎缩属于全身阴虚，肢体活动困难属于功能障碍，故肌肉萎缩症属全身性阴虚证。

## 一、阴虚的主要特征

以肾阴虚为例，我们来分析阴虚证的发病特征。肾阴虚症状表现主要是：身体消瘦，口燥咽干，两颧潮红，手足心热，潮热盗汗，心烦易怒，舌干红等。

**1. 身体消瘦**　合成代谢障碍导致身体组织呈负增长，血肉减少则身体消瘦。

**2. 口燥咽干**　干燥部位有高压存在，阻碍水液流入，造成组织缺水而形成干燥的状态。高压由能量产生，体内能量来自生物热能，热量增多产生高压，故口燥咽干是热量增多所致。

**3. 两颧潮红**　颧骨部位发红，像潮水一样定时来临，所以叫潮红。血液靠能量推动，热量增加则血流量增大。血色即面色，两颧发红说明颧骨部位血流量大增，血流量大增是热量过多的缘故，故两颧潮红是热量过多所致。

**4. 手足心热**　手心脚心感觉发热，说明有多余热量传至手心脚心。

**5. 潮热盗汗**　潮热是午后定时发热，盗汗是夜间睡中出汗。潮热是自己感觉发热，但体温往往并不升高，这说明潮热不是躯体发热，因此属于内热；盗汗是夜间睡眠过程中出汗，出汗是液体由内向外流动，液体的流动靠压力推动，因此出汗的形成是内压增高所致。压力来自生物热能，内压增高说明体内有热量增加。该热既不是运动产热，也不是躯体发热，因此属于内热。潮热和盗汗都是内热引起的，是内热过多所致。

**6. 心烦易怒**　烦为心热，心热不能平静则感觉心烦；肝热即肝火，肝火大则易于发火，发火是一种发泄肝热的方式，也叫发怒。心热则烦，肝热则怒，故心烦易怒亦是热量过多所致。

**7. 舌干红**　舌头干燥与口腔干燥原理一致，也是热量过多的缘故；舌红是舌热所致，也与热量过多有关。

**总结：**肾阴虚的症状表现是热量过多，该热既不是运动产热，也不是躯体发热，通常情况下体温并不升高，因此属于内热。阴虚的热量来自合成代谢障碍制造出的剩余热量，这个热量属于内热，因此阴虚的主要特征就是内热过多。内热过多一般查不出病理指标，最多是有一些不适症状，如上火、盗汗、多梦等，不至于危及生命，但内热过多只是表象，真正的威胁是组织结构发生了消瘦和萎缩的变化，这种变化势必会影响到组织的生理功能。

## 二、阴虚形成的条件

阴虚是合成不足导致的，因此阴虚的形成机制是合成代谢发生了障碍。合成代谢发生障碍有三个条件，一是营养摄入不足，营养是合成原料，没有原料则合成代谢无法进行；二是营养摄入充足，但营养在运输途中受阻，不能及时到达合成部位，也会导致合成代谢无法进行；三是合成激素不足，合成代谢是在激素的作用下进行的，激素不足也会给合成代谢造成障碍。

营养摄入不足属于营养绝对缺乏，此类阴虚多见于厌食或消化不良症；营养运输受阻属于营养相对缺乏，此类阴虚多为局部阴虚，因为身体一般不会发生大面积营养运输受阻，受阻多发生于局部，故此类阴虚最为常见；合成代谢激素不足导致的阴虚证也较为常见，例如胰岛素不足引起的糖尿病，中医叫"消渴"。胰岛素的作用是让葡萄糖进入细胞内，胰岛素不足会导致葡萄糖滞留于组织液和血液中，滞留于血液中就会形成高血糖。葡萄糖不能进入细胞内就不能合成细胞的结构（能量物质也是以结构物质的形式存在），细胞合成不足就会导致细胞消瘦，大面积细胞消瘦形成的人体组织消瘦萎缩就是阴虚。总之，不管是营养绝对缺乏还是相对缺乏，抑或是激素缺乏，都会造成合成代谢障碍而形成阴虚，因此上述三个条件均为阴虚形成的必要条件。

阴虚是合成不足导致的人体组织消瘦萎缩，但人体组织消瘦萎缩不都是阴虚证，只有消瘦萎缩到一定程度并引起功能障碍的才属于阴虚证。

# 第四节　什么是阳盛

阳盛是分解过度形成的阳气过盛。分解是为了满足抗病的需要，只有高水平的分解代谢才能催生足够的抗病物质。

阳盛是分解代谢过度的表现，分解代谢过度则产热产气过多，因此阳盛的主要特征就是阳气过盛。产热如果大于散热，就会导致热量在体内蓄积，热量蓄积过多就会造成体温升高，所以阳盛通常伴有高热现象。身体适当地产热，一是为了维持体温，二是为了维持生理活动，高热显然不是为了满足这两个目的，因为产生的热量太多，远超过身体需要。高热是分解过度的产物，而分解过度是应抗病所需，因为只有高水平的分解代谢才能催生足够的抗病物质。高热不是身体需要的，只是为了满足抗病需要而形成的产物。当身体受到某种致病因素的伤害时，比如受到病毒或细菌等病原体伤害，病原体诱发了剧烈的分解代谢，剧烈分解产生大量的分解原料，机体利用分解原料定向合成抗病物质，抗病物质是包括免疫细胞和免疫活性物质在内的很多物质。致病因素对身体造成的伤害越严重，需要合成的抗病物质就越多，诱发的分解代谢水平就越高，高水平分解代谢产生大量的热和气，气热过多就表现为阳盛。高水平的分解代谢消耗了大量的营养物质，营养物质主要由糖类、脂肪和蛋白质组成，营养物质既是能量物质也是结构物质，结构物质的过度消耗削弱了人体组织结构，导致人体组织消瘦萎缩，人体组织消瘦萎缩就会表现为阴虚，因此阳盛之后必有阴虚，中医谓之"阳盛阴虚"。

## 第五节　什么是阴盛

阴盛都是指的阳虚条件下的阴盛，是因为阳虚而呈现阴盛，所以阴盛都是相对阴盛，没有绝对阴盛。

阴盛都是相对于阳虚而言，是阳不足产生的相对阴盛，称为阳虚阴盛或阴盛阳虚。阳不足则阴过剩，阴未必多，只是胜于阳，所以是相对阴盛。阴盛阳足并非疾病，比如一个人尽管血肉偏多，但浑身都是肌肉，行动敏捷，动作有力，阴虽盛但阳不亏，此类阴盛属健康之阴盛。中医所言的阴盛都是指的阳虚条件下的阴盛，例如肥胖就是一种阳虚条件下的阴盛，肥胖病人由于分解代谢减弱导致分解不足（阳虚），营养的补充速度大于消耗速度，补充大于消耗就会有未能利用的营养剩余下来，日积月累，体内的剩余营养就会越积越多。营养不能利用就会转化成脂肪储存在脂肪组织，脂肪的不断增加导致脂肪组织重量增加，体积增大；剩余营养的累积导致体内营养浓度升高，高浓度营养具有高渗透压，可以吸收大量水分，身体因为水分增加而体重增加、体积增大。脂肪是血肉的组成成分，属于阴，水分也是血肉的组成成分，也属于阴，脂肪和水分的增加就是阴的增加，阴的过度增加导致人体肥胖，严重肥胖就会引发疾病形成阴盛病证，肥胖属于阴盛，但究其原因，肥胖是由阳虚引起的，所以中医说"肥人多虚"。

阴盛有阳虚阴盛和阴盛阳虚两种形式，阳虚（阴盛）多表现为外寒，阴盛（阳虚）多表现为内寒，《黄帝内经·素问·调经论》对阳虚和阴盛的表现做了如下描述："经言阳虚则外寒，阴虚则内热，阳盛则外热，阴盛则内寒，余已闻之矣，不知其所由然也。"外寒指身体外围感觉寒冷，穿衣覆被取暖可缓解，内寒指内里阳气不足，腹内有寒凝积聚，用穿衣覆被等外在方式不能缓解。身体产热的器官主要是骨骼肌和内脏，骨骼肌产热不足多表现为外寒，腹内脏腑产热不足多表现为内寒，无论是骨骼肌产热不足还是腹内脏器产热不足，皆与肾经有关。肾经提供分解激素，分解激素不足可导致分解产热不足，骨骼肌产热不足可形成阳虚，腹内脏器产热不足可形成阴盛，所以阳虚外寒者与肾有关，阴盛内寒者亦与肾有关。

# 第六节　什么是阴阳两虚

阴阳两虚是代谢整体水平低下的表现，既存在分解代谢不足，也存在合成代谢不足。

阴阳两虚是既有阴虚又有阳虚，其表现是既有分解不足也有合成不足。阳虚则产热不足，有明显的外寒症状，阴虚则合成不足，有明显的内热症状，因此阴阳两虚的症状表现是外寒和内热同时存在。阴虚会加重阳虚，阳虚也会加重阴虚，二者之间可以互相累及。阴虚则物质合成不足，合成物质包括结构物质和功能物质，糖类、脂肪和蛋白质等营养物既是结构物质也是产能物质，结构物质不足意味着产能物质不足，产能物质不足可导致分解不足形成阳虚。功能物质包括分解激素，分解激素形态属阴，功能属阳，分解激素不足也会引起阳虚。原本就存在阳虚，再加之阴虚引起的进一步阳虚，虚上加虚使得阳虚更为严重，所以阴虚会加重阳虚；阳虚不能提供足够的能量和合成原料支持合成代谢，使得合成代谢因能量和合成原料缺乏而无法顺利进行，也会导致阴虚，原本就存在阴虚，再加之阳虚引起的进一步阴虚，虚上加虚使得阴虚更为严重，所以阳虚也会加重阴虚。阴阳之间彼此互相累及，累及日久则彼此更为虚弱，故素体虚弱及久病之人多为阴阳两虚。阴阳两虚是代谢整体水平低下的体现，代谢水平低下多与体内激素缺乏有关，激素缺乏又大多与肾有关，因而阴阳两虚多属肾病，常从肾而治。

阴阳两虚的症状可见：形体羸弱，少气懒言，倦怠乏力，形寒肢冷，冬不耐寒，夏不耐热，手足冷但手足心热，盗汗或自汗，舌体瘦弱，舌红少津，苔少或光剥，尿少而黄，脉微细而数。服温热药则阴虚症状明显，服苦寒药则阳虚症状加甚。其中形体羸弱，夏不耐热，手足心热，盗汗，舌体瘦弱，舌红少津，苔少或光剥，尿少而黄，脉细数是阴虚的症状。血肉为阴，血肉不足则形体羸弱，舌体瘦弱；舌液属阴，舌液不足则苔少或光剥（水湿生苔）；津液属阴，津液不足则尿少，津少尿液浓缩则尿黄；阴虚生内热，内热传入手足心则手足心热；热则出汗，内热在夜间逼迫汗液外泄则形成盗汗；血液属阴，血少不能充盈脉管则脉细，血受到热的刺激使脉搏加快而出现脉数；出汗能散热，津少出汗困难则夏不耐热。少气懒言，倦怠乏力，形寒肢冷，冬不耐寒，手足冷，自汗，脉微弱是阳虚的症状。阳虚就是阳气不足，阳不足则能量不足，能量不能维持体温则形寒肢冷，冬不耐寒，手足冷，能量不能维持体能则倦怠乏力，能量不能维持脉搏跳动则脉微弱；气不足则不愿说话耗气，故少气懒言；气不足不能关闭汗腺则形成自汗（详见第一部分第四章第一节气虚自汗）。

# 第二章　气的解析

中医学认为"人之生死由乎气"，即气在人在，气亡人亡，气与生命同在。现代生理学认为生命体的基本特征是新陈代谢，有新陈代谢就有生命存在，一旦新陈代谢停止，生命也就不复存在，因此新陈代谢与生命同在。气和新陈代谢都与生命同在，二者联系起来理解就是，有代谢就意味着有生命，有生命就意味着有气，即有代谢就有（生命）气，没有代谢就没有（生命）气，气与人体代谢共存亡，代谢在则气在，代谢亡则气亡，气和人体代谢全程相伴，因此气应为人体在代谢过程中产生的某一种物质。人体在代谢过程中产生的物质有气体、能量、小分子中间体以及代谢废物，气体主要由氧气和二氧化碳组成，能量和小分子中间产物来自食物降解。小分子中间产物是合成生物大分子的结构元件，可以迅速合成机体组织结构，是体内生物利用率最高的合成材料，具备极佳的营养性，简称为营养。气体、能量、营养都属于人体在代谢过程中生成并存在的物质，三者组合在一起就非常符合中医气的特征，我们可以暂且把它理解为一种功能气体，功能气体中有气体存在，所以具备气体属性，能升能降；气体携带着能量，所以具有温热和推动作用；气体携带着营养，所以具有滋养作用。气体所到之处，必有能量和营养相随，在能量和营养的"暗中"帮助下，气体的作用被扩大了，变成了一种具备多种生理作用的功能气体，这种功能气体的作用特点非常符合中医气的作用特点，因此我们可以试着把这种功能气体当作中医的"气"来理解。功能气体是代谢条件下产生的特殊气体，因此中医的"气"也应当是在代谢条件下产生的特殊气体，并非纯粹物理意义上的气体。

　　下面就来验证这个结论。我们依据中医关于"气"的定义和描述，针对"气"的生成及作用特点，并结合现代生理知识，努力发掘"气"的本质，并尽可能地给出明确的现代结论，最后再将结论用于中医理论验证，用来判断结论是否合理。这个分析结论只是便于大家认识和理解中医的"气"，并非给"气"强加定义。

## 一、中医对气的认识

1.《难经·八难》："气者，人之根本也。"

2.《医门法律·先哲格言》："人之生死由乎气。"

3.《医权初编》："人之生死，全赖乎气。气聚则生，气壮则康，气衰则弱，气散则死。"

4.《类经·藏象类》："精、气、津、液、血、脉，无非气之所化也。"

5.《灵枢·五味》："故谷不入，半日则气衰，一日则气少矣。"

6.《景景室医稿杂存》："鼻受天之气，口受地之味。其气所化，宗气、营、卫，分而为三。由是化津、化液、化精、化血，精复化气，以奉养生身。"

7.《素问·阴阳应象大论》："天气通于肺。"

8.《医门法律·明胸中大气之法》："肺主一身之气。"

9.《脾胃论·脾胃虚实传变论》："人之所受气者谷也，谷之所注者胃也。"

10.《医宗金鉴·删补名医方论》："先天之气在肾，是父母之所赋；后天之气在脾，是水谷所化。天人合德，二气互用，故后天之气得先天之气，则生生而不息；先天之气得后天之气，始化化而不穷也。"

11.《中医基础理论》："气有推动、温煦、防御、固摄、营养、气化等生理功能。"

## 二、气的分析

### （一）气应为人体在代谢过程中产生的某一种物质

气是重要的生命物质，关乎人的生死。《医门法律·先哲格言》言："人之生死由乎气。"《医权初编》亦言："人之生死，全赖乎气。气聚则生，气壮则康，气衰则弱，气散则死。"气能决定人的生死，俗语讲"人活一口气"，这口气没了人也就不能活了，因此气是生命的体现，气与生命同在。现代生理学认为，生命体的基本特征是新陈代谢，新陈代谢是生命体不断进行自我更新的过程，有新陈代谢就有生命存在，一旦新陈代谢停止，生命也就不复存在，因此新陈代谢与生命同在。气和新陈代谢都与生命同在，因而我们可以试着把中医学气的内涵与新陈代谢联系起来理解。生命是新陈代谢的过程，有代谢就有生命，没有代谢就会失去生命；气与生命同在，有生命就有气，没有生命气就会消亡。依照这个逻辑，有代谢就有（生命）气，没有代谢就没有（生命）气，气与人体代谢共存亡，代谢在则气在，代谢亡则气亡，气和人体代谢全程相伴，因此气应为人体在代谢过程中产生的某一种物质。

### （二）产气物质被限定在空气、水和食物的范围内

气具有不断生成的特点，因为气是有损耗的，有损耗就需要补气，所以要有气不断地生成。《灵枢·五味》言："故谷不入，半日则气衰，一日则气少矣。"文中的气衰、气少都是气的损耗表现，既然气有损耗，就必然有气不断地生成，否则就会出现少气或无气的状况，少气或无气都会危及生命。气能不断地生成，但是气不是凭空而生，需要有产气物质才能生成，然而气到底是由何种物质生成的呢？气生于体内，在生成过程中会消耗体内的产气物质，体内的产气物质不足就需要体外补充。人体每天摄入的外来物质只有空气、水和食物，因此进入人体内的产气物质只能在空气、水和食物的范围内进行选择，不管空气、水和食物是否都成为产气物质，也不管它们在体内发生何种变化，总之产气物质都被限定在空气、水和食物的范围内。

### （三）气是由空气、水和食物在代谢过程中所产生的某些物质组成的，这些物质有一个限定范围

气与人体代谢共存亡，并且与代谢全程相伴，人体内的产气物质又被限定在空气、水和食物的范围内，因此可以确定，气是由空气、水和食物在代谢过程中所产生的某些物质组成的，这些物质的范围一定不会超出空气、水和食物在代谢过程中所产生的全部物质的范围。

为了便于分析，我们把空气、水和食物在代谢过程中产生并存在于体内的物质统称为代谢物质，下面就把这些代谢物质罗列出来。

**1.空气**  空气产生的代谢物质是氧气，氧气经呼吸进入体内，参与生物体的有氧氧化反应。氧气是代谢的直接参与者，是代谢过程中始终存在的代谢物质。

**2.食物**  食物在代谢过程中分解产生多种代谢物质，这些代谢物质有能量（视作物质）、小分子中间产物、二氧化碳、水、代谢废物（尿素等）。

**3.水**  水参与代谢的全过程，在代谢中主要是作为溶剂使用，其分子结构保持不变，始终以水分子的形式存在。

空气、食物和水在代谢过程中所产生并存在于体内的代谢物质，总计有氧气、二氧化碳、能量、小分子中间产物、水、代谢废物。气是代谢过程中形成的某种产物，是由空气、食物和水在代谢过程中所产生的某些代谢物质组成的，无论气是由何种物质组成，气的组成物质都被限定在氧气、二氧化碳、能量、小分子中间产物、水和代谢废物的范围内。

### （四）对限定范围内的物质逐一进行筛选，确定气是由哪些物质组成的

**1.氧气**  氧气参与生物体的有氧氧化反应，是代谢过程中的关键物质，切断氧气供应会失去生命。"人之生死由乎气"，指气能决定人的生死，即有气则生，无气则死，氧气也具有这个功能，即有氧则生，无氧则死。中医将决定生死的功能都归于气，因此所有决定生死的功能都属于气的功能，氧气的这个功能自然也属于气的功能，既然氧气的功能属于气的功能，氧气这个物质自然也就属于气的物质，因此气的组成物质中应该有氧气。

**2.二氧化碳**  二氧化碳是人体代谢的终产物，只要有代谢就一定会有二氧化碳产生。二氧化碳的存在表明代谢仍然存在，没有二氧化碳就没有代谢，没有代谢就意味着没有生命。按照这个逻辑分析，二氧化碳也能决定人的生死，即有二氧化碳则生，没有二氧化碳则死，人体所有决定生死的功能都属于气的功能，二氧化碳的这个功能也不例外，自然也属于气的功能，因此二氧化碳这个物质也属于气的物质，所以气的组成物质中应该有二氧化碳。

**3.能量**  《中医基础理论》指出：气有推动、温煦的功能。推动需要动能作用，温煦需要热能作用，动能和热能都是能量的表现形式，没有能量的参与，气就不会具备推动和温煦的生理功能，如果把能量从气中排除，气的这项生理功能就不复存在，缺失了这项功能，气也就不是真正意义上的气了，

因此气的组成物质中应该有能量。

**4. 小分子中间产物**　小分子中间产物是食物营养降解后形成的中间代谢产物，这些中间产物是合成生物大分子的结构元件，可以迅速合成机体组织结构，是体内生物利用率最高的合成材料，具备极佳的营养性，简称为营养。《类经·藏象类》言："精、气、津、液、血、脉，无非气之所化也。"《景景室医稿杂存》亦言："鼻受天之气，口受地之味。其气所化，宗气、营、卫，分而为三。由是化津、化液、化精、化血，精复化气，以奉养生身。"这两段话的意思是气可以化生成全身各种血肉组织，精、津、液、血、脉概指全身组织。血肉的生成依赖合成代谢，合成代谢依赖分解代谢提供的合成原料，而小分子中间产物就是分解代谢制造出来的合成原料，没有这些小分子中间产物，合成代谢就无法顺利进行，就不能及时生成新的血肉，也就不能正常化生精、气、津、液、血、脉。小分子中间产物是气的化生功能得以顺利实现的物质保障，没它不行，如果把小分子中间产物从气中排除，气的化生功能就会消失，失去这项功能，气也就不能称之为气，所以气的组成物质中应该有小分子中间产物。

**5. 水**　水不是产气物质，不能在体内发挥产气作用，下面用一个例证来说明这一点。例如饥饿可以导致气虚，《灵枢·五味》言："故谷不入，半日则气衰，一日则气少矣。"饥饿可导致气衰和气少，气衰和气少都是气虚的表现，俗话说饿得没力气，就是指此种状况，所谓力气，有能量才有力量，所以气中带有能量。人们在饥饿过度时都有这样的体会，不吃饭全靠喝水来充饥，即使喝再多的水也不会感觉到身上有力气，但只要吃了饭，身体就会迅速感觉到力气恢复，这说明光喝水不能改善气虚的状况，但吃饭却能改善气虚的状况，因此水不是产气物质，食物才是产气物质，所以水不能在体内发挥产气作用。水是重要的生命物质，在严重缺乏时也会危及生命，但水不是产气物质，只是作为溶剂形成一个适于代谢发生的环境。溶剂不足会影响代谢的进程，甚至会导致代谢无法进行，这就好像是在水里举行的游泳比赛，水不是参赛者，只是为参赛者提供了游泳的环境，如果水量不足就会影响比赛的进程甚至会导致比赛无法进行。水是从环境角度影响生命，氧气等物质是从代谢角度影响生命，二者的本质不同。水既然不是产气物质，自然就不能在气的生成过程中占有一席之地，所以水不是气的组成物质。

**6.代谢废物**　气的作用都是有益于人体的作用，气（血）充足表明身体健康，气（血）不足表明身体不良，就气的作用而言，气足对身体有益，气不足对身体有害。而代谢废物却呈现出与气完全相反的作用，代谢废物多了（蓄积）对身体有害，代谢废物少了对身体有益。气多了益身，代谢废物多了伤身，气少了伤身，代谢废物少了益身，气与代谢废物对身体的作用完全相悖，这表明气与代谢废物是截然不同的两种事物，二者互不相容，因此代谢废物不是气的组成物质。现在我们来看，气的组成物质有氧气、二氧化碳、能量和小分子中间产物，由此可以得出结论，气是由氧气、二氧化碳、能量和小分子中间产物组成的。氧气和二氧化碳以气体形式存在，是气的气体组成成分，简称为气体；能量和小分子中间产物来自食物降解，小分子中间产物是合成组织的结构元件，是生物利用率最高的合成材料，具备极佳的营养性，简称为营养。气体、能量和营养都属于代谢过程中产生的代谢物质，三者组合在一起就形成了中医的气。气体所到之处有能量和营养相随，在能量和营养的协助下，气体的作用被扩大了，变成了一种功能气体，这种功能气体就等同于中医的气。

## （五）分析总结

气是由气体（氧气和二氧化碳）、能量、营养（小分子中间产物）组成的功能气体，可以看作是代谢条件下产生的特殊气体。气的气体成分以氧气和二氧化碳为主，代谢过程中可能有少量其他气体产生，比如一氧化氮或硫化氢等，但这些少量气体不是气体的主要成分。气体在体内有其特殊的存在价值，在自然界中，气体是非常好的能量载体，因为气体具有无隙不入的特性，能够形成无缝隙全覆盖接触面，利用气体作为能量载体可以发挥出更好的能效水平。例如高压水枪就是通过压缩空气把电能转化为动能，浇花用的手动喷壶也是通过压缩壶内空气把生物能转化为动能。人体组织内 $60\% \sim 70\%$ 都是液体，另外人体内有大量不规则的管、窍等组织间隙，如血管、尿管、心窍等，气体是非常好的能量载体，既能变形，也能填充，特别适合于在复杂不规则的环境中推动液体运行，因此人体需要足够的气体作为能量载体。体内的气体由氧气和二氧化碳组成，二氧化碳作为能量载体的一部分，同样发挥了重要的生理作用，是人体不可或缺的物质成分，并不是可有可无的代谢废物，从这个意义上来说，二氧化碳也有着极大的存在价值。人体是非常精妙的生物体，它不会无缘无故地制造出某种物质，如果认为某种物质是无用的，那可能是目前还没有发现它的真正价值。

能量是气体的伴生产物，产生气体的同时一定会产生热量。热量与气体同时产生，可以在第一时间就把热能传导给气体，同时也有利于把热能迅速转化为动能，这种结合使能量的利用既快速又省事，再加之气体的优良载体作用，可以使生物体的能量利用效率达到最佳水平，因此这种结合非常完美。

小分子营养不同于气体和能量，是体外难以观测到的物质，气体可以看到（血管鼓胀）或摸到（脉诊），能量也可以感受到（身冷身热），唯独小分子营养看不见摸不到，因此它的作用往往被忽视。大失血时使用独参汤急救，不仅仅是补充体内的气量，同时也是在迅速补充血细胞的数量，而补充血细胞就必须提供小分子营养促使血细胞再生，否则气量补得再足，没有足够的血细胞也无济于事。正是因为产气的同时一定会产生小分子营养，这才使得气具备了营养作用，气的功能才会更加丰富。

气中有气体存在，所以具备气体属性，能升能降；气中携带着能量，所以具有温热和推动作用；气中携带着小分子营养，所以具有滋养作用。气体所到之处，必有能量和营养相随，在能量和营养的"暗中"协助下，气体的作用被扩大了，变成了一种具备多种生理作用的功能气体，这种功能气体就是中医的气，可称之为功能气。气是新陈代谢的产物，代表着人体代谢水平，气的状态代表着人体生命的状态。

### （四）功能气的中医理论验证

**1. 人之生死由乎气**　气是新陈代谢的产物，是生命状态的体现，气的消散意味着新陈代谢的终止，也意味着生命的终止，故人之生死由乎气。

**2. 肺主一身之气**　肺吸入的氧气是气的来源之一，氧气缺乏会引起全身气虚，故肺主一身之气。

**3. 人之所受气者谷也**　体内营养物质来自食物，食物是产气的物质基础，食物营养不足也可以引起气虚证，长时间饥饿的人没有力气，就是缺乏食物导致产气不足所致。体内的气一方面来自肺的吸入，另一方面来自脾对食物营养的分解，因此脾、肺是人体的两大产气工厂，补气药均入脾、肺经就是此理，例如人参、党参、黄芪等补气药均入脾、肺二经。

**4.化生成精、津、血、液** 体内所有组织的合成都需要能量和小分子营养，包括骨、肉、血、皮、毛等，而能量和小分子营养随气而至，如影随形，密不可分，其结果就是有气则有物质生成，无气则寸草不生。这样容易给人造成一个误解，似乎是气生成了多种物质，包括精、津、血、液等，其实是其背后的能量和小分子营养所致。气体能量和营养组合成的功能气，不仅可以化生成精、津、血、液，还能化生成骨、肉、皮、毛等其他人体组织。

**5.气的推动作用** 体内气体在能量作用下形成压力气体，压力气体是非常好的能量气体，既能变形，还能填充，特别适合于复杂不规则的体内环境。气体在能量作用下产生气压，气压推动液体流动，气压越大，液体的流速越快，气压不足则液体流速缓慢。气体在能量作用下产生的具有推动液体流动的作用，就是气的推动作用。

**6.气的温煦作用** 气可以理解成是携带有热量的气体，气所过之处传递热量以温暖机体组织，所以气有温煦作用。

**7.气的防御作用** 人体的防御机制就是免疫系统，可以提供大量的免疫细胞。气所到之处，伴随着能量和营养物质的到来，可以根据需要迅速合成免疫细胞，气量充足意味着合成原料充足，原料充足则使合成的免疫细胞数量增多，能及时消灭入侵的细菌和病毒等病原体，可使人免于生病；气虚意味着合成原料缺乏，不能合成足够的免疫细胞，难以抵抗细菌或病毒的入侵，使人经常生病。体内气量的多寡决定着人体抗病力的强弱，所以气具有防御作用，所谓"正气存内，邪不可干"就是此理。

**8.气的固摄作用** 气的固摄作用是指气对血、津液等液态物质具有防止其无故流失的作用，具体表现在以下方面。

（1）固摄血液：气能防止血管出血就是气能摄血，也就是能固摄血液；气虚不能摄血就会引起血管出血，气虚引起的出血多为微血管出血，如皮肤紫癜、流鼻血、咳血等症。现代研究认为，出血与微血管壁通透性增强和微循环受阻有关。缺氧、酸中毒、细胞因子和自由基产生增多等可引起微血管损伤，导致微血管壁通透性增强；当微循环受阻时，红细胞还可通过血管内皮细胞间的裂隙被挤压到血管外，出现扭曲、变形、破碎。缺氧会造成代谢低下，代谢低下则产气不足，因此缺氧的同时也一定伴随着能量和营养的缺乏，营养缺乏可引起血管细胞过度老化和快速凋亡，导致血管结构缺损和细胞间隙增大，细胞间隙增大则血管壁通透性增强；能量缺乏则无力推动血液运行，血行无力会导致微循环受阻。缺氧的背后是气虚，气虚既能导致微血管壁通透性增强，也能导致微循环受阻，故气虚可导致微血管出血。气中的营养可以加固血管，气中的能量可以克服循环阻力，只要体内气量充足，就能阻止血液不受控制地流出血管，就能防止和杜绝出血现象的发生。气能管控血液只在血管内运行而不是流出血管外，所以气有固摄血液作用。

（2）固摄汗液：气虚导致汗腺关闭不严，汗液轻易即可流出，动一动就出汗，所以把此汗称为虚汗。气量充足则汗腺关闭严密，可防止汗液轻易流出体外，气能控制汗液的自由流出，所以气有固摄汗液作用（详见第一部分第四章营气与卫气解析）。

（3）固摄尿液：气能推动血液运行，气虚可导致尿道括约肌缺乏血液和营养供应，使其收缩功能下降，尿道括约肌松弛无力则不能完全关闭尿道，使尿液不受控制地轻易流出体外就形成尿失禁。气量充足可以保持尿道括约肌收缩功能正常，尿道关闭严密，尿液的排放亦受控制，所以气有固摄尿液的作用。

（4）固摄精液：气虚使输精管肌肉组织收缩无力，收缩无力则输精管道关闭不严，使精液轻易流出体外而形成滑精。气量充足则可以保持输精管肌肉组织收缩功能正常，输精管道关闭严密，精液的排放亦受到控制，所以气有固摄精液的作用。

当体内的气处于饱满充足状态时，对体液的外溢或外流的控制作用大大增强，可以防止或杜绝出现血液、汗液、尿液、唾液、胃液、肠液、精液等外溢或外流的现象，这种对体液外溢或外流的控制作用就是气的固摄作用。

**9. 气的营养作用**　气中携带着小分子营养，所以气具有营养作用。

**10. 气的气化作用**　气化作用就是气的物质转化作用，也就是有形物质能化为气，气也能化为有形物质。《中医基础理论》认为："气化泛指人体内气的运行变化。气化是在气的作用下，脏腑的功能活动使精、气、血、津液等不同物质之间相互化生，以及物质与功能之间的转化，包括了体内物质的新陈代谢，以及物质转化和能量转化等过程。气化的过程包括形化、气化及形气转化。在这一过程中，既有有形物质向气的转化，如食物经脾胃腐熟运化之后化为营气；又有气向有形物质的转化，如营气在心肺的作用下化为血液。"人体的气化运动是永恒的，存在于生命过程的始终，没有气化就没有生命，故《素问·六微旨大论》曰："物之生，从乎化，物之极，由乎变，变化之相薄，成败之所由也。"由此可见，气化运动是生命最基本的特征。气来源于空气和食物，食物是有形物质，所以有形物质能化为气；气是营养气，气不仅能化生成精、血、津液，还能化生成骨、肉、皮、毛等其他人体组织，人体组织是有形物质，所以气能化为有形物质。食物化气是分解代谢，气化为有形物质是合成代谢，分解代谢代表阳，合成代谢代表阴，阴阳代表新陈代谢，因此气的气化过程就是新陈代谢的过程，没有新陈代谢就没有生命，所以说气化运动是生命最基本的特征。

### （五）结论

经过分析及中医理论验证，我们可以把中医的"气"理解成是一种功能气体，并具有以下特性。

1. 气是新陈代谢的产物，代表着人体代谢水平。

2. 气由代谢产生的气体、能量和营养（小分子中间体）组成。

3. 气的气体成分是氧气和二氧化碳。

4. 气携带着能量，既能推动水液运行，也能温暖身体。

5. 气携带着营养，不仅能生精、生血，还能生骨、生肉，能生成所有组织。

6. 气代表着人体代谢水平，气的状态代表着人体生命的状态。

# 第一节　什么是气虚

体内气量不足就是气虚。气虚的形成有两种情况，一是气的生成不足，二是气的耗散太过。

# 一、气虚的形成

气虚是中医临床上常见的证候，是指由于元气不足引起的一系列病理变化。元气又名原气、真气，损伤元气就是损耗、伤及原有气量，导致原有气量的整体水平被拉低，因此元气应指原有气量。气是不断生成又不断耗散的，所以体内气量是一个动态气量。体内气量不足就是气虚，气虚会导致人体的各项生理功能减弱。气是能量气，能量不足会导致血液、组织液流动缓慢；气是营养气，营养不足会导致各种组织结构及功能物质合成不足。

气虚的形成有两种情况，一是气的生成不足，生成不足导致体内气量下降；二是气的耗散太过，耗散太过也会导致体内气量下降。

气的组成成分是气体（氧气、二氧化碳）、能量和小分子中间产物。氧气通过肺的呼吸进入人体，氧气是气的重要组成部分，其来源于肺，所以肺是人体的气源之一。二氧化碳、能量和小分子中间产物由食物分解产生，这部分气的生成属于食物产气。食物产气与脾有关，脾的功能是负责摄入食物并把食物营养转化为细胞营养（详见第二部分第三章脾经解析），营养只有进入细胞内才能彻底地进行分解产气，因为细胞才是代谢的主要场所。脾负责把食物转变成细胞营养，细胞营养具有产气能力，因此脾是食物产气的主导者，可以决定食物产气的水平。食物产气由脾主导，其产气的源头在脾，所以脾也是人体的气源之一。我们可以把肺摄入的氧气称作肺气，把脾负责的食物产气称作脾气。肺气和脾气是人体的两大气源，肺、脾功能下降会影响气的生成，因此气的生成不足与肺、脾有关，或肺生气不足，或脾生气不足。肺引起的气虚属于肺源性气虚，脾引起的气虚属于脾源性气虚。

气虚还与肾有关，肾通过释放激素调节代谢水平，肾释放激素不足会降低代谢水平，气是代谢的产物，代谢水平降低也会造成产气不足。肾虽然不负责直接产气，但肾可以决定产气的水平，因此除了肺源性气虚和脾源性气虚，还有肾源性气虚。

体内气耗散太过也会导致气虚，气耗散太过会导致体内原有气量的水平降低，原有气量也就是中医的元气。很多重大疾病会过度耗气，导致原有气量减少，所以大病多伤元气。过度耗气的方式很多，例如出汗不止和严重腹泻，气随汗散，出汗不止则气散不止，出汗过多会使人感觉疲乏无力，疲乏无力就是气虚的表现；气随泻散，泻不停则气散不停，久泻会造成身体虚弱不堪，甚至连说话走路都感觉有气无力，有气无力指有气尚在但无力，所以有气无力也是气虚的表现。气随泻散，再强壮的人只要泻了气也会成为病猫，因此俗语有言，好汉也架不住三泡稀。总之，气的消散速度过快，超过气的生成速度，就会造成体内气量不足而形成气虚。

## 二、气虚的症状

气虚的常见症状有声低懒言、神疲乏力、脉弱、头晕目眩、舌质淡嫩等症状，分析如下。

**1. 声低懒言** 说话是出气的过程，说话多则出气多，声音大则出气量大，故声高多言耗气较多。体内气不足就需要采取省气的说话模式，声低懒言是身体自动设定的省气模式，故属气虚之症。

**2. 神疲乏力** 神疲就是神情疲惫。中医对神的观察通过眼睛，比如炯炯有神，就是指眼睛有神采。气是营养气，当气不足时，眼部细胞缺乏营养，细胞瘦弱脱水，眼组织含水量下降，眼液折光率改变，光亮度下降，所以眼睛看起来没有光泽，眼神黯淡，称作神疲。乏力就是无力，力是力量，力量是能量的动态效果体现，静止不动时难以知道能量大小，只有行动起来才会知道能量到底有多大，诸如把桌子搬起来或者是把球踢出去，是搬动80斤还是100斤，是踢出去50米还是80米，只有行动之后才会知道能量的大小。通过行动体现出来的能量就是力量，也就是力，所以力是能量的动态体现，是看得见的动能。能量主要来自分解代谢产生的热能，在分解过程中产气和产热是伴行的，有气必有热，热能转化为动能，以"力"的形式展现出来。所以古人发现气和力是并存的，有气必有力，有力也必有气，力和气常常被合并称呼，"力气"一词就是这么来的。气是营养气，也是能量气，营养不足则神疲，能量不足则乏力。

**3. 脉弱** 脉动无力就是脉弱。脉动是脉管内气的压迫使脉管产生的节奏性扩张运动，一旦脉管内气压不足会导致脉管扩张力度减弱，形成脉动无力。气中携带着能量，气压由能量产生，气虚会导致气压不足，故脉弱是脉管内气虚所致。

**4. 头晕目眩** 头晕是大脑供血不足引起的头脑昏乱，目眩是眼睛供血不足引起的视功能混乱。气助血行，气不足可导致供血不足，脑部供血不足则头晕，眼部供血不足则目眩，故气虚可引起头晕目眩。

**5. 舌质淡嫩** 舌淡是舌体颜色变浅，说明舌体缺乏血色。气虚能量不足则血液流动无力，血流量减少则色淡；舌嫩是舌体水多，水多则嫩，例如黄瓜水多是嫩黄瓜，豆腐水多是嫩豆腐，婴儿水嫩水嫩的，也是因为婴儿身体含水较多的缘故。气虚会导致组织液流动无力，组织液流动过缓易发生水液滞留，水液滞留于舌则舌嫩。气虚不能行血则舌淡，气虚不能行水则舌嫩，故气虚可引起舌质淡嫩。

# 第二节　肺气与脾气

肺气与脾气之间既能互相促进，也能互相抑制，二者之间的关系是共同进退，一荣俱荣，一损俱损。

肺脾相当于是人体的两大产气工厂，所生之气一为肺源气，一为脾源气，我们可以把肺所生之气称作肺气，把脾所生之气称作脾气。肺摄入的是氧气，我们可以理解为肺所生之气即氧气，脾气来自食物分解产气，我们可以理解为脾所生之气即食物产气。肺气提供氧气，脾气（食物产气）提供二氧化碳、能量和小分子中间产物，肺气和脾气汇合起来就形成气体（氧气、二氧化碳）、能量和营养（小分子中间产物）的组合，这个组合就是体内气的组合，肺气与脾气汇合形成体内的气，因此肺气和脾气是人体的两大气源。肺气与脾气之间，既能互相促进，也能互相抑制。人体在运动时吸入的氧气增加，增加的氧气提高了体内的代谢水平，代谢水平提高促使体内储备的营养物质分解加速，目的是为人体运动提供更多的能量，营养物质来源于食物，营养物质分解加速促进了脾气的增加，此即肺气促进脾气；营养物质分解增加会使体内二氧化碳生成增多，导致二氧化碳浓度升高并刺激呼吸加快，而呼吸加快必然会增加氧气的摄入量，此即脾气促进肺气。肺气能促进脾气，脾气也能促进肺气，二者之间互相促进。在缺氧的条件下，营养物质的分解速度减慢，脾气的生成速度下降，此即肺气抑制脾气；营养物质的分解速度减慢，对呼吸的刺激减弱，而呼吸减弱必然会减少氧气的摄入量，此即脾气抑制肺气。肺气能抑制脾气，脾气也能抑制肺气，二者之间互相抑制。

　　肺气和脾气是人体的两大气源，肺和脾就相当于人体的两大产气工厂，这两大工厂的本职工作就是保质保量地完成产气的生产任务，从而满足人体正常的用气需求。肺气与脾气之间，既能互相促进，也能互相抑制，二者之间的关系是共同进退，一荣俱荣，一损俱损，故而中医有"补脾益肺"和"补肺益脾"的治法。补脾可以益肺，补肺也可以益脾，因此补肺气的同时要兼顾补脾气，补脾气的同时也要兼顾补肺气，下面就以肺气不足和脾气不足的治疗为例来说明这一点。肺气不足也叫作肺气虚，是肺病导致的气虚病证，症见咳喘气短，声低懒言，体倦乏力，面白神疲，舌淡苔白，脉虚或弱等，除了声低懒言，体倦乏力，面白神疲，舌淡苔白，脉虚或弱的一般气虚症状，还有咳喘气短的肺病症状，说明病位在肺，是肺病引起的气虚病证，治宜补脾益肺，方用保元汤加五味子，方药是人参、黄芪、五味子、生姜、炙甘草，其中人参、黄芪补脾肺之气，五味子收敛肺气，生姜温脾益气，炙甘草补脾益气，方中药物以补益肺气为主，兼补脾气。脾气不足也叫作脾气虚，症见食少腹胀，大便溏薄，肢体倦怠，少气懒言，舌淡苔白，脉弱无力等，除了肢体倦怠，少气懒言，舌淡苔白，脉弱无力等一般气虚症状，还有食少腹胀、大便溏薄等脾病症状，说明病位在脾，是脾病引起的气虚病证，治宜健脾益肺，方用四君子汤，方药是人参、白术、茯苓、炙甘草，其中人参补脾肺之气，白术、茯苓、炙甘草健脾益气，方中药物以补益脾气为主，兼补肺气。

# 第三节　气与血

　　"气为血之帅，血为气之母"，这句话概括了"气"与"血"的关系。"气为血之帅"是指气能生血，气能行血，气能摄血，"血为气之母"是指血能载气，血能生气。

气能生血，就是气可以生成血液。这个好理解，血液由血细胞和血浆（内含血浆蛋白）组成，气是营养气，可以提供合成血细胞和血浆蛋白的原料，能加快血液的生成，所以气能生血。大失血时，单用一味人参，即独参汤，可以起到急救作用。人参是迅猛的补气药，可以迅速提高体内气量，气多则血液生成加速，因失血造成的缺血局面得以迅速缓解。补气能生血，所以补血方剂多含补气药，例如当归补血汤，由黄芪、当归组成，黄芪当归用量比为 5：1，重用黄芪补气。

气能行血，就是气能够推动血液运行。气是携带有能量的气体，气体与能量结合就会形成具有压力的气体，所以有气的地方就会有气压存在。液体的流动离不开压力推动，血液也是受压力作用从高压区向低压区流动，压力越大，血液运行速度越快。气产生的气压能推动血液运行，所以气能行血。

气能摄血，就是气对血有统摄、控制作用，保证血液只在血管内运行而不是流出血管外。出血与微血管壁通透性增强和微循环受阻有关，微血管损伤可导致微血管壁通透性增强，微循环受阻可增大红细胞从血管溢出的压力。气携带着营养和能量，气中的营养可以加固血管，气中的能量可以克服循环阻力，只要体内气量充足，就能阻止血液不受控制地流出血管，就能防止和杜绝出血现象的发生。气能管控血液只在血管内运行而不是流出血管外，所以气能摄血。

血能载气，是指血为气之载体，有载气的功能。无论氧气还是二氧化碳，都是通过血液进出人体，肺吸入氧气，氧气随血液到达全身组织，组织内释放的二氧化碳随血液到达肺部，被呼出体外；氧气和二氧化碳都属于气的气体成分，气中的气体成分依托血液进行运载，所以血为气之载体，有载气功能。

血能生气，就是血能助气生成。血液中运输的是氧气（肺气）和营养物质，氧气属于肺气，营养物质是脾气生成的原料，血液能不断地提供肺气，也能不断地提供脾气生成的原料，所以血能生气。

# 第四节　气与阴虚、阳虚

　　气是能量气和营养气，能提供合成代谢所需的能量及原料，气供应不足可导致合成代谢不足，合成代谢不足就会形成阴虚，因此气供应不足可导致阴虚证的发生。气供应不足的原因有两个，一是气虚，二是气滞，气虚是基础气量不足，气滞是气的运行受阻。气虚可导致能量及合成原料不足而形成阴虚，气虚与阴虚的状态并存就是气阴两虚；气滞是气的运行受阻，有气但不能及时到达，与气虚产生的后果一致，因此气滞也会形成阴虚。阴虚形成的原因是合成不足，合成不足主要是缺乏合成原料或合成激素所致，气是营养气，气中营养既是合成人体组织的最佳原料，也是合成各种激素的最佳原料，因此合成不足必与气的供应不足有关，或气虚，或气滞。气能合成人体组织，人体组织属阴，所以气能生阴，气虚或气滞则不能生阴，不能生阴就会形成阴虚，故阴虚者必有气虚或气滞发生。中医有"益气养阴""益气生津""益气补血"的治法，阴是血肉，津液和血液亦是血肉的组成部分，故亦属于阴。气能助阴生长，所以阴、津、血亏虚时可使用补气药助其生阴，例如用西洋参益气养阴，用人参益气生津，用黄芪益气补血。

　　阳虚就是分解代谢不足导致的产热不足。分解代谢的过程中会产生热量、二氧化碳和小分子中间产物，热量、二氧化碳和小分子中间产物都是气的主要成分，所以分解代谢不仅能产热，也能产气。阳是分解产生的热量，产热的同时也会产气，热气并生，有热就必定有气，二者不可分割，所以阳也叫作阳气。分解产热的同时也会产气，产热不足则产气亦有不足，所以阳虚的同时一定会伴有气虚。气是能量气，气中携带有能量，气虚时携带的能量亦有不足，因此气虚往往会伴有阳虚，如有畏寒肢冷的表现，但气虚不一定都伴有阳虚，气虚是基础气量不足，也就是元气不足，如果气虚的缺口较大，虽然产热产气都很正常，但产气只能维持日常所用，始终不能将气虚的缺口补上，基础气量仍处于不足状态，此时的表现就是虽有气虚，但阳虚却不显，所以气虚的同时未必伴有阳虚。

总结气与阴虚、阳虚的关系：阴虚必伴有气虚或气滞，阳虚必伴有气虚，但气虚未必伴有阳虚。

# 第五节 气虚与瘀堵

气虚可引起血瘀或痰瘀，故中医有言"瘀病多治气"。

气是能量气，气虚无力推动液体流动，液体流动缓慢甚至停滞，就会形成瘀堵。

体内流动的液体中，血管里的是血液，血管外的是组织液。瘀是瘀积，就像河道里的泥沙阻塞了河道；堵是堵塞不通。血液瘀堵是血瘀，组织液瘀堵是痰瘀。

先来看血瘀，《读医随笔·承制生化论》说："气虚不足以推血，则血必有瘀。"气虚无力推动血液，会导致血液流速减慢，甚至极其缓慢，血液流动过缓就会停滞在血管内，血液因停滞而形成瘀积就是血瘀。大血管因为管道较粗，血流量较大，血液流速也较快，一般不太容易形成血瘀，而在较小的毛细血管里，由于管道狭窄，血流量较小，血液流速也较为缓慢，往往比较容易形成血瘀。血瘀是血液瘀积造成的，有瘀积就会发生瘀堵，但瘀堵不一定非要将血管堵死，只要对血液循环产生足够的阻力即可，因此就血瘀而言，凡是血液不能及时消散而瘀滞于某一处者皆可称之为血瘀。有停留不动之积血者是为血瘀，有溢出血管之凝血者是为血瘀（内有循环阻力迫使瘀血溢出），有瘀而不散，滞留于血管成青筋者是为血瘀，所以血瘀不仅指血液停滞不行，也包括血液滞行不畅。

气虚会引发血瘀，血瘀会导致瘀堵部位供血不足，瘀堵部位的血管因为缺乏血液供应而逐渐老化，甚至形成血管纤维化。血管老化易造成内皮脱落形成血栓，血栓可导致血管堵塞，血管纤维化可使管壁增厚，致使管腔变得狭窄。不管是血管老化，还是血管纤维化，最终的结果都是导致血管的通过性下降，使得该区域的血流量有不同程度下降。气虚可以形成血瘀，血瘀可以对血管造成毁坏，气虚状态可以通过治疗解除，但毁坏的血管却难以恢复如初，因此血流量很难恢复至正常的水平。以痔疮为例，痔疮一般都是血瘀引起的，《外科启玄》言"夫痔者滞也"，滞指气血凝滞，气血凝滞的结果就是有血瘀形成，故痔疮多为血瘀之证。血瘀对肛门血管造成不同程度的毁坏，致使肛门部位的血流量有不同程度的下降，血液本身不会流动，全靠能量进行推动，中医认为气行则血行，即血液的运行要靠气来推动，血行背后的推手是气，血流量不足意味着背后的气亦有不足，气中携带有热量，血流量和气不足会导致肛门部位缺乏热量，因而对低温难以防御，所以遇寒即犯。用热水洗肛门可以缓解痔疮引起的不适症状，这是因为热水能传递热量给血液，血液获得热量后会使血液流动加速，从而使肛门部位的血流量大增，肛门不适是血流量下降造成的，而血流量增加会消除这种不适，所以热水洗肛门能缓解痔疮引起的不适症状。同痔疮一样，很多血瘀疾病都难以根治，一旦发生血瘀就难以恢复到从前，所以不怕气虚，就怕血瘀。

再来看痰瘀，痰是被浓缩的组织液，是一种黏稠的液体，比水浓度高，含有蛋白、糖和脂肪等黏性物质。低度浓缩的组织液叫作痰湿，自身可以缓慢的流动；高度浓缩的组织液叫作痰，自身不能流动，只能随液体漂流。含有组织液的组织都可以生痰，比如肌肉组织、内脏组织等，不仅仅是在肺组织生成，由于只有从肺咳出来的痰能被人看到，所以给人造成一种错觉，似乎只有肺才能生痰。

痰的生成有两个条件，一是气虚，二是液体浓缩。气虚导致组织液流动缓慢甚至停滞，组织液一旦停滞下来就会形成组织瘀堵。为了打通组织瘀堵就必须增加产气，因为只有通过产气增压的方式才能打通瘀堵。增加产气就会增加产热，组织液受热浓缩，渐渐变成痰湿，痰湿再继续浓缩下去，变得更加黏稠，就形成了痰。《证治汇补·痰症》言"脾为生痰之源，肺为贮痰之器"，表明痰的生成与脾肺有关，而脾肺恰恰是人体的两大产气工厂，脾肺产气不足会导致气虚，而气虚又会导致组织液演变成痰液，因此痰的生成与脾肺有关。痰随液体四处流动，极易在组织中滞留并形成瘀堵，痰滞留于咽部，可引起梅核气，感觉似有一个梅核阻塞在咽部，咯之不去，咽之不下；痰滞留于颈部，可在颈部生出大小不一的包块；痰滞留于乳房，可在乳房生成乳房结节；痰滞留于子宫，可在子宫生成子宫肌瘤；痰滞留于肠道，可在肠道生成肠道息肉；痰滞留于胃可形成胃肿瘤，痰滞留于肝可形成肝肿瘤，肿瘤再进一步发展就有可能产生癌变。气虚可引起血瘀或痰瘀，故瘀病多治气。中医有"怪病多瘀，怪病多痰"之说，如果实在判断不出是哪种病症，不妨按照化瘀、祛痰的办法试试，有可能收获奇效。

# 第六节　气虚与水肿

水肿就是气虚形成的水液滞留。肺、脾、肾的功能发生障碍都能引起气虚，所以肺、脾、肾的功能发生障碍都能引起水肿。

水肿是水液滞留形成的，滞留的原因是气虚不能行水，所以水肿的成因是气虚。在组织液中，水是最清亮的，痰湿是最浓稠的，介于二者之间的是水饮，形成水肿的液体主要是水或水饮，都是流动性较强的液体。水无气不行，水肿就是气虚形成的水液滞留。

气虚与肺、脾、肾有关，所以水肿的形成也与肺、脾、肾有关。肺气、脾气是人体的两大气源，肺气和脾气合在一起就是体内的气，因此可以把肺脾看作是人体的两大产气工厂，肺产气不足可引起肺源性气虚，脾产气不足可引起脾源性气虚。气虚还与肾有关，肾通过释放激素调节代谢水平，气是代谢的产物，代谢水平降低也会导致肺脾产气不足形成气虚。肾虽然不负责直接产气，但肾是人体代谢的激发者，能决定人体的产气水平，可以把肾看作是两大产气工厂的上级主管单位，因此除了肺源性气虚和脾源性气虚，还有肾源性气虚。肺、脾、肾都能引起气虚，所以肺、脾、肾也都能引起水肿。肺源性水肿是肺气不足所致，例如中医的小青龙汤证，证中的水肿就是肺气不足引起的水肿。小青龙汤证有恶寒发热，身痛无汗，喘咳，痰涎清稀而量多，胸部痞闷，头面四肢浮肿，舌苔白滑，脉浮的症状，其中恶寒发热，身痛无汗，喘咳，脉浮都是风寒感冒的症状，痰涎清稀而量多，胸部痞闷，头面四肢浮肿，舌苔白滑都是水饮内停的症状，外有寒邪侵袭，内有水饮滞留，故小青龙汤证属于外寒里饮证。寒邪就是低温，低温随呼吸的空气直入肺部，肺部受寒可以导致肺的呼吸功能减弱，肺呼吸功能减弱就会形成肺源性气虚，气虚又会引起水液滞留，水液滞留于内则成水饮，泛滥于肌肤则成水肿。小青龙汤的主要作用是解表散寒，温肺化饮，温肺说明肺遭受了寒邪，所以需要温肺，用温肺的方式化解水饮说明水饮是肺部受寒引起的，肺部受寒会导致肺源性气虚，肺源性气虚又会形成水饮或水肿，所以证中水肿属于肺源性水肿；脾源性水肿是脾气不足所致，脾气不足可由脾气虚或脾阳虚（阳虚必伴有气虚）引起，脾气虚引起的水肿多伴有倦怠乏力、食少便溏、声低懒言等脾气虚的症状，治宜健脾益气。脾阳虚引起的水肿在脾气虚的基础上，还伴有脘腹喜温喜按、四肢不温等脾阳虚症状，治宜温中健脾；肾是产气的上级主管单位，肾病可引起肺、脾产气不足，因此肾源性水肿不仅有肾病症状，还可能连累肺脾出现肺病或脾病的症状，例如肾阳不足引起的肾虚水泛证，症见全身浮肿，下肢尤甚，按之凹陷不起，腰膝酸重，畏寒肢冷，甚则腹部胀满，心悸，喘促难卧，舌淡胖，苔白润，脉沉弱等，其中腰膝酸重，畏寒肢冷是肾阳虚的症状，喘促难卧是肺病症状，腹部胀满是脾病症状，治宜温肾助阳，化气行水。肺、脾、肾都能引起气虚，所以肺、脾、肾都能引起水肿，因此中医学对水肿病因病机的认识是：其标在肺，其本在肾，其治在脾，肺、脾、肾同治就是这个道理。

# 第三章 经络解析

要学习中医，经络是必须了解的重要内容。初学中医者对于经络的理解有一定困难，这是因为我们常常将中医的经络与西医的神经系统对等起来看，而中医的经络实际上既包含神经系统部分的结构与功能，又与之有很大的差异。在本章内容中，笔者尝试带领大家对经络系统进行了解。当然，要了解经络，很重要的基础是对于《黄帝内经》中关于经络的原文要进行通读（下文统一用《内经》表述），本章内容中的重要部分是对这部分原文的解释。同时，笔者在本章内容中尝试以大家容易理解和接受的现代知识的视角对有关经络的原理进行分析，其目的不是给中医理论强加新的定义（笔者的个人理解绝无定论之意），仅仅是为了大家能够更好更容易地理解和认识经络，更容易踏入中医之门，领略其博大精深和美妙之处！

经络与血脉是各自独立的两个运行系统，二者合成经脉。体内的气由营气和卫气组成，经络是卫气的运行系统，血脉是营气的运行系统。体内绝大多数的气都在经络中运行，因此经络的地位要重于血脉。经络中存在的物质有气、组织液、激素、酶等。经络的主要作用是推动体液运行以及为组织细胞输送营养。

下面来验证这些观点。我们首先梳理中医关于经络的定义和描述，在此基础上，结合现代生理知识，对经络详加分析，并得出结论。

## 一、经络的定义

中医称经络为经脉，与经脉有关的定义和描述如下。

《灵枢·经脉》："经脉者，所以能决死生、处百病、调虚实，不可不通。"

《灵枢·经脉》："经脉十二者，伏行分肉之间，深而不见。"

《素问·脉要精微论》："夫脉者，血之府也。"

《汉书·艺文志》："原人血脉、经络、骨髓、阴阳、表里，以起百病之分，死生之分。"

李经纬、邓铁涛等主编的《中医大辞典》："经气，运行于经脉中之气，亦称脉气。"

《素问·离合真邪论》："真气者，经气也。"

《灵枢·刺节真邪》："何为真气？岐伯曰：真气者，所受于天，与谷气并而充身也。"

张志聪《素问集注》："经气者，营卫血气也。"

《灵枢·营卫生会》："营在脉中，卫在脉外。"

吴以岭《络病学》："经络和血脉是两个系统，一个是经气环流系统，一个是心脉血液循环系统，经络和血脉合称经脉。"

## 二、经络分析

### （一）经络和血脉应为各自独立的两个系统，经络和血脉合称经脉

最早的经络学专著《足臂十一脉灸经》和《阴阳十一脉灸经》对经络的称谓只有"经"而没有"经脉"，说明早期经络尚未有经脉的概念。

《汉书·艺文志》将经络和血脉当作两种事物分开，曰："原人血脉、经络、骨髓、阴阳、表里，以起百病之分，死生之分。"

《灵枢·经脉》谓："经脉十二者，伏行分肉之间，深而不见。"经脉十二者即十二经络，经络深入体内看不见，而血脉是可以看得见的，如手臂上凸起的青筋（静脉血管），还有颈部和下肢鼓胀的血管，这些血管都是显而易见的。经络深入体内看不见，所以经络不是血脉。

《素问·脉要精微论》云："夫脉者，血之府也。"脉是容纳血液的库府，也就是容纳血液的场所。人体容纳血液的场所是心脏和血管，以血管容纳为主，故血管为血之府，血管即血脉，血脉又是血之府，所以脉专指血脉。

吴以岭主编的《络病学》中，认为经络和血脉是两个系统，经络和血脉

合称经脉。

**（二）体内的气全都集中在经络和血脉中运行，因此经络和血脉囊括了体内全部气的运行**

《灵枢·刺节真邪》言："何谓真气？岐伯曰：真气者，所受于天，与谷气并而充身也。""所受于天"表明真气来自空气，"与谷气并而充身也"表明真气来自食物，合而言之，真气来自空气和食物，与中医"气"的来源完全一致，因此真气就是中医的"气"，也就是体内的气。

《素问·离合真邪论》谓："真气者，经气也。"意思是真气又叫作经气，真气就是中医的"气"，也就是体内的气，因此真气、经气都是气的别称。

李经纬、邓铁涛等主编的《中医大辞典》指出："经气，运行于经脉中之气，亦称脉气。"经气是气的别称，气指体内的气，所以经气就是体内的气。经气是"运行于经脉中之气"，根据这个定义分析，运行在经脉中的气才是经气，运行在经脉之外的气就不是经气，经气就是体内的气，经气全都集中在经脉中运行，所以体内的气全都集中在经脉中运行。经脉包括经络和血脉，体内的气全都集中在经络和血脉中运行，因此经络和血脉囊括了体内全部气的运行。

**（三）体内的气被分为营气和卫气两个部分**

张志聪《素问集注》曰："经气者，营卫血气也。"营卫血气即营气和卫气，经气就是体内的气，经气又等同于营卫二气，故体内的气由营气和卫气组成。《灵枢·营卫生会》说："营在脉中，卫在脉外。"脉指血脉，脉中就是血管内，营在脉中，故营气在血管内；卫在脉外，脉外就是血管外，故卫气在血管外。体内的气以血管为界被分割成两个部分，一部分在血管内，叫作营气，另一部分在血管外，叫作卫气，故体内的气被分为营气和卫气两个部分。

**（四）营气已经占据了血脉这个运行系统，因此卫气只能选择经络这个运行系统**

经络和血脉囊括了体内全部气的运行，经络和血脉又是各自独立的两个运行系统，因此体内气的运行系统只有两个，一为血脉，二为经络。《灵枢·营卫生会》说："营在脉中，卫在脉外。"体内的气被分为营气和卫气两个部分，营气在脉中运行，已经占据了血脉这个运行系统，只留下卫气和经络这个运行系统，卫气没有选择的余地，只能选择经络这个运行系统。因此推断，经络应该是卫气的运行系统，经络中运行的气应该是卫气。

**（五）卫气是在一个受限的系统里运行，而这个运行系统又非经络莫属，因此可进一步证实经络是卫气的运行系统**

气在体内的运动形式为升降沉浮，既有升浮也有沉降，《吴医汇讲》说："夫分言之，为出入，为升降，合言之，总不外乎一气而已矣。"气是伴随着能量和营养的特殊气体，其在体内依然保留着气体的存在形式，气体是质量较轻的物质，因而具有升浮的物理属性。就气的属性而言，升浮合乎其属性，而沉降则逆其属性，体内有一部分气可以升浮，而有一部分气只能沉降。这表明气的运行不是随意的，其运行是受到某种束缚和限制的，只有受到束缚和限制，气的运行才能逆其属性形成沉降。由此判断气是在某种限定的运行系统里运行，只有在限定的运行系统里，气的运行才能受到控制并具有明确的指向性，或升降或沉浮。

血管是营气限定的运行系统，血液在血管里上下流动，因此营气在血管中有升有降。这个营气的升降沉浮比较直观，也容易理解，那么卫气到底是如何做到升降沉浮的呢？卫气运行在血管外，卫气要想做到升降沉浮，也一定要有类似血管一样的限定系统。《黄帝内经》已经对十二经络以及奇经八脉的运行线路和运行方向做了具体描述，经络不仅限定了气的运行线路，同时也限定了气的运行方向，经络中的气有升有降，例如肝经、脾经之气上升，肺经、胃经之气下降，因此经络是除血脉以外的另一个气的限定系统。卫气只有在限定的系统里运行才能做到有规律的升降沉浮。气的运行系统只有两个，一是血脉，二是经络，营气已经占据了血脉这个系统，卫气可选择的运行系统只有经络，而经络又恰好能满足卫气升降沉浮的限定要求，因此卫气的运行系统非经络莫属。这也进一步证实，卫气是在经络里运行，经络是卫气的运行系统。

**（六）经络与卫气的主导地位相匹配，因此更加证实经络是卫气的运行系统**

**1. 卫气的气量占据了绝大比例，因此卫气的气量在体内处于主导地位**

营气和卫气在血管内外的气压应保持动态平衡，否则就会导致血管出现异常变化，营气压力过高会造成血管爆裂，卫气压力过高会造成血管凹瘪。在正常情况下，血管既不会爆裂也不会凹瘪，因此营气和卫气的压力在总体上应保持动态平衡。

既然血管内外的压力总体保持平衡，营、卫各自的气量大小就由营、卫各自所占据的体积大小决定。这就类似一大一小的两个气罐，在两罐气的气压保持一致的情况下，两罐气的气量大小由两罐各自的体积大小决定。营气分布于血管内，血管内充满血液，血液所占据的体积就相当于营气所占据的体积。正常成人血液总量占人体体重的 7%～8%，正常全血比重为 1.050～1.060，把重量换算成体积，正常成人血液占人体体积的 7%～8%。血液所占据的体积大致相当于营气所占据的体积，即营气占人体体积的 7%～8%，根据体积换算气量，营气应占人体气量的 7%～8%。其余气量皆属于卫气，即人体 90% 以上的气量都属于卫气。此为概略计算，只为说明二者的大体比例。卫气的气量占据了绝大比例，因此卫气的气量在体内处于主导地位。

**2. 卫气的气量在体内处于主导地位，因此应该有与其地位相匹配的运行系统，而符合这个要求的运行系统只有经络**

卫气的气量占据了绝大比例，在体内处于主导地位，因此卫气应该有与其主导地位相匹配的运行系统。卫气占据了 90% 以上的人体组织，是体内气的主体成分，居于气的霸主地位，因此卫气的运行系统是气的主体运行系统，也是最为重要的运行系统，就其重要性而言，甚至要超过营气的血管系统。中医有"经络不通百病生"的说法，但却没有"血脉不通百病生"的说法，为何百病只言经络而不言血脉？如果我们假定卫气是在经络里运行，对这个说法就不难理解了。体内绝大多数的气都属于卫气，卫气又是在经络里运行，故气病多发于经络。气是一种具备多种生理作用的功能气体，在维护人体生理功能方面发挥着重要作用，气的状态决定着人体生理功能的状态，气病就会导致人体的生理功能发生异常，生理功能异常也就是生了病，所以气病能引起疾病。《素问·举痛论》言"余知百病生于气也"，这句话的意思是，各种疾病都是因为气的异常变化而导致的，即气病可以引起多种疾病，百病在此泛指各种疾病。体内绝大多数的气都在经络里运行，所以经络是气病的高发区，经络不通会导致气病，而气病又能生百病，故而会有"经络不通百病生"之说。百病只言经络而不言血脉，并非说血脉就不能生病，而是因为就致病性而言，经络引发的后果要重于血脉。卫气在血管外包围着血管，血管又包围着营气，这就形成了卫气包围着血管，血管包围着营气的局面。卫气占据了90%以上的人体组织，所以卫气所在的经络组织就像是一个大气囊，营气只占据7%～8%的人体组织，所以营气所在的血脉系统就像是一个小气囊。血脉被卫气包围，卫气所在的组织又是经络组织，所以经络和血脉之间就像是一个大气囊里包裹着一个小气囊。气中的气体成分、能量和小分子营养都可以通过微循环完成交换，因此卫气和营气之间可以经微循环实现交换，卫气可以从经络进入血脉，营气也可以从血脉进入经络。经络这个大气囊因为体量巨大，所以有能力维护血脉周全，既能补其不足也能纳其有余，而血脉这个小气囊则不然，因为体量太小，既不能补经络之不足，也不能纳其有余，所以不能维护经络周全。经络能维护血脉周全，而血脉却不能维护经络周全，这就使经络的主导地位凸显，经络不病则血脉不病，经络病则经络和血脉皆病。人体气病不是发生在经络就是发生在血脉，而无论发生在经络还是血脉，气病的主导者都是经络而非血脉，因此经络的重要性要高于血脉，故《灵枢·经脉》言："经脉者，所以能决死生、处百病、调虚实，不可不通。"只言经络（此处经脉指经络）能决生死、处百病，未言血脉，不是说血脉就没有决生死、处百病的能力，而是因为经络能主导气病的发生，气病先发于经络，再波及到血脉，百病先决于经络之故，可见在中医学的认识上，经络的重要性要高于血脉。就经络的重要性而言，经络的地位完全能够与卫气的主导地位相匹配，这也更加证实，卫气是在经络里运行，经络是卫气的运行系统。

**（七）经络分布在除血管以外的组织中，通过卫气的作用实现其功能**

卫气运行在血管外，卫气的运行系统又是经络，因此经络分布在除血管以外的组织中。体内绝大多数的气都在经络中运行，气是功能物质，而经络只是个通道，因此经络的功能是通过卫气的作用得以实现的。气是能量气和营养气，经络不通会造成气的能量和营养供应中断，导致某些组织或器官的生理功能发生异常变化，形成疾病状态甚至引起死亡，故经络"能决死生、处百病、调虚实，不可不通"。

### （八）经络中存在的物质有气、组织液、激素、酶等

**1. 经络中有气存在** 经络是气的运行通道，所以经络中有气存在。西医不认同经络存在，是因为西医和中医对疾病的观察方法有着本质区别。西医的研究立足于人体解剖学，是从尸体上开始寻找答案并不断积累医疗经验；而中医的研究是从活人开始，从外到内观察活人并获得医疗经验。我们知道活人与死人的区别就是活人喘气，死人不会喘气，也就是活人有气，死人无气，而气恰恰存在于经络和血脉中，所以解剖无气的尸体是不能发现经络的，这就是中西医因为观察对象不同造成的认识上的差别。

**2. 经络中有组织液** 经络在组织中穿行，没有封闭的实质性管道，必然有组织液灌入其中。

**3. 经络中有激素类物质存在** 激素由组织中的内分泌腺或内分泌细胞分泌，分泌的激素由组织弥散入血。激素是在组织内产生的，经络也分布在组织内，组织内的经络没有封闭的实质性管道，对激素的出入没有任何限制，因此经络具备激素类物质存在的条件。另外，激素的缺乏会影响经络的功能，例如甲状腺激素缺乏会产生呆小症，呆小症属于生长发育不良的病症，而主生长发育是肾经的功能之一，呆小症的产生表明肾经主生长发育的功能名存实亡，这就意味着只要甲状腺激素缺乏就一定会发生肾经的功能异常。某种激素缺乏可导致某条经络异常，这说明某些激素是某些经络不可或缺的物质，经络又具备激素类物质存在的条件，由此可以认定经络中有激素类物质存在。

**4. 经络中有酶类物质存在** 酶类物质缺乏会影响经络的功能，例如脾经的功能之一是运化食物，运化食物首先要消化食物，然后才能把食物运入体内进行转化。如果没有消化酶就不能消化食物，没有消化食物就不能运化食物，脾经的运化功能就会丧失，所以脾经之中必须有消化酶存在，否则脾经的运化功能不成立。消化酶属于酶类物质，酶类物质缺乏可导致某些经络异

常，由此可以认定经络中有酶类物质存在。

**5. 其他物质**　经络中可能还有其他活性物质存在。

## （九）经络的作用

**1. 推动组织液运行**　组织液的运行需要气的推动，气是能量气，是体内非常好的能量载体，特别适合在复杂的人体环境中推动液体运行。经络是体内气的主运行系统，分布范围极广，经是经脉，是主干道，类似于国道；络是络脉，是支线道路，类似于乡村小道。经络网极其庞大，除了经脉和络脉构成的网络，还有无数孙络构成的网络，就像血管有毛细血管网一样，经络也有毛细经络网，毛细经络网不仅庞大，而且遍布全身。经络中的卫气可简称为经气（与前文所言经气不同，仅指经络之气），经气产生的气压可以推动经络中的组织液运行。经络是经气的储藏和运行之所，经络以气为用，所以经络具有推动组织液运行的作用。

**2. 为组织细胞输送营养**　经络以气为用，经络的作用依靠经气来实现。经气产生的气压可以推动组织内的营养进入细胞，经气越充足产生的压力越高，进入细胞的养分越多。经气充足可使细胞获得充足的营养，细胞个个充满活力，整个机体精力充沛，由内到外显露生机，神采飞扬，所以有气就有精力和神采。

**3. 间接推动血液运行**　无论是组织液的运行还是血液的运行，都是靠气的推动作用来完成的。血管里的营气不足，经络就会主动向血管送气，补充血管内的营气不足；而如果血管里的气太多，也会把多余的气转到经络中储存。如果经络中储存的气也处于过剩状态，就会专门找个"大库房"定点储存，这个"大库房"就是丹田，"气沉丹田"就是将气聚集在丹田这个部位。丹田通常说的都是下丹田，大家对其位置的描述各异，有的说是气海穴，有的说是关元穴，有的说在肚脐和肾之间，总之可以确定两点，一是丹田在小腹内部，二是丹田有一定的储气空间。经络是体内最大的储气场所，经络中的经气（卫气）可以随时补充营气，因此经络具有间接推动血液运行的作用。经络利用经气推动组织液和血液流动，组织液流动顺畅表明经络气足，血液流动顺畅表明血气和血流量充足，气和血流量充足就是气血足，所以中医常用"气血"来作为观察人体状态的指标。经络能直接推动组织液运行，也能间接推动血液运行，组织液和血液都属于体液，因此经络的一个主要作用是推动体液运行。

**4.诊治疾病**　脉诊就是利用脉象来诊断经络病变，左手脉象诊断心、肝、肾三经，右手脉象诊断肺、脾、肾三经。依据经络部位也可以诊断疾病，例如脑门疼痛属阳明胃经，头两侧疼痛属少阳胆经，头顶和脑后疼痛属太阳膀胱经。经络也可以用于治疗疾病，针灸和刮痧都属于中医的经络疗法，只是针灸选位精准一些，刮痧选位粗放一些。不管哪一种疾病都属于气病，而气病都可以找出经络障碍所在，而循着经络治疗，只要彻底解除经络障碍，疾病自然也就解除。

【结论】

1.经络与血脉是各自独立的两个运行系统，二者合成经脉。

2.经络是卫气的运行系统，血脉是营气的运行系统。

3.体内绝大多数的气都在经络中运行，因此经络的重要性要高于血脉。

4.经络中存在的物质有气、组织液、激素、酶等。

5.经络的主要作用是推动体液运行和为组织细胞输送营养。

6.经络可以被用来诊治疾病。

# 第四章　营气与卫气解析

营气就是血管中的气，卫气就是经络中的气，营气、卫气合为体内的气。营卫共同调节出汗，营强卫弱则出汗，卫强营弱则无汗。

## 一、营气、卫气与出汗的关系

营卫病证多与出汗有关，营卫不和、卫气不固均属营卫病证，营卫不和有表证自汗，卫气不固有自汗、怕风，二证都有出汗症状，由此判断出汗应该与营气、卫气的变化有关。下面对出汗机制以及出汗与营卫的关系进行分析：

人体出汗必须具备两个条件：一是必须有液体，无液则无汗；二是必须有压力差，因为液体只会从压力高的地方向压力低的地方流动。

西医学认为汗液是从毛细血管里吸收水、无机盐、尿素等物质形成的液体，大量出汗后血液会浓缩，所以汗液出自血液；中医讲"心之所藏，在内者为血，在外者为汗，汗者心之液也"，也认为汗液是来自血液。

血液含有大量液体，是出汗的条件之一；另一个条件是血管内气压大于皮肤气压，在压差作用下，血管内液体才能流出皮肤。血管内液体是通过汗腺流出皮肤的，流汗的过程中汗腺是开放的，汗腺到底是如何打开的呢？

汗腺通过汗腺管向外分泌汗液，汗腺管没有肌肉层，自身不具备开合的能力，所以汗腺管的开合完全取决于外力的作用。

汗腺管周围是结缔组织，属于卫气分布的非血组织，所以卫气分布在汗腺管外部。卫气具有一定的压力，可以从汗腺管外部对汗腺产生压力。

出汗表明汗腺管是开通的，开通汗腺管也需要力量，汗液来自血液，那么这个力量一定来自血液的传递，血液传递的压力来自血管内部，血管内部的压力就是营气产生的压力。

皮肤卫气产生的压力是汗腺管唯一的外部动力，血管内营气产生的压力是汗腺管唯一的内部动力，卫气压力从外部负责关闭汗腺管，营气压力负责从内部打开汗腺管。

皮肤卫气压力大于皮肤营气压力，即卫强营弱，此时汗腺管保持关闭状态，汗液不能流出，就不能出汗；皮肤卫气压力小于皮肤营气压力，即卫弱营强，撑开汗腺管的力量大于封闭汗腺管的力量，此时汗腺管保持开通状态，汗液自腺管向外流出，就会出汗。

【总结】

营气就是血管中的气，卫气就是经络中的气，营气、卫气合为气。营卫共同调节出汗，营强卫弱则出汗，卫强营弱则无汗。

## 二、营卫理论验证

《灵枢·邪客》曰："营气者，泌其津液，注之于脉，化之为血。"营气是能量气和营养气，营养充足则渗透压升高，从周围组织吸收大量水分，这就是"泌其津液"；水分进入血管使血容量增加，血容量增加就是全身总血量增加，这就是"注之于脉，化之为血"。

《灵枢·本脏》曰："卫气者，所以温分肉，充皮肤，肥腠理，司开阖者也。"卫气也是能量气和营养气，卫气分布在肌肉、皮肤、皮下组织，所以卫气分布范围极广。卫气充足则能量充足，可以温暖肌肉，肌肉主要是骨骼肌，骨骼肌被筋膜隔开，形成一块块分隔的肉，叫作"分肉"，保持一块块分肉的温暖就是"温分肉"；卫气足则内压增大，将皮肤向外鼓胀充起，这就是"充皮肤"；腠理是皮肤和肌肉之间的部位，也就是皮下组织，卫气充足则营养充足，可以充分滋养皮下组织，这就是"肥腠理"；卫气充足可以关闭汗腺，与营气共同作用调节汗腺的开关，这就是"司开阖"。

《医学衷中参西录》曰："人之营卫，皆在太阳部位，卫主皮毛，皮毛之内有白膜一层，名为腠理，腠理之内遍布微丝血管，即营也。"太阳即太阳经，循行人体之表，体表即皮肤层，腠理即皮下组织，微丝血管即毛细血管。

卫气和营气皆到达皮肤层，皮下毛细血管即营之所在，所以营气来自毛细血管。

营卫不和一般是指表证自汗的病症，表证自汗有两种情况：

一是"卫弱营强"，因卫气虚弱，失去外固的能力，汗液自行溢出，临床表现为身不发热而时自汗出。此为卫气虚弱不能关闭汗腺，致使汗液随意流出形成自汗，也叫作卫气不固。

二是"卫强营弱"，临床表现为发热时有汗，不发热则无汗。卫气原本强于营气，汗腺不开形成无汗，发热时热量进入血液迫使营压增高，导致营压暂时高过卫压，此时汗腺开放形成出汗；一旦发热停止，营压因热退而下降，又恢复至卫强营弱的局面，此时汗腺关闭而出汗即止。

# 第一节　气虚自汗

自汗是以不自主的自然出汗为主要表现的汗证。自汗产生的原因是卫弱营强造成汗腺不能关闭，汗腺不能关闭就会形成自动出汗。气虚可导致卫气虚弱形成自动出汗，出汗过多会造成血液丢失大量水分，也就是中医讲的"卫气不固，腠理开泄，营阴不守"。

气虚自汗临床表现为汗出，或恶风，动则加重，或劳累后加重，神疲乏力，少气懒言，面色少华，舌淡苔薄白，脉弱。症状分析如下：

汗出：即自动出汗，是指没有劳动、运动、穿衣过多、天气炎热等因素存在，就发生不自主的出汗现象。体内气虚会造成营气卫气俱虚，但营气、卫气虚弱的程度不一样。血液是保障物质供应的第一生命线，缺血可在第一时间对人体造成危害，尤其是重要的组织器官缺血，比如心、脑等缺血对人体造成的危害最大，所以身体首先要确保血液系统的气量供应，也就是优先保证营气的供应。在气量的分配上，只有在满足营气最低需要的基础上，剩余的气量才能分配给卫气，如果分配给卫气的剩余气量太少，就会导致卫气过度虚弱，卫气弱于营气就会形成营强卫弱的局面。尽管营气卫气都虚，但卫气比营气还要更虚一些，卫压弱于营压不能关闭汗腺，就会形成自动出汗。

恶风：恶是厌恶，恶风就是怕风。风是流动的空气，也就是有一定流速的气流，气流可以加速热量的散失，打扇子纳凉就是这个原理。热量由气携带，散热的过程就是散气的过程，当体内气虚时，散气过快会进一步加重气虚，导致人体更加不适，所以对一切加大散气的事物都有所排斥。身体对气流产生的排斥反应就是恶风，恶风的本质是体内气虚。

动则加重：人的任何动作都会伴随着一定的肌肉运动，只要有肌肉运动就会产生热量。肌肉产生的热量不会滞留于肌肉处，需要在最短时间内输送到全身各处，一方面是避免局部体温过高，一方面是利于热量在全身范围内得到最大程度的利用。体内热量主要利用流动的体液进行传导，组织液流动速度较慢，导热速度也较慢，血液流动速度较快，导热速度也较快，所以热量主要利用血液进行快速传导。人体只要动一动就会产生热量，热量又是以血液传导为主，所以进入血液的热量相对较多，热量进入血液致使血管中的气压增大，血管气压增大则营压增加，原本营卫就存在压差，营压增加致使营卫的压差更加拉大，压差越大出汗现象就越严重，这就是动一动都能导致出汗加重的原因。

劳累后加重：劳累是消耗能量的动作过程，气是能量气，能量由气携带，耗能就是耗气，所以劳碌会耗气。原本体内就气虚，再加之劳累耗气就使得体内更加气虚，气虚加重则卫气更加削弱，营卫压差进一步加大导致出汗量进一步增加，故劳累后自汗加重。

神疲乏力：气是营养气和能量气，气虚则不能提供足够的营养和能量，缺乏营养则精神疲惫，缺少能量则身体乏力。

少气懒言：此为人体开启省气模式，是气虚的表现。

面色少华：是指面部皮肤缺少光泽和面色灰暗。皮脂腺分泌的皮脂可以润滑光亮皮肤，皮脂来自皮下脂肪组织，脂肪在卫气的推动下溢出皮脂腺滋润皮肤，卫气虚则皮脂分泌不足，导致皮肤缺少光泽；卫气虚会拉低营气的水平，营气虚则气中的氧气不足，氧气不足导致血色呈暗红色，故面色灰暗。卫气不足则面无光泽，营气不足则面色灰暗，营卫俱不足就是体内气虚，故气虚可引起面色少华。

舌淡苔薄白：舌色变淡是营气虚弱、血流量不足所致，苔薄白是正常舌苔。

脉弱：气不足则血管鼓动无力，脉搏跳动减弱，故脉弱是气虚所致。

【总结】

自汗是卫气虚弱不能关闭汗腺导致的自动出汗，也就是中医讲的"卫气不固、腠理开泄、营阴不守"。体内气虚导致营气、卫气均虚弱，血液是第一生命线，营气因主管血液运行而获得优先分配权，营气分配多于卫气就会导致营强卫弱形成自汗。体内热量主要经血液进行传导，热量入血可以给营气增压，只要营气稍微增压，就可以高过卫气压力从而出汗，比如吃饭、步行、上楼梯等轻微运动，尽管运动不剧烈，但也会产生热量，尽管产生的热量不多，但给营气增压足够了，增压不用太大，只要高过卫气压力即可，营卫平衡一旦被打破，自然就会形成出汗。这个过程是比谁的压力更低，只要卫气更虚，随便制造点小压差都会引起出汗，这就是为什么气虚极易形成自汗的原因。

# 第二节　盗　汗

夜间睡眠过程中发生的异常出汗叫作盗汗，多表现为睡中突然出汗，醒后即止。夜间睡眠过程中有热量生成，热入血脉导致营强卫弱形成出汗，此汗称为盗汗。阴虚可以发生盗汗，但盗汗未必都是阴虚。

人在夜间睡眠时处于静卧状态，生理活动维持在较低水平，所以夜间分解代谢水平较低，产热产气减少，营卫也随之减弱，但营卫之间仍然保持平衡而不会形成突然出汗。夜间睡眠时为什么会突然出汗呢？而且出汗不是持续整晚，只是持续一阵子，是短时间非持续性出汗，说明在出汗这段时间里营卫压差出现了变化，营压突然大于卫压，压迫汗液外流形成盗汗。

营气压力突然增大无非两个原因，一是在体内某个部位存在致病因素，诱发了分解代谢，产气产热增多，目的是驱除致病因素；二是分解代谢正常，但是合成代谢异常，分解代谢所产生的热量因为不能被合成代谢利用，出现了热量过剩的情况。总之，是热量过多造成营压增大而形成了出汗。此时诱发分解产热的往往不是细菌、病毒等病原微生物，因为这些病原微生物引起的发热是不分白天黑夜的，而且发热不是一阵子，是长时间的持续发热；诱发产热可能性最大的是痰湿、血瘀、食积、水肿等病理产物，这些病理产物会堵塞经络形成经络不通。身体通常会在特定的时间段清除这些有害病理产物，例如肝经最活跃的时间是凌晨1点至3点，在这个时间段肝经的代谢水平会有所提高，因为只有代谢水平提高才能使肝经保持活跃状态。代谢水平提高则产气随之增加，产气增加的目的一是促进肝经完成自身组织的合成建设，气是营养气，只有增加产气才能促使合成代谢的进度加快；二是疏通因痰湿、血瘀、食积、水肿等病理产物堵塞的经络，产气增加可以增大经络中的气压，只有产生足够高的气压才能冲开经络瘀堵。要想产生高气压就必须增加产气量，因此疏通经络需要增加产气。经络的堵塞物是痰湿、血瘀、食积、水肿等病理产物，疏通经络需要驱散和化解这些病理产物，因此疏通经络的过程其实也是清除病理产物的过程。疏通经络需要清除病理产物，而疏通经络需要增加分解产气，分解产气必伴随着分解产热，分解产热促使营压上升，营压大于卫压则形成出汗。如果病理产物一时清理不完，经络还不能完全恢复畅通，第二天就会在相同的时间段继续重复这项清理工作，直至病理产物清理完毕，经络完全恢复畅通为止。每一次清理都会引起产热增加，产热过多就会形成出汗，这就是在夜间固定时间形成出汗的原因。肝经在凌晨1点至3点增加产气疏通经络，这其实就是肝经每天定点进行"清洁保养"的过程，一旦有经络不通导致产热过多，就会在这个时间段形成出汗。

发生阴虚也会在夜间形成出汗。夜间睡眠过程中人体基础代谢处于最低水平，大部分细胞都处于安静状态，因此夜间是细胞合成的最佳时间。经络气虚或气滞都可导致合成代谢障碍，经络气虚可导致合成原料或合成激素准备不足，经络气滞可导致合成原料或合成激素不能及时到达。气虚需要增加产气补充不足，气滞需要增加产气疏通经络，因此气虚或气滞都可引发分解产气，分解产气的同时一定会伴发分解产热，身体对产气的需求大于对产热的需求，产生的热量不能被合成代谢完全利用，就会出现热量过剩的情况。过剩的热量不是人体所需要的热量，需要及时散发出去，出汗是人体散热的主要方式，过多的热量涌入血液迫使营压升高就会形成出汗。

盗汗并不都是阴虚引起，痰湿、血瘀、食积、水肿等造成的经络气滞也会引起盗汗，古代医书对此多有论述。总而言之，阴虚可以发生盗汗，但盗汗未必都是阴虚。

# 第三节　营卫与风寒感冒

　　风寒感冒就是低温气流经鼻肺进入体内导致营肺损伤的病证。营伤则卫强营弱导致汗腺关闭，形成恶寒、发热、无汗、头痛、身痛等症；肺伤则肺卫受损，形成流涕、咳嗽等症。中医把风寒感冒叫作伤寒（狭义概念），把伤风感冒叫作伤风。风寒感冒也就是《伤寒论》中所言的太阳伤寒，这一类感冒的最大特点就是无汗；伤风感冒也就是《伤寒论》中所言的太阳中风，中风就是受风的意思，这一类感冒的最大特点就是有汗。风是流动的气体，风寒也就是低温气流，人体遭受风寒侵袭就叫做伤寒；风与看不见的病原体结合在一起叫作风邪，人体遭受风邪侵袭就叫做伤风。风寒感冒无汗，伤风感冒有汗，有汗无汗涉及到营卫，因此可以从营卫的角度对感冒的发生机制进行分析。

　　感冒到底是如何发生的呢？在这个过程中营气、卫气又是如何变化的？不搞懂这里边的原理及发生规律，可能连一个小小的感冒都无从下手。感冒虽是小病，但却极考验中医功底，不是医理清晰、融会贯通之人，还真难把感冒解释得清清楚楚。

　　我们先来分析风寒感冒与营卫之间的关系：

　　风寒感冒可见恶寒，发热，无汗，头痛身痛，流涕，咳嗽等症，病因是低温气流（风寒）侵犯人体。

## 一、分析风寒进入人体的途径

　　人体与外界相通的部位有七个，叫作七窍，即口、鼻、耳、眼、汗孔及下体两个浊窍，如果风寒要进入人体，进入的部位只有这些与外界相通的部位可以选择。下面我们来逐个分析：

　　从口进入：感觉到风大或者寒冷，人会主动闭嘴以关闭口腔通道，所以风寒很难从口进入。

从鼻进入：鼻子没有关闭功能，鼻子与肺脏直通，所以风寒可以从鼻子直接侵入肺脏。

从耳朵进入：耳朵内有耳膜，耳膜可以阻止气流通过，所以风寒不能从耳朵进入。

从眼睛进入：构成眼球的眼球壁有外、中、内三层膜，外膜是质地坚韧的纤维膜，中膜是血管膜，内膜是视网膜，这三层膜都有阻止气流进入的作用，所以风寒不能从眼睛进入。

从浊窍进入：两个浊窍即大小便出口，都有收缩关闭功能，只有使用时才开放，所以风寒也不可能从两个浊窍进入。

从汗孔进入：当汗孔关闭时，低温气流被阻挡在汗孔外，不能经汗孔进入体内；当汗孔开放时，低温气流也不能经汗孔进入，因为体外气流要想经汗孔进入体内首先就要面对营气压力的抵制，此时营气压力不仅要高于卫气压力，还要高于体外气流压力，高于卫气压力才能迫使汗孔开放，高于体外气流压力才能迫使汗液溢出体外。汗孔关闭时体外气流被阻挡在外，汗孔开放时体外气流的压力又无法超过体内营气的压力，所以体外气流无论如何都不能经汗孔进入体内，不管这个气流是高温气流还是低温气流。虽然气流不能经汗孔进入体内，但低温却可以经皮肤传导进入体内，低温首先削弱皮肤向外传导的热量，当皮肤散发的热量不能阻止低温向体内传导时，低温就会以传导的方式进入体内。

我们总结一下，鼻子是没有关闭功能的，所以不能阻止低温气流进入肺部，口、耳、眼、汗孔及两个浊窍都有阻止低温气流进入的功能，所以低温气流进入人体最容易的部位就是鼻子。鼻子直通肺脏，因此低温气流可以经鼻子直接进入肺脏，即风寒可经鼻肺途径直接侵入人体。另外，气流虽然不能经皮肤汗孔进入体内，但低温却可以经皮肤传导进入体内，低温就是寒邪，因此寒邪侵入人体最常见的途径有两条，即鼻肺途径和皮肤途径。

## 二、结合侵犯途径分析致病机理

**1. 鼻肺途径** 低温空气由鼻入肺，空气中的低温氧气由肺入血，血管中的气压在低温作用下不断下降，营气逐渐减弱，营弱卫强则汗孔关闭，所以人在低温环境里皮肤不出汗；皮肤汗孔长时间关闭，水液积聚在皮下形成水液瘀堵，水液严重瘀堵则产生疼痛。血管分布全身，营弱卫强的态势亦随血管分布全身，全身皮肤汗孔关闭则形成全身疼痛。

**2. 皮肤途径**　低温只能以传导的方式从局部皮肤进入体内，不能从全身皮肤进入体内，这是因为人在生活中都要穿衣盖被，人体皮肤受保护的范围很大，裸露在外的都是局部皮肤，低温不具备从全身皮肤进入的条件。从局部进入的低温可引起局部气虚及局部水液瘀堵，水液瘀堵严重就会引发局部疼痛。低温只能经局部皮肤进入体内，因此皮肤受寒只能引起局部疼痛，不能引起全身疼痛。风寒感冒的主症是全身疼痛，皮肤途径只能引起局部疼痛，皮肤途径的加入可使局部疼痛加重，因此风寒侵犯人体的途径以鼻肺途径为主，以皮肤途径为辅。

## 三、风寒感冒症状分析

**1. 恶寒**　恶寒就是非常怕冷，"恶"在这里是非常严重、极其凶猛的意思，不是讨厌、恶心、厌恶的意思。恶寒的表现是这样的：盖上厚厚的被子、穿上厚厚的衣裳也不感觉暖和，因为被子和衣服本身不会产热，只会阻止热量传导。棉纤维经过编织形成致密结构，可以阻止气体流动并带走热量，所以身体感觉温暖是热量被阻止散发后在皮肤积聚的结果。热量是从皮肤散发而来，如果没有热量散发，即使保暖的衣物再多，也不能使皮肤温暖。因此我们可以进行推理，风寒感冒的恶寒表明皮肤的热量散发大大减少。我们知道皮肤主要通过汗孔散热，当汗孔关闭时只能靠皮肤传导进行散热，尽管皮肤传导散热的速度比较慢，但毕竟还是有热量传递，皮肤虽然怕冷，但不会达到恶寒的程度，只有连皮肤传导散热也被阻止了，才会出现散热严重不足的恶寒现象。

现在我们归纳总结一下，产生恶寒必须具备两个条件：一是汗孔关闭，通过汗孔进行的常规散热被阻止；二是连自然状态下的皮肤传导散热也被阻止。到底是什么阻止了皮肤传导散热呢？仔细推理，皮肤导热原理与暖气片导热原理一样，热水在暖气管道里循环流动，暖气片就热了，一旦暖气管道堵塞热水过不来，暖气片就变得冰凉。所以皮肤传导散热受阻，一定是皮下发生了某种瘀堵，体内的热量因瘀堵存在而不能传导至皮肤。

恶寒是皮肤散热不足造成的，皮肤散发的热量不足以维持皮肤的温度就会产生恶寒现象。汗孔关闭则皮肤常规散热减少，皮下有瘀堵存在则皮肤传导散热减少，皮肤散热相继减少就会导致恶寒现象的发生。

**2. 发热**　卫强营弱导致皮肤汗孔关闭不能散发热量，热量积聚在体内导致体温升高而形成发热。

**3. 无汗**　皮肤卫强营弱，汗孔关闭，故无汗。

**4. 头身疼痛**　头身疼痛就是头痛加全身疼痛，全身疼痛指全身体表皮肉疼痛。疼痛的产生是因为有瘀堵存在，不通则痛。全身疼痛说明瘀堵是全身性的，局部疼痛说明瘀堵是局部性的。血管内水液停止流动会造成血管瘀堵，血管瘀堵则停止与周围组织的液体互动，组织液不能流动又会造成经络瘀堵，瘀堵发生在皮肤则皮肤疼痛，瘀堵深入皮下肌肉则皮肉疼痛；具备全身分布条件又能形成瘀堵的只有血管和经络，所以全身皮肉疼痛是体表血管和经络瘀堵不通所致。在低温环境中呼吸，肺吸入低温氧气导致血液降温，持续低温造成血管内气压下降，也就是营压下降，营压低于卫压导致皮肤汗孔关闭，皮下的水液不能通过皮肤汗孔向外散发，积聚在皮下就会形成皮下瘀堵，瘀堵发生在头部则引起头痛，瘀堵发生在全身则引起身痛。从肺部进入的寒气可以降低外周体表营压，这种降低是全身性的，因而瘀堵的产生也是全身性的；风寒从皮肤进入不会造成全身性瘀堵，在有衣物遮挡的情况下，风寒大多从局部皮肤侵入，所形成的瘀堵也是局部性的，所以寒从肺入能引起全身性疼痛，从皮肤进入只能引起局部疼痛。

**5. 流鼻涕、咳嗽**　鼻腔和气管黏膜表面有很多腺体，通过腺体向鼻腔和气管分泌黏液。当低温（寒）随空气进入鼻肺，鼻肺组织首当其冲，在低温作用下鼻肺组织温度下降，组织内的卫气随温度下降而减弱，不能给黏膜腺体施加足够的关闭压力，黏膜腺体因关闭压力减轻而开放过度，导致黏液大量外流，鼻腔的黏液顺着鼻孔流出形成鼻涕。气管支气管内的黏液不能向上从鼻流出，在气道内越聚越多，对气道产生压迫和刺激，为了清理气道内的黏液，肺脏被迫迅猛呼气并发出剧烈响声，这样就形成了咳嗽。总之，鼻组织气虚则流涕，肺组织气虚则咳嗽。

**【总结】**

恶寒、发热、无汗、头身疼痛都是寒伤营所致，营伤则卫强营弱；流鼻涕、咳嗽是寒伤鼻肺所致，鼻为肺窍，伤鼻亦可看作是伤肺，所以风寒感冒就是低温伤营又伤肺的病证，只有寒伤肺才叫感冒，不伤肺的叫受凉。

# 第四节　营卫与伤风感冒

伤风感冒就是风邪经鼻入肺导致肺卫损伤的病证。气流与病原体结合在一起就是风邪，风邪伤肺引起肺热，肺热入营则营强卫弱，营强则出汗，出汗过多则伤卫，卫伤则恶风、流涕、咳嗽；卫伤过度则激发产气、产热，产热过多则发热，热入头部则头痛。寒邪损伤营气，营伤则无汗，风邪损伤卫气，卫伤则有汗，伤风感冒与风寒感冒最主要的区别就在于有汗无汗。有汗是指有出汗迹象，不在于出汗多寡，可能微汗，也可能时有时无，但只要有出汗迹象就代表有汗，有汗即可判定为伤风感冒。伤风感冒可见发热、恶风，头痛，有汗，流涕，咳嗽等症，病因是携带病原体的气流（风邪）侵犯人体。

## 一、分析风邪侵犯人体的途径

风邪也是一种气流，同低温气流（风寒）进入人体的途径一样，排除眼、耳、口、汗孔和两个浊窍，也是最容易从鼻子进入，即经鼻肺途径进入人体。风邪可能是低温气流，也可能是高温气流，低温和高温都可以经皮肤传导进入体内，高温经皮肤传导就相当于给皮肤做热敷，所以高温不会像低温一样引起水液瘀堵并产生病症，因此风邪侵犯人体的途径主要是鼻肺途径，辅以低温侵犯的皮肤途径。

## 二、结合侵犯途径分析致病机理

**1. 鼻肺途径**　风邪以其携带的病邪（病原体）致病为主，以风（低温）

致病为辅。病原体进入肺部（或早已潜伏在肺部）侵害肺组织，导致肺组织损伤并引发经络瘀堵，经络瘀堵激发肺组织加快分解产气，用给经络增压的方式打通经络瘀堵，恢复经络畅通。气热并生，产气增加必然会伴有产热增加，导致过多的热量在肺部生成，热量主要利用血液进行快速传导，肺热进入血液造成血管营气压力增大，营压大于卫压就会导致皮肤汗孔开放形成出汗。如果肺部的热势较盛，表明病邪的致热能力较强，此时的病邪就称作热邪，由热邪引起的感冒就是风热感冒，所以肺热轻者，属伤风感冒，肺热重者，属风热感冒。

**2. 皮肤途径**　风邪可以是低温气流，低温可经局部皮肤传导进入体内并引起局部受寒，所以伤风感冒有时也会出现局部僵硬、疼痛的症状，但多属兼症。

# 三、伤风感冒症状分析

**1. 发热**　伤风感冒是有汗感冒，出汗是散热、散气的过程，热随汗散，气随热散。肺热不除则汗出不止，持续出汗会导致体内散气过度形成气虚，气虚刺激身体启动产气机制，利用分解代谢提高产气量，产气的同时产生了大量热量。如果病邪产生的危害较大，单凭肺自身产气已无力对抗病邪或疏通瘀堵的经络，也会调动全身进行分解产气，全身产气产热过多就会形成身热。产热如果大于散热就会导致热量在体内蓄积，蓄积的热量过多就会形成发热。发热的目的不是为了产热而是为了产气，此时身体急需的是大量的气而不是大量的热，但选择气就必须选择热，二者无法取舍。风寒感冒和伤风感冒都有发热的症状，但二者形成的机制不同，风寒感冒主要是散热困难引起的，伤风感冒主要是产热大于散热引起的。

**2. 恶风**　恶风就是讨厌气流，有风吹过就感觉到不舒服。空气流动可以加快皮肤水分散发带走热量，使皮肤温度下降，在高温天气用扇子纳凉就是这个原理。气流带走热量不会给身体带来不适，因为体内热量太多，正在发愁不能尽快散去。但散热的同时也会散气，当体内气虚时，空气流动会加快散气的速度，使身体的不适感增加，所以恶风的根本原因是体内气虚。

**3. 头痛**　热量随血液进入头部，头部受热膨胀形成灼痛、胀痛。

**4.有汗**　营气压力大于卫气压力，皮肤汗孔开放而出汗。

**5.流涕、咳嗽**　肺热不除则汗出不止，气随汗散，汗出不止就会形成体内气虚，气虚主要是卫气虚，营气因有热助故气虚不显。鼻肺组织内的卫气压力减弱，不能施加足够的关闭压力，导致黏膜腺体过度开放并流出大量黏液，黏液流入鼻腔就会形成鼻涕，流入气管、支气管内就会引起咳嗽。风寒感冒和伤风感冒都有流涕、咳嗽的症状，都是鼻肺卫气虚弱所致，风寒感冒是寒伤卫气，伤风感冒是热泄卫气，鼻卫气虚则流涕，肺卫气虚则咳嗽。

**【总结】**

发热，恶风，头痛，有汗，流涕，咳嗽都是风邪损伤肺卫所致。风邪伤肺引起肺部发热，肺热助营则营强，营强则有汗，汗出过多则伤卫，卫伤则恶风、流涕、咳嗽；卫伤太过激发产气、产热，产热过多则发热，热入头部则头痛。伤风感冒属风邪伤肺引起的营强卫弱证，中医用桂枝汤可以治疗伤风感冒，也可以治疗气虚自汗，因为二者同属营强卫弱证。

# 第五节　调和营卫

营卫有了强弱之分，不能和谐相处，导致皮肤汗孔"气动开关"失灵，就会形成营卫不和；将营卫削弱的一方扶正，恢复皮肤汗孔的正常"气动开关"功能，就是调和营卫。

营卫不和有两种情况，一是寒伤营，二是风伤卫，寒伤营则调和营气，风伤卫则调和卫气。

## 一、调和营气

寒伤营就是低温损伤营气，致使营气弱于卫气，皮肤汗孔关闭，出汗停止；营伤故需调和营气，治疗原则就是增加营气以升高营压，打开汗腺放行水液，使皮肤内外恢复畅通。

　　调和营气的经典方剂是麻黄汤，由麻黄、桂枝、杏仁、甘草组成。麻黄能发汗解表、宣肺平喘、利水消肿，其作用都与肺气增加有关，肺气增加则营气增加，所以麻黄能发汗解表；喘是气不够用导致呼吸频率加快，可以通过增大肺通气量降低呼吸频率，所以麻黄能宣肺平喘；肺气增加可以增大体内气量，内气充足则推动水液外流，所以麻黄能利水消肿。麻黄本身不会产气，是通过调动肺气来补充营气的；同时麻黄还能兴奋心脏、收缩血管，通过心功能增强和血管的收缩来增大血管营压，帮助营气穿透皮肤，所以麻黄具有很强的发汗功能。桂枝的作用是温通血脉，也就是促进血液生热，协助麻黄增加血管营压。杏仁补益肺气，促进肺组织中的卫气运行，止咳祛痰，改善咳嗽流涕症状。甘草可缓和麻黄、桂枝药性，避免作用过猛。总之，本方的作用归于一个目的——增加营气压力，当营气压力高过卫气压力，汗腺开放，水液开始恢复正向流通，皮下微循环瘀堵状况逐渐缓解，感冒症状就会随即减轻或消失。增强营气，使损伤的营气恢复正常就是调和营气。

　　麻黄汤不仅仅治疗风寒感冒，所有营弱卫强引起的无汗病症都可以用麻黄汤加减治疗，例如用麻黄汤治无汗身痛，用麻黄加术汤治无汗风湿，用麻黄汤加石膏、生姜、大枣组成的大青龙汤治疗无汗内热证，都是调和营气的治法，故医理通则一方多用。

## 二、调和卫气

　　风伤卫就是风邪泄气损伤卫气。风邪伤肺引起肺部生热，肺热助营导致营强卫弱形成出汗，肺热不除则汗出不止，汗出则气散，气散太过则成气虚，气虚主要表现为卫气虚损，营气因有热相助故气虚不显。风邪泄气伤卫，卫伤故需调和卫气，治疗原则就是补充卫气，同时兼补营血，汗从血出，汗出过多必伤血，故需兼补营血。

　　治疗风伤卫的经典方剂是桂枝汤，由桂枝、白芍、甘草、生姜、大枣组成，外加喝白米粥或加黄芪。桂枝温经通脉，温经需增加经络中的卫气，通脉需增加血管中的营气，卫气增多则温经，卫气入营可通脉，故桂枝可助卫气生成；芍药生血养血，汗出过多则血液水分减少，血容量下降，血少即为伤血，故需加芍药生血养血；桂枝加芍药既能温经通络，也能活血生血，经络通则病除，营血足则热散；生姜、甘草、大枣补脾，加强脾的产气功能；白米粥是脾的产气物质，脾气来自营养分解，分解的场所是组织细胞，所以脾气优先补充组织中的卫气；黄芪是补气药，可以调动脾肺二经产气，增加体内总气量，体内的气以卫气为主，内气不虚则卫气不损，故补内气实为补卫气。增加卫气使之恢复正常就是调和卫气。

如果不喝粥或不加黄芪，单用桂枝汤不足以调和卫气。张锡纯在《医学衷中参西录》中就论证了这一点："盖人之胸中大气，息息与卫气相关……桂枝汤证，既因大气虚损，致卫气漫散，邪得越卫而侵营，故于服药之后，即啜热粥，能补助胸中大气以胜邪……乃后世医者忽不加察，虽用其方，多不啜粥，致令服后无效，病转深陷，故王清任《医林改错》深诋桂枝汤无用，非无用也，不啜粥故也。是以愚用此方时，加黄芪补大气，以代粥补益之力，防风宣通营卫，以代粥发表之力，服后啜粥固佳，即不啜粥，亦可奏效。"

桂枝汤不仅仅用来治疗伤风感冒，所有营强卫弱引起的有汗病症都可以用桂枝汤加减治疗，例如以下两则医案。

**1. 自汗症（刘少轩医案）**

林某，青年渔民，文关岛人。体素健壮，某年夏天午饭后汗渍未干，潜入海中捕鱼，回家时汗出甚多，从此不论冬夏昼夜经常自汗出。曾就诊数处，以卫阳不固论治，用玉屏风散及龙骨、牡蛎、麻黄根等，后来亦用桂枝汤加黄芪，均稍愈而复发。嗣到某医院诊治，疑有肺结核，经 X 光透视心肺正常。经过年余，体益疲乏，皮肤被汗浸成灰色，汗孔增大，出汗时肉眼可见。汗出虽多但口不渴，尿量减少，流汗时间午、晚多而上午止，清晨未起床前略止片刻。自觉肢末麻痹，头晕，脉浮缓、重按无力。治宜微发其汗而调营卫，处方：桂枝梢 9g，杭白芍 9g，炙甘草 3g，大枣 7 枚，生姜 9g，水一碗煎六分，清晨睡醒时服下，嘱少顷再吃热粥一碗，以助药力，静卧数小时，避风。服药后全身温暖，四肢舒畅，汗已止。仍照原方加黄芪 15 克，服法如前，但不喝粥，连进 2 剂，竟获全功。其后体渐健壮，七年未发。

**2. 汗出偏沮症（刘渡舟医案）**

孙某，男，39 岁。患病为左半身经常出汗，而右半身则无汗，界限分明，余无不适。脉缓而略浮，舌苔薄白。此左右阴阳气血不相协和，此应调和阴阳，令气血和则愈，宜桂枝汤：桂枝 9g，白芍 9g，生姜 9g，大枣 1～2 枚，炙甘草 6g，3 剂。服药后啜热粥，得微汗而愈。

# 第六节　营卫与脉诊

脉诊是中医辨证过程中常用的诊病方式，具有非常高的临床实用价值。经过长期的实践并总结规律，中医发现脉象与疾病之间存在着固定联系，不同的脉象对应着不同的疾病。脉、病之间到底是如何联系的？如果能把这个问题搞清楚，对于脉诊的理解会有很大帮助。

脉动是血液流动和血管扩张的混合运动，血液流动的动力来自营气，血管扩张的动力来自营气和卫气，营气是脉动的基础动力，卫气是脉动的增强动力，因此脉动是营卫共同作用的结果。下面我们就来分析和验证这个观点，分析及验证过程如下：

## 一、根据脉诊的特点做分析

中医脉诊常用的部位是腕部桡动脉血管，这个部位也叫"寸口"或"气口"，其长度约 3cm，分为寸、关、尺三部。脉诊首先是要寻找到脉象，中医脉诊的指法有"举、按、寻"三势，"寻"就是利用指力的变化和指向的挪移，在腕部桡动脉血管上仔细寻找寸、关、尺各部最明显的脉动迹象。脉管搏动属于血管的节奏性扩张运动，既然是运动就一定会有动力来源，中医认为"心主血脉"，血和脉是由心掌控的，因此血管运动的动力来源与心有关。心脏就像是一台泵，通过压缩营气产生营压和推力，营压推动血液进入动脉血管，迫使动脉血管产生节奏性扩张运动。营压是血管内的主要动力，血液的流动以及血管的扩张都离不开营压的推动作用。但仔细分析寸、关、尺各部的脉动特点，可以发现脉动的动力并非全部来自血管中的营压。血管内的营气直接作用于血管内壁，当营气鼓充血管时，整个血管内壁都成为营气压力的作业面，就某一小段血管而言，血管内的营压对整段血管以及血管上任一部位所产生的压力应基本保持一致（梯度下降忽略），不会特意在血管的某个部位制造出与众不同的压力。寸、关、尺各部都位于同一小段血管上，这一小段血管内的营压对整段血管以及寸、关、尺各部所产生的压力也应该保持一致，因此寸、关、尺各部的脉动理应在整体上保持一致，即要强都强，要弱都弱。但实际情况不是这样，寸、关、尺各部的脉动虽有整体变化，但更多的是呈现出各自独立的变化，各部的脉动有时增强，有时减弱，这次脉动最强的，下次有可能变成脉动最弱的，这次脉动最弱的，下次也有可能变成脉动最强的，例如右手的关脉，右关既可因脾实出现脉动增强，也可因脾虚出现脉动减弱。血管营压只能使寸、关、尺各部脉动发生整体性的一致变化，而不能使各部脉动发生个体性的独立变化。寸、关、尺三部脉动要想发生独立的变化，就必须有额外的压力参与进来，这个额外压力一是要有可变性，压力既可增大使脉动增强，也可减小使脉动减弱，只有压力有变化，脉动才会有变化；二是具有定位性，能向寸、关、尺三部定位施加压力，只有定位施压，才能使寸、关、尺各自保持脉动的独立性。人体内的气是由营气和卫气组成的，这个额外压力已经排除了营气压力，所以只能是卫气压力，卫气即经络中的经气，卫气产生的压力即经络中经气产生的压力。

总之，在脉诊中，寸、关、尺各部对应着不同的经络，左手的寸、关、尺对应心、肝、肾，右手的寸、关、尺对应肺、脾、肾（命门），这是中医长期实践摸索总结出来的结果，寸、关、尺各部的脉动状态可以预示各自对应经络的状态，这表明寸、关、尺各部与各自对应的经络有着密切的联系。最早的脉诊是遍诊法，即《素问》的三部九候诊法，《素问·三部九候论》言："故人有三部，部有三候，以决生死，以处百病，亦调虚实，而除邪疾。"而《灵枢·经脉》又言："经脉者，所以能决死生、处百病、调虚实，不可不通。"三部九候和经络都能决生死、处百病、调虚实，因此三部九候应为经络循行经过的部位，遍诊三部九候就是遍诊经络，或者说，诊脉就是诊经络，寸口是常用的脉诊部位，因此寸口部位应该在经络的循行线路上；再就是按压经络可引起寸口脉的变动，如将左手置于患者足内踝上五寸处微微按之，同时用右手手指轻轻弹患者足内踝，便可在左手寸口处出现相应的波动感觉，或者是针刺某经的穴位，也可在寸口的位置产生相应的波动。由此推断，经络可直接或间接与寸口连接，手六经均经过腕部，可直接与寸口连接，足六经接手六经，可间接与寸口连接。左右寸口六部对应着六经，寸口六部应是手六经（并足六经）直接连接并注入经气的部位，六经只有从六部分别注入经气，才能保持六部经气变化的独立性，只有保持经气变化的独立性，才能保持六部脉动的独立性，正因为寸口六部各自都有相应经络的经气注入，所以才能反映相应经络的变化。寸口六部因为有六经的经气相助，导致六部的脉动压力超过血管营压，致使六部的脉动更显，因而易于在六部捕捉到脉动的信息，故把六部所在的寸口位置作为脉诊的常用部位。经气产生的压力致使脉动增强，因此可称作脉动增强压力，卫气就是经络中的经气，所以经络的变化可以引起脉动的变化；另外，每条经络都保持各自的独立运行，其引起的脉动变化亦各不相同，因而导致寸口六脉的变化具有独立性。脉动增强压力由经络中的经气产生，脉动随着经气的变化而产生变化，因此寸口脉的变化能反映经络的变化。

## 二、结论

寸、关、尺各部都对应着不同的经络，所以寸、关、尺各部的脉动状态能反映对应经络的状态。经气从寸、关、尺各部分别注入，使各部的脉动压力增强，脉象更显。脉动是血液流动和血管扩张形成的混合运动，血液流动的动力来自营气，血管扩张的动力来自营气和卫气，营气是脉动的基础动力，卫气是脉动的增强动力，因此脉动是营卫共同作用的结果。

## 三、脉象解析

脉诊的目的是判定脉动的状态，包括脉管粗细、脉动强度、脉管紧张度、血液流动性、脉动频率等。脉管粗细是由血管内的营气决定的，营气压力大则脉管粗大，表现为脉大，营气压力小则脉管细小，表现为脉细。脉动强度是由营卫共同决定的，营气是脉动的基础动力，卫气是脉动的增强动力，增强动力是导致脉动强度变化的主要因素，因此脉动强度变化主要是由卫气决定的，卫气压力大则脉动强度增大，表现为脉强，卫气压力小则脉动强度减弱，表现为脉弱。脉管紧张度就是血管紧张绷紧的程度，血管绷紧挺直如同弓弦的脉象叫弦脉。血管缩而有力则绷紧，缩而不动则挺直，气滞不动则脉不动，故弦脉属气滞之证。血液流动性是指血液在血管中运行的流利程度，血液运行极为流利顺畅，流动性表现非常好，这就是滑脉；血液流动极不顺畅，艰涩难行，流动性表现较差，这就是涩脉。脉动过速就是数脉，脉动过缓就是迟脉。

## 四、营卫脉象验证

**1. 浮脉**  浮脉轻按可得，重按则减，如水上漂木，主表证。气体有上浮特性，液体有下沉特性，气多血少则易浮，气少血多则易沉，故浮脉气多，沉脉血多。脉管扩张贴近皮肤，轻轻一碰就有，故轻按可得。气多兼有血管扩张就是浮脉，浮而有力属风寒表证，浮而无力属风热表证。风寒使皮肤关闭，营卫皆不得外泄，气阻于内，营卫俱增，营强则脉浮，卫强则有力，故浮而有力属风寒；风热使皮肤开放，营卫俱泄，卫泄则脉动无力，营虽泄但有风热相助依然表现营强，营强则脉浮，故浮而无力属风热。

**2. 沉脉**  沉脉轻按不得，重按乃得，主里证。脉管远离皮肤，故轻按难以触摸，重按才能寻到。营虚则脉管变细而远离皮肤，故重按乃得，气少血多则脉管沉重，气少是营气虚，血多是组织液进入血管使血容量增加的缘故，故沉脉多主寒、痰、湿、积引起的水液瘀积。沉而有力属里实，沉而无力属里虚。沉而有力是营气虚但卫气不虚，卫气不虚则内气不亏，故为里实；沉而无力是营气虚卫气亦虚，营卫皆虚则内气必亏，故为里虚。

**3. 迟脉**  迟脉脉搏缓慢（每分钟脉搏在 60 次以下），主寒证，有力为实寒，无力为虚寒。血行责之营气，营气不足则血行迟缓，血行迟缓则心跳缓慢，故脉迟。营气是热增寒减，营气不足多为热量不足所致，故脉迟主寒证。脉迟有力是营气虚但卫气不虚，卫气不虚，故为实寒证；脉迟无力属营卫俱虚，营卫俱虚，故为虚寒证。

**4. 数脉** 数脉脉搏急促（每分钟脉搏在 90 次以上），主热证，有力为实热，无力为虚热。能量过多则血行加快，血行加快则脉动加快，故数脉主热证。卫强则脉动有力，属实证，卫虚则脉动无力，属虚证，故数而有力为实热，数而无力为虚热。

**5. 实脉** 实脉为寸、关、尺三部脉皆有力，主实证。左右寸、关、尺代表六经或十二经，脉动有力属卫气盛，十二经气盛即全身气盛，实脉是全身气盛所致，故为实证。

**6. 虚脉** 虚脉为寸、关、尺三部脉皆无力，重按空虚，主虚证。重按乃得属营气虚，脉动无力属卫气虚，因此虚脉属营卫俱虚之证，表现为全身气虚或气血两虚（气虚不能生血、行血则血虚），故为虚证。

**7. 洪脉** 洪脉脉大而有力，如波涛汹涌，主热盛。脉大属营气盛，脉动有力属卫气盛，因此洪脉属营卫俱盛之证，营卫俱盛源于热盛，故洪脉主热盛。

**8. 细脉** 细脉按之细小如线，又称小脉，主虚证，多见于阴虚、血虚证，又主湿病。细脉是血管收缩导致的管径变细，营气压力过低或血流阻力增大都可导致血管收缩，为了避免营压过低或对抗增大的血流阻力，血管通过主动收缩升高血管营压，血管收缩后管径就会变细，故细脉是营气不足或血流阻力增大造成的。营气不足可伴有卫气不足，营卫不足属气虚，气虚可引起湿病，故湿病可见细脉；血容量不足（血虚）和体液不足（阴虚）都可导致血液浓缩，致使血流阻力增大，故血虚、阴虚证可见细脉。湿病（气虚）、血虚、阴虚等证均属虚证，故细脉主虚证。

**9. 弦脉** 弦脉为诊脉时感觉脉管较硬，弹性差，端直似琴弦，主肝胆病、痛证、痰饮。弦脉是脉动幅度几乎消失但管内压力却又很大的脉象，经络气滞则卫气滞，气滞不动则脉不动，脉不动则脉动幅度几乎消失，故端直似弦；卫气是营气的重要补充，卫气滞则不能助营行血，为避免发生血瘀，脉管主动用收缩的方式升高营压，脉管收缩则感觉脉管紧张僵硬且弹性变差，故弦脉属气滞之证。肝胆易生瘀堵，瘀堵则引发气滞，故肝胆疾病多为弦脉；经络不通则痛，不通必有气滞，故弦脉可主痛证；痰饮可以瘀阻经络，瘀阻严重必生气滞，故弦脉亦主痰饮病症。

**10. 滑脉** 滑脉按之流利，如同珠子依次滚过手指，是血液流动性超好的表现，主痰饮、食滞、实热等证，又主妊娠。滑脉的形成是由于血液被过度稀释，导致血黏稠度下降，血流阻力减小，致使血液流动性大大提高，故而表现为滑脉。水聚生痰，痰饮表明体内水液增多，水液大量进入血液，导致血液被稀释而形成滑脉；妇女无病而见滑脉，是因为妊娠期血浆容量增加，超过了红细胞容量增加，导致血液被稀释，因而形成滑脉（"从妊娠第 6 周后，血浆容量开始上升，至第 20 周时，比非孕时增加 20%，到孕 24 周则迅速上升，增加 40%～50%"。"妊娠期血浆容量的增加超过了红细胞容量增加，因此血液被稀释"，摘自徐世荣《边缘血液病学》）。食滞是指饮食不能被正常消化，积存滞留于肠胃，导致脾胃功能失常的病证。食滞会引发脾胃气滞，脾气是气源之一，脾胃气滞可造成水液运行停滞，停滞的水液涌入血管致使血液稀释，因而形成滑脉；实热是指卫气盛且热象明显的病证，也就是气盛热盛的病证。产气产热的场所是组织细胞，细胞产气产热过多就会在组织内形成高压，逼迫组织液中的水分进入血液，致使血液被稀释形成滑脉，因而实热证可见滑脉，脉象呈现洪滑或洪滑数。

**11. 结脉** 结脉指脉来迟缓而无规则间歇的脉象，主阴盛气结、痰凝血瘀。脉来迟缓是心跳迟缓，脉有间歇是心跳中夹有骤停。支持心脏跳动的能量来自心经气血，心经气虚则气血不足，心经气滞则气血停滞或中断，气血不足则心跳无力，气血中断则心跳停止，心跳中夹有骤停，故间歇脉是心经气滞所致。寒则脉迟，气滞则脉有间歇，结脉的成因是里寒兼有心经气滞。里寒则阴盛，体内为之气结，痰血瘀积可导致心经气滞，故结脉主阴盛气结、痰凝血瘀等证。

**12. 代脉** 代脉为脉来缓慢而有规则的歇止，即有规律的间歇，脉搏动到一定至数歇止一次，歇止时间较长，主心气衰微。脉迟是心跳迟缓，间歇是心跳骤停，结脉为无规律间歇，代脉为有规律间歇。心经气滞必有瘀堵，瘀则气流不稳，时通时塞，故间歇无规律；心经气虚不能支持连续工作，须停下来等待气聚复平，气聚有定时，故间歇有规律。寒则脉迟，气虚则间歇有规律，因此代脉属里寒兼有心经气虚之证。里寒再加之气虚，使得心气更加虚弱，故代脉主心气衰微。

# 第二部分
# 经络辨证

# 第一章　经络辨证的意义

营卫的运行都有固定的线路，营走血脉，营气的运行线路就是血液运行的固定线路；卫走经络，卫气的运行线路就是经络运行的固定线路。经络的运行线路是从胆经到肝经，从肝经到肺经，从肺经到大肠经，从大肠经到胃经，从胃经到脾经，从脾经到心经，从心经到小肠经，从小肠经到膀胱经，从膀胱经到肾经，从肾经到心包经，从心包经到三焦经，再从三焦经回到胆经。

每条经络又都有自己固定的运行线路，例如肝经，是从脚大拇趾上行到头顶，中间串联生殖器、肝脏、两侧肋骨、喉咙、鼻咽、眼睛，肝经发病可以涉及指甲、胁肋、鼻咽、眼睛等多个部位。肝经"起于大趾丛毛之际"，丛毛之际也就是指甲后面长毛的部位，与指甲紧密相接，大脚趾指甲部位发病就属于肝经发病，例如大脚趾甲沟炎。甲沟炎可发生红肿现象，红热说明有热量聚集，肿胀说明有水液聚积，热量聚集就是有热，水液聚积就是有湿，所以中医把大脚趾甲沟炎的病机认为是肝经湿热。因为整条经络是联通的，无论是在经络上的哪一点，都属于肝经，都可以按照肝经湿热处理。治疗肝经湿热的常用方剂是龙胆泻肝汤，所以服用龙胆泻肝汤（丸）对大脚趾甲沟炎有效。还有很多人发生过敏性鼻炎，感觉鼻子痒痒的，总打喷嚏，其实这也可能与肝经有关，肝经"上入颃颡"，也就是口腔上腭与鼻孔联通的部位，在鼻腔的后面。一旦肝经有热，无论湿热风热，鼻子后面就如同装了一个火炉子，烤的鼻子痒痒的、麻麻的，鼻子自然不舒服。治疗肝热引起的过敏性鼻炎，属湿热者用龙胆泻肝汤，属风热者用龙胆泻肝汤加减。眼睛也在肝经上，湿热时眼睛红肿，风热时眼睛感觉干燥，也可以从肝论治，红肿用龙胆泻肝丸，肝热用桑菊饮。如果不熟悉经络的线路分布，对疾病的判断就无所适从。脚趾头生病和眼鼻生病，一个位置在脚，一个位置在头，二者相距甚远，怎么都会不约而同地从治肝入手呢？因为中医的治病原则是治疗这条经络，不是单一治疗某个器官，所以被这条经络所串联的器官，不管是在头还是在脚，治疗原则都是一致的。

学西医的人必须学习人体解剖，了解人体的组织结构，这是西医学习的基础；同样的道理，学习中医也必须学习经络，因为经络就相当于中医的人体解剖学，是中医学习的基础。古人很神奇，能够在科技不发达的古代，就像具有透视功能一样，把繁杂的经络线路清晰准确地描绘出来，并对经络病理进行精确阐述，不得不说古人目光如炬，令人叹为观止！

对经络的运行线路和病理变化进行分析有助于疾病诊断，分析运行线路可以对发病部位进行准确定位，分析病理变化可以确定疾病的病因。依据经络的运行线路和病理变化对疾病的状态进行分析判断就是经络辨证。

# 第二章　经络分布专有名词

**经络**　是一个庞大的网络分布系统，上下纵横交错，密布全身各处，既有较大的主干经络，也有细小的毛细经络；把经络主干和大的分支命名为经脉、络脉、经别、经筋，把较小的经络称为丝络和孙络，孙络也就是毛细经络，多至不可计数。

**经脉**　是体内最粗最大的主干经络，也叫正经，经络图解以及经络模型所标注的经络基本都是正经。

**络脉**　是在手腕和脚踝处从正经分出的较大分支，原称某经之别，即分别另行的意思，例如手太阴之别就是肺经络脉。络脉的作用是加强表里经络之间的联系，例如脾胃相表里，脾经络脉联络胃经，增加脾经和胃经之间的联系；心与小肠相表里，心经络脉联络小肠经，增加心经和小肠经之间的联系。

**经别**　是在肘、膝处从正经分出的较大分支，原称某经之正，例如足太阳之正就是膀胱经经别。经别深入胸腹腔，浅出头项部，加强了经络与胸腹和头部等重要脏器的联络。

**经筋**　是分布于"筋"中的经络。筋不是指由肌腱、韧带和筋膜形成的结缔组织，而是指由骨骼肌形成的肌肉组织，理由有以下几点：①《说文解字》解释："筋，肉之力也。"肌肉力量多来自骨骼肌，骨骼肌是最有力量的肉，故筋应指骨骼肌。②古人把强身健体叫作打熬筋骨，打熬的结果是肌肉块块隆起，隆起的肌肉就是骨骼肌，故筋应指骨骼肌。③《素问·经脉别论》曰："食气入胃，散精于肝，淫气于筋。"食物能分解产气，所以叫食气，食物进入胃（和小肠），食物营养被小肠吸收，经肝门静脉进入肝脏，此即"散精于肝"；食物营养经肝脏处理转化，其中最主要的产气物质以糖原的形式存储于肝脏和骨骼肌之中，而且肝糖原还可以源源不断地补充肌糖原的消耗。骨骼肌运动量大，产气较多，肝中提供的精华物质（糖原）在骨骼肌中大量分解产气，骨骼肌被气浸渍包围，此即"淫气于筋"，淫是浸渍的意思。食物经过一系列转化"淫气于筋"，而"淫气"的部位主要是骨骼肌，因此筋应指骨骼肌。④另外中医认为"肝主筋，筋司运动"，肝脏为骨骼肌提供能量物质，有能量才能进行生理活动，肝脏通过提供能量主管筋的生理活动，此即肝主筋；人体通过骨骼肌收缩完成各种运动动作，此即筋司运动，筋的作用特点与现代生理学中骨骼肌的作用特点完全一致，因此筋应为骨骼肌。

骨骼肌是负责运动的组织，力量大作用强，需要充足的血液供应，所以骨骼肌毛细血管高密度分布，深入到每一个角落，一旦能量被消耗，利用高密度血管网可以及时补充能量。伴随着高密度血管网，一定分布着高密度的经络网，内含充足的经气（卫气）。经气是气的主体，可以随时注入血管补充营气，为了维持高血量，就必须保证高气量，所以骨骼肌是人体的用气大户。人体的骨骼肌有 600 多块，大小不一，骨骼肌按照从手→胳膊→肩→颈→胸（背），从脚→腿→腰→胸（背）→颈的分布顺序，骨骼肌的肌块逐渐增大，并且互相独立。从经气的角度看，每一块骨骼肌都相当于一个独立的气室，这些独立气室在充气时，充满每个气室的时间是不一样的，越小的气室充得越快，越大的气室充得越慢。按照充满气室的先后顺序排队，发现这个排队顺序恰好是骨骼肌由小到大的排列顺序。另外，经筋的运行路线具有独特性，不是全部与正经的运行路线伴行，而是一半伴行，一半逆行；正经的运行有的是从四肢末端起始，有的是在四肢末端终止，运行方向不一，但经筋的运行方向始终如一，即只从四肢末端起始，顺着四肢向躯干部行进，行进路线与骨骼肌由小到大的排列路线完全一致，所以我们可以大胆地进行推断，经筋之气的运行过程其实就是把一块块骨骼肌注满经气的充气过程。

# 第三章 肾经、脾经、三焦经解析

肾经和脾经是人体非常重要的两条经络，李中梓《医宗必读》认为肾为先天之本，脾为后天之本。肾经和脾经自身经络发病的同时，也会对其他经络产生诸多影响，因此不把肾经和脾经的结构和作用机理分析清楚，就难以对经络引发的多种疾病进行深入辨证，故把肾经和脾经特意挑选出来加以解析。三焦经的结构目前还不是十分明确，中医对此多有争议，有的认为三焦无形，有的认为三焦有形，结构不明则机理不清，故亦把三焦经做单独的解析。

## 一、肾经解析

中医的肾不是专指肾脏，而是指的肾经。肾经是串联了肾脏和多个内分泌腺的一条长长的经络，肾脏是这条经络上最大的器官，所以用肾来命名这条经络。中医的"肾"是一个能提供多种激素的激素分泌系统，正因为中医的"肾"拥有多种激素分泌系统，所以才具有主生长、主生殖、主骨生髓、主水液、主纳气的功能。

下面来验证这个结论。首先我们要确定中医的"肾"到底具备哪些现代生理功能，然后再根据这些生理功能来推断到底有哪些器官应该属于"肾"，最后再来确定这些器官是否归属于肾经。

### （一）中医对肾的功能定义

1.《中医基础理论》："肾藏精。"（促进生长发育，主生殖）

2.《素问·阴阳应象大论》："肾生骨髓。"

3.《素问·上古天真论》:"肾者主水。"

4. 林珮琴《类证治裁·喘证》:"肺主出气,肾主纳气。"

### (二)把中医"肾"的功能转化为现代生理功能来理解

**1. 肾藏精** 肾中潜藏着某种精华物质,精华物质肉眼看不见,看不见就是藏,故称之为藏精,肾所藏的精具有促进生长发育和生殖的功能。

**2. 肾生骨髓** 肾具有促进骨骼和骨髓生长发育的功能。骨髓通脑髓,脑髓能营养大脑,故肾能促进脑神经的发育及活动。

**3. 肾主水** 肾具有主持和调节水液代谢的功能。

**4. 肾主纳气** 肾主持肺气纳入,也就是具有促进氧气摄入的功能。

### (三)"肾"的生理功能与激素有关

现代生理研究表明,人体生理功能的变化主要依赖神经调节和体液调节。"肾"主生长和主生殖的功能是肾的主要功能,其主要功能实际上涵盖了主骨、主水、主纳气的功能,因为主生长和主生殖功能正常的前提是主骨、主水、主纳气的功能必须正常。主生长和主生殖是肾的主要功能,该功能不受神经意识的控制,比如智障儿童的身体也可以像正常儿童一样生长,性器官也会像正常人一样发育。"肾"的主要功能不受神经意识控制,因此"肾"的生理功能与神经调节关联性不是很强。

再来看体液调节,体液调节是指体内分泌某些特殊的化学物质,如激素、组织胺等,这些化学物质经体液运输,对全身的生理活动进行调节。激素是生理功能极为突出的化学物质,因此体液调节以激素调节为主。把激素的生理功能与用现代生理功能来理解的"肾"的功能(暂且以"肾"的现代生理功能命名)进行比对,可以发现激素的生理功能可以完全覆盖"肾"的现代生理功能,这意味着"肾"的各项生理功能可以全部通过激素的功能得以实现。另外,激素是肉眼看不见的物质,看不见就是所谓的"藏",这一点非常符合肾"藏"精的特征,由此推断"肾"的生理功能与激素有关。下面把激素与"肾"之间的对应功能一一列出:

(1)激素能促进组织、器官的生长发育及成熟,具备"肾主生长"的生理功能。

（2）激素能促进生殖器官的发育与成熟，具备"肾主生殖"的生理功能。

（3）激素能调节骨代谢，具备"肾主骨"的生理功能。

（4）激素能促进神经系统的发育及活动，具备"肾生髓"的生理功能。

（5）激素能调节水盐代谢，具备"肾主水"的生理功能。

（6）激素能增加机体耗氧量，促进氧气摄入，具备"肾主纳气"的生理功能。

### （四）人体主要分泌激素的腺体及其分泌的激素和作用

**1. 下丘脑－垂体**　分泌促性腺激素释放激素、生长激素、催乳素等。促性腺激素释放激素的主要作用是促进性激素分泌；生长激素的主要作用是促进生长；催乳素除对乳腺和性腺的发育及分泌均起重要作用外，还参与应激反应和免疫调节。

**2. 甲状腺**　分泌甲状腺激素。甲状腺激素的主要作用是促进生长发育和调节新陈代谢。

**3. 胰岛**　分泌胰岛素和胰高血糖素。胰岛素具有降低血糖的作用；胰高血糖素与胰岛素的作用相反，是一种促进分解代谢的激素，动员体内能源物质的分解供能。

**4. 肾上腺**　肾上腺分为皮质和髓质两部分。肾上腺皮质分泌的激素包括盐皮质激素、糖皮质激素和性激素，糖皮质激素主要是调节糖、脂肪和蛋白质代谢以及水盐代谢；盐皮质激素主要维持细胞外液量即循环水量的稳定；性激素能促使外生殖器发育和第二性征出现。肾上腺髓质分泌的激素有肾上腺素和去甲肾上腺素，这两种激素主要是促进糖原分解，促进脂肪分解，增加机体的耗氧量和产热量，提高基础代谢率。总之，肾上腺髓质激素基本属于促进分解代谢的激素。

**5. 性腺**　分泌雄激素、雌激素、孕激素等。雄激素促进男性生殖器官发育，维持生精作用，维持正常的性欲；雌激素促进女性生殖器官发育和副性征的出现，并使其维持在正常状态；孕激素主要作用于子宫内膜和子宫肌，促进孕育着床和维持妊娠。

**6. 甲状旁腺**　分泌甲状旁腺素和降钙素，能调节骨钙代谢。甲状旁腺素可动员骨钙入血，提高血钙浓度；降钙素与甲状旁腺素的作用正好相反，能减弱溶骨过程，同时增强成骨过程，使骨组织中钙磷沉积增加，而血液中钙磷水平降低。甲状旁腺素与降钙素相互对抗，共同维持骨钙代谢。

**7. 胸腺** 分泌胸腺素。胸腺素的主要作用是促进淋巴细胞成熟，并转变为具有免疫功能的 T 淋巴细胞，增强免疫力。

### （五）根据"肾"的功能定义确定哪些腺体属于中医"肾"的范畴

**1. 下丘脑－垂体** 下丘脑－垂体可以分泌生长激素，生长激素分泌不足会导致生长发育不良。实验表明，幼年动物切除垂体后，生长即停止，如及时补充生长激素，仍可正常生长。人在幼年时期若缺乏生长激素，将出现生长停滞，表现为身材矮小，但智力正常，称为侏儒症。利用假设进行推理，如果没有下丘脑－垂体，就没有生长激素，幼儿不能正常生长，肾主生长发育的功能就会名存实亡。因此我们可以推论下丘脑－垂体归属于中医"肾"的范畴。

**2. 甲状腺** 甲状腺分泌的甲状腺激素促进机体生长和发育，特别是对婴儿脑和长骨的生长发育影响大。先天性甲状腺功能不全的婴儿，在出生后数周即可出现生长停滞，如果不能及时补充甲状腺激素，脑与长骨生长发育将会出现障碍从而出现智力低下和身材矮小等现象，称为呆小症。呆小症患者的骨生长停滞而身材矮小，脑发育不全而智力低下，性器官也不能发育成熟。利用假设进行推理，如果没有甲状腺，就没有甲状腺激素，没有甲状腺激素的作用，婴儿的发育一定不会正常。肾的功能之一就是主生长发育，因此我们可以推论甲状腺也归属于中医"肾"的范畴。

**3. 肾上腺** 肾上腺分皮质和髓质两部分，肾上腺皮质功能减退的患者常有水排出障碍，严重时可出现"水中毒"，此时若补充适量的糖皮质激素症状可获得缓解。肾的功能之一是主管水盐代谢，水液排出障碍就是水盐代谢障碍。利用假设进行推理，如果没有肾上腺，就没有肾上腺皮质激素，没有肾上腺皮质激素的作用，水液的排出就一定会发生障碍，肾主管水液代谢的功能就会名存实亡，因此我们可以推论肾上腺归属于中医的"肾"的范畴。

**4. 性腺** 性腺主要指男性的睾丸和女性的卵巢，没有性腺就没有精子和卵子，就不能进行生殖繁育，所以没有性腺就没有肾所主的生殖功能，因此可以推论性腺归属于中医"肾"的范畴。

**5. 甲状旁腺**　甲状旁腺分泌甲状旁腺素和降钙素，能调节骨钙代谢。如果没有甲状旁腺，骨代谢就会紊乱，肾主骨的功能就会名存实亡，因此可以推论甲状旁腺也归属于中医"肾"的范畴。

**6. 其他**　胰岛在胰腺上，胰腺主要具有消化功能，消化功能属于脾的功能范畴，因此胰岛属脾不属肾。还有其他腺体，如前列腺等也与肾有关，但其关联性较以上腺体为弱，故此处不再——分析。

**（六）分析各腺体是否在肾经的循行线路上，从而确定各腺体是否归属肾经**

**1. 下丘脑－垂体**　下丘脑－垂体位于脑腔。足少阴肾经"贯脊属肾"，络脉"外贯腰脊"，都进入脊柱，直达脊髓腔，脊髓和脑髓相通，《医林改错》言："精汁之清者，化而为髓，由脊骨上行入脑，名曰脑髓。"肾通脊髓，而脊髓、脑髓融为一体，肾经通过脊髓上至脑腔，下丘脑－垂体位于脑腔内，而脑腔在肾经的延伸线路上，故下丘脑－垂体具备归属肾经的条件。

**2. 甲状腺**　甲状腺覆盖在喉结的两侧，处于咽喉范围内，肾经"循喉咙"，经过咽喉部位，因此甲状腺具备归属肾经的条件。

**3. 肾上腺**　肾上腺附着于肾脏，将自身置于肾经线路上，具备归属肾经的条件。

**4. 性腺**　肾经"结于阴器"，中医的阴器指内外生殖器，包括性腺在内。肾经连接阴器，性腺属于阴器，所以性腺位于肾经线路上，具备归属肾经的条件。

**5. 甲状旁腺**　甲状旁腺在甲状腺旁侧，亦位于肾经所循行的咽喉部位，具备归属肾经的条件。

**【结论】**

把中医的"肾"的功能转化为现代生理功能来理解，发现这些功能与某些激素的生理功能有关，这些激素的生理功能不仅能覆盖"肾"的生理功能，同时分泌这些激素的腺体也恰好处在肾经的循行线路上，具备归属肾经的条件。由此得出结论：中医的"肾"不是专指肾脏，而是指的肾经，肾经是串联着肾脏和多个腺体的经络，这些腺体包括甲状腺、脑垂体、肾上腺、性腺、甲状旁腺等，也可能还有其他腺体。总之，中医的"肾"是一个能提供多种激素的激素分泌系统,与西医"肾"的定义有很大的差别,因此中、西医的肾不是同一个概念。正因为中医的"肾"拥有这个多激素分泌系统,所以才具有主生长、主生殖、主骨生髓、主水液、主纳气的功能。

## 二、脾经解析

中医的脾不是专指脾脏,而是指的脾经,脾经是串联了脾脏和多个消化腺的一条长长的经络。脾脏是这条经络上最大的器官,所以用脾来命名这条经络。脾经不仅负责外来营养的摄入,还负责内在营养在体内的转运。

下面我们来验证这个结论。首先我们要确定中医的"脾"到底具备哪些现代生理功能,然后再根据这些生理功能来推断到底有哪些器官应该归属于中医的"脾",最后再来确定这些器官是否归属于脾经。

### (一)中医对脾的功能定义

(1)《类经·藏象类》:"脾主运化。"

(2)《医原》:"水谷入胃,全赖脾阳为之运化。"

(3)《素问·宣明五气》:"脾主肉。"

(4)《薛生白医案》:"脾为元气之本,赖谷气以生。"

### (二)把中医"脾"的功能转化为现代生理功能来理解

(1)脾主管食物的转运和消化,运是转输、运送之意,化即消化。

(2)食物进入胃中,完全依赖脾的生理功能才能实现转运和消化,阴是物质,阳是功能,脾阳即脾的生理功能。

(3)脾主管肉的生长。

(4)脾气是气的根本,脾气生成依赖的是食物,元气又名真气,即体内之气。

### (三)对中医"脾"的生理功能进行分析

在中医五脏六腑中,具有消化功能的脏腑只有脾、胃、小肠三个脏腑,其他脏腑并未言及有此项功能。《类经·藏象类》言:"脾主运化,胃司受纳。"《难经·三十一难》言："中焦者，在胃中脘，不上不下，主腐熟水谷。"《素问·灵兰秘典论》言："小肠者，受盛之官，化物出焉。"脾有主运化的功能，主运化包括主运和主化，运是转运食物，化是消化食物，脾不仅有主运之能，亦有主化之能，因此脾有明确的"主化"功能；胃的功能是受纳和腐熟水谷，受纳是接受容纳的意思，腐熟是指将食物沤烂化成食糜，受纳和腐熟表明胃是消化的直接参与者，有消化食物的功能，胃虽然能"化"，但未言其"主化"，故胃没有"主化"功能；小肠的功能是受盛化物，受盛是接受盛装的意思，化物是将食物消化、化解的意思，小肠尽管也能"化"，但未言其"主化"，故小肠没有"主化"功能。其余八个脏腑亦未言其"主化"，故其余八个脏腑同样没有"主化"功能。在全部脏腑中，唯一明言有"主化"功能的脏腑就是脾，因此脾是唯一具有"主化"功能的脏腑。在脾、胃、小肠三者之中排序，三者虽然都能"化"，但唯有脾能"主化"，所以脾居于首位，而胃和小肠只能居于次位。"主化"就是主管消化，脾是唯一主管消化的脏腑，所以脾是整个消化系统的最高领导者，胃和小肠虽然也具有消化功能，但必须在脾的管理下开展工作，脾下达消化任务，胃和小肠执行消化任务，所以用中医理论来解释，脾才是最重要的消化器官。脾主管着全部的消化工作，是消化工作的第一责任人，因而所有的消化功能都可归结于脾，所有的消化问题也都可责之于脾。

脾主肉、化气的关键是如何让更多营养进入全身细胞内。脾负责肉的生长，肉的生长过程就是细胞数量增长或者细胞质量增长的过程。在发育阶段，人体组织的增长主要依赖细胞数量的增长，细胞内营养浓度增高可以促进细胞增殖，加快细胞的增殖速度；发育停止后，人体组织的增长主要依赖细胞自身质量的增长，细胞质量增长是进入细胞内的营养物质增多所致，进入细胞内的营养物质增多可使细胞内渗透压升高，渗透压升高则吸收更多水分，细胞内水分和养分增多会导致细胞体积增大和重量增加，细胞因体积增大和重量增加而导致细胞质量增长，细胞质量增长就会导致肉的生长。脾既然负责肉的生长，就必须具备让细胞获取更多营养的能力，细胞无论是数量增长还是质量增长都需要充足的营养支持，细胞获取的营养越多，脾主肉的功能就会表现得越强。

脾负责食物化气，化气的过程就是食物分解产气的过程，分解产气来自分解代谢，而分解代谢是在细胞内进行的，因此分解产气的场所也是在细胞内。进入细胞内的产气物质有糖类、脂肪酸和氨基酸，脾负责食物分解产气，就必须让更多的产气物质进入细胞内，进入细胞内的产气物质越多，分解产生的气就越多，脾化气的能力就越强。

脾主肉、化气的关键是如何让更多营养进入全身细胞内，消化只是完成了一半工作，还有一半工作是将吸收的营养运入细胞内，只有经一系列复杂的转运把营养最终运送至细胞内，才算是彻头彻尾地完成了全部的运化工作。脾运化的能力越强，全身细胞获取的营养就越多，脾主肉、化气的能力也就越强。

**（四）依据脾的消化与转运功能，分析哪些器官与消化和转运有关，并确定这些器官是否归属于脾**

消化就是食物在胃肠道内被分解为可吸收的小分子的过程，这个过程主要是在消化液的作用下完成的。体内有很多分泌消化液的腺体，统称为消化腺，这些消化腺通过分泌消化液帮助食物进行消化，因此这些消化腺都具有一定的消化功能。脾是唯一主管消化的脏腑，主管着全部的消化工作，体内所有的消化腺都在脾的管理下开展工作，其消化功能也彰显着脾的功能，这些消化腺集中产生的消化功能就代表着脾的总体功能，因此就功能而言，这些消化腺都可归属于脾。消化腺共有五种，分别是唾液腺、胃腺、肝脏、胰腺和肠腺，下面我们来逐个分析这些消化腺与脾之间的关系，并确定哪些消化腺归属于脾。

**1. 唾液腺** 唾液腺分泌唾液，清稀的唾液俗称"口水"，亦称"涎液"。《素问·宣明五气》言："五脏化液……脾为涎。"表明涎液是脾所生。涎液的生成由脾控制，自唾液腺泌入口腔，脾要想生成涎液就必须掌控唾液腺的分泌，唾液腺的分泌由脾掌控，故唾液腺应该归属于脾。

**2. 胃腺** 胃腺分泌胃液，胃液中含有胃酸和蛋白酶，胃酸溶解食物，蛋白酶消化食物。胃液对食物进行初步消化，将食物化成易消化的食糜，有利于后续消化的进行。胃液不足会导致初步消化不全，给后续消化增添许多困难，食物在后续消化过程中降解不彻底就会形成消化不良。脾是唯一主管消化的脏腑，主管全部的消化工作，因而所有的消化问题都可以责之于脾，发生消化不良说明脾没有尽到主管消化的责任，脾的这项功能发生了异常。利用假设进行推理，如果没有胃腺，就没有胃液分泌，没有胃液分泌就一定会产生消化不良，脾的功能之一就是主消化，也就是说，没有胃腺，脾主消化的功能就会名存实亡，脾的这项功能要想实现，就必须拥有胃腺这个器官，否则这项功能定义不成立，因此推论胃腺归属于脾。

**3. 肠腺**　肠腺分泌的肠液含有消化淀粉、蛋白质和脂肪的酶，如果肠液缺乏，就不能彻底消化食物，也会形成消化不良。如果没有肠腺，就没有肠液分泌，没有肠液分泌就一定会产生消化不良，脾主消化的功能也会名存实亡，脾的这项功能要想实现，就必须拥有肠腺，因此推论肠腺归属于脾。

**4. 胰腺**　胰腺分为外分泌腺和内分泌腺两部分，外分泌腺分泌胰液，内分泌腺分泌胰岛素和胰高血糖素。胰液含有多种消化酶，是一种消化力极强而且重要的消化液，如果胰液分泌过少或缺乏，同样会产生消化不良。没有胰腺，脾主消化的功能也会名存实亡，脾的这项功能要想保持正常，就必须拥有胰腺这个器官，因此推论胰腺归属于脾。

另外，胰腺的内分泌腺可分泌胰岛素和胰高血糖素，胰岛素能促进细胞对葡萄糖的摄取、储存和利用，还能促进氨基酸进入细胞，增加蛋白质的合成；胰高血糖素能活化脂肪中的脂肪酶，促进脂肪的分解和脂肪酸的氧化，脂肪酸的氧化反应是在细胞内进行的，因此胰高血糖素有促进脂肪酸进入细胞的功能。胰腺分泌的两种激素能促进细胞摄入葡萄糖、氨基酸和脂肪酸，因此胰腺具备让更多营养进入细胞的功能。胰腺归属于脾，胰腺的功能就是脾的功能，得到胰腺内分泌激素的相助，脾也顺带具备了让更多营养进入细胞的功能，这个功能就是脾的转运功能。通过脾的转运，大量营养进入细胞内，营养在细胞内堆积则长肉，营养在细胞内分解则化气，所以脾既能主肉，又能化气。

**5. 肝脏**　肝脏生成胆汁，由胆囊分泌，肝脏属于肝经，不属于脾经。小肠黏膜细胞能分泌缩胆囊素和促胰液素，缩胆囊素能引起胆囊强烈收缩，促使胆囊大量分泌胆汁，促胰液素则有刺激肝细胞分泌胆汁的作用，在这两种激素的共同作用下，胆汁就由肝胆排放至小肠内。小肠黏膜释放的两种激素是促消化激素，具有促进消化的功能，而所有的消化功能都归属于脾的功能，因此这两种激素应归属于脾。胆汁的排放受小肠促消化激素的调控，小肠促消化激素又归属于脾，因此胆汁的排放受脾的调控，故胆汁生成在肝，排放在胆，调控在脾。

**（五）分析各腺体是否处于脾经的循行线路上，从而确定各腺体是否归属于脾经**

**1.唾液腺** 唾液腺由多个腺体组成，包括腮腺、颌下腺、舌下腺。脾经不经过腮部和下颌部，只经过舌下（连舌本，散舌下），但胃经却经过腮部（下循鼻外，入上齿中）和下颌部（却循颐后下廉），从鼻外进入上齿需穿过腮部，"颐后下廉"就是下颌部。脾经可与舌下腺连接，还可通过胃经与腮腺和颌下腺进行连接，脾胃经互为表里，故唾液腺具备归属脾经的条件。

**2.胃腺、肠腺** 脾经的经络直达胃肠（入络肠胃），可直接连接胃肠中的胃腺和肠腺，故胃腺和肠腺具备归属脾经的条件。

**3.胰腺** 胰腺在中医里归属于脾脏，称之为"脾之副脏"，《难经·四十二难》言："脾重二斤三两，扁广三寸，长五寸，有散膏半斤。"散膏即指胰腺。脾经串联脾脏，胰腺附着于脾脏，故胰腺可被脾经附带串联，具备归属脾经的条件。

**4.肝脏** 肝脏是肝经上最重要的器官，从经络上归属于肝经，肝脏本身不属于脾经，但肝脏分泌的促消化物质（胆汁）的排放受脾经调控，其调控功能归属于脾经。

**【结论】**

唾液腺、胃腺、胰腺、肠腺都属于消化器官，从功能上来说，脾离不开这些器官的支持，而且缺一不可，所以脾必须拥有这些器官；从位置上来说，这些器官也都具备归属脾经的条件。由此推论，中医的"脾"应该是串联了脾脏和多个消化腺的一条经络，脾脏是这条经络上最大的器官，用其命名最宜，故叫作脾经。脾经串联了唾液腺、胃腺、肠腺和胰腺，可以利用经络调控唾液、胃液、肠液、胰液的生成及分泌，还可以调控胆汁的排放，脾经控制了除胆汁以外所有消化液的生成，又控制了所有消化液的排放，因此所有的消化功能都可以归结于脾，所有的消化问题也都可以责之于脾。脾经不仅能促进消化液分泌，还能促进胰腺激素分泌，借助胰腺激素的帮助，脾经也顺带具备了让更多营养进入细胞的功能，这个功能就是脾经的转运功能。脾经不仅能提供含有酶类和酸类的消化液，还能提供激素和胆汁，因此脾经是一个能提供酶类、酸类、激素和胆汁的混合系统，正是由于这个混合系统的存在，脾经才具有主运化、主肉、化气的生理功能。

脾经通过转运可以促使细胞获得更多营养，肾经通过激发代谢可以消耗细胞内的营养，脾肾联合可以降低细胞外液的营养浓度，减少细胞外液的营养堆积。以葡萄糖为例，脾经可以促进细胞摄入葡萄糖，肾经可以促进细胞分解葡萄糖，脾肾联合可以降低细胞外液和血液中葡萄糖的浓度，避免高血糖的发生。肾负责清空细胞，脾负责堆满细胞，肾负责代谢水平，脾负责物质保障，肾是代谢的先前决定因素，脾是代谢的后期保障因素，我们可以从这个角度来理解为何中医说"肾为先天之本，脾为后天之本"。

## 三、三焦解析

自《内经》以来，历代医家对三焦多有争议，有的认为三焦无形，有的认为三焦有形。三焦是六腑中最大的腑，正如张景岳所说："三焦者，确有一腑，盖脏腑之外，躯壳之内，包罗诸脏，一腔之大腑也。"虽然是最大的一个腑，但是却怎么也找不到这个腑的有形实体，所以诸多医家认为三焦无形；还有一些医家认为三焦是"腔子、脂膜、油膜、网油"等物，这些物质是有形的，因而也有一些医家认为三焦是有形之腑。

三焦到底是什么样子？为什么会存在有形无形之争？形不辨则理不明，为了解开这个谜题，我们依据中医对三焦的某些论述，再利用现代生理知识对论述进行分析，经过分析推理得出结论，最后再用中医理论验证结论的合理性。

### （一）中医对三焦的论述

1.《灵枢·本脏》："密理厚皮者，三焦膀胱厚；粗理薄皮者，三焦膀胱薄。"

2.《难经·三十一难》："三焦者，水谷之道路，气之所终始也。"

3.《难经·三十八难》："所以腑有六者，谓三焦也，有原气之别使，主持诸气。"

**（二）依据论述进行分析**

**1. 三焦是位于躯干上的某种层状结构** 《灵枢·本脏》曰："密理厚皮者，三焦膀胱厚；粗理薄皮者，三焦膀胱薄。"对三焦使用"厚薄"这样的词汇进行描述，说明三焦是个层状结构，另外，三焦从胸膈下行（下膈，遍属三焦），既可以沿腹腔内下行，也可以沿躯干下行，躯干有皮肤层、肌肉层和脂肪层等层状结构，但腹腔内没有这样的层状结构，因此推断三焦应该沿躯干下行，三焦是位于躯干上的某种层状结构。

**2. 三焦内存在着某种产气的营养物质** "三焦者，水谷之道路，气之所终始也"，水谷即食物营养，道路即通道，三焦是"水谷之道路"，说明三焦是营养的通道，能输送营养；"终始"是指从始到终、终而复始的循环运转，"气之所终始"是指气的终而复始运转，也就是不间断地连续运行。三焦是"气之所终始也"，说明三焦能使气保持不间断地连续运行。要想保持气的不间断连续运行，就不能出现气虚不足的状况，气虚不足可导致气行缓慢，气行过缓会造成气的运行中断。三焦要想保持气的始终运行，就必须具备及时补气的能力，补气就要增加产气，而增加产气需要提供产气的营养物质，三焦又是营养的输送通道，因此推断三焦内存在着某种产气的营养物质。

**3. 三焦内存在的物质应该是脂肪组织** 三焦"有原气之别使，主持诸气"的特点，原气即元气，元气又名原气、真气，损伤元气就是损伤原有气量，导致体内气量的整体水平被拉低，因此元气应指原有气量。"别使"指另外派生发出，别是另外的意思，如别人、别号；使是派遣的意思，如出使、使者，"别使"就是另外派生发出的意思。三焦有另外派生发出的元气，还能主持所有经气的工作，这表明三焦具有产气功能，能以另外的产气模式补充体内元气，并通过补充元气维持体内经气的正常运行。"别使"指另外的产气模式，另外模式是指常规以外的模式，只有在常规之外才叫作另外，因此另外产气属于非常规产气。什么时候需要非常规产气呢？只有当常规产气不足时，才会启用非常规产气，因此非常规产气是常规产气的替代补充模式。体内的常规产气来自肺、脾二经，肺负责产生肺气（摄入氧气），脾负责产生脾气（食物产气），在肺、脾生理功能正常的情况下，常规产气不足应该是脾产气不足造成的，因为只要肺功能正常，就能随时摄入足够的氧气，所以不会出现肺产气不足的情况。而在脾生理功能正常的情况下，脾常规产气不足的唯一原因是当前用于产气的食物营养出现了不足，比如久不进食或者过度劳累都可导致此种状况发生。食物营养既是产气物质也是产能物质，在当前的食物营养不能满足产气需要时，就会动用储备的食物营养来满足产气需要。人体最先动用的储备营养是脂肪，脂肪作为储备的营养物质，在当前的食物营养面临不足时，会迅速被作为产气的接替物质使用，此时的产气模式就由常规的食物产气转为非常规的脂肪产气，即转为"别使"模式。脂肪产气接替食物产气生成新的元气，此即"有原气之别使"；脂肪产气接替食物产气充实体内气量，并通过充实气量维持体内经气的平稳运行，此即"主持诸气"。脂肪产气只有在食物产气不足时才会介入，因此脂肪产气是食物产气的替代补充模式，这种产气模式具备"有原气之别使，主持诸气"的产气特点。因此可以大胆推论，三焦内存在的产气物质应该是脂肪，三焦所在的组织应为人体脂肪组织。

### （三）总结上述分析并得出推论

三焦是位于躯干上的某种层状结构，这种层状结构内存在着某种产气的营养物质，而这种产气物质又非常符合人体脂肪的特征。人体脂肪主要储藏在皮下脂肪层内，皮下脂肪层位于躯干上，具备三焦的层状结构；皮下脂肪来源于食物，由水谷所化，皮下脂肪层既能纳入脂肪也能调出脂肪，是脂肪进进出出的通路，故可看作"水谷之道路"；皮下脂肪是人体储备的产气物质，当体内食物营养产气不足时，皮下脂肪可以接替食物营养进行产气，通过接替产气来确保体内气量的稳定和维持体内经气的正常运行，故能彰显"有原气之别使，主持诸气"和"气之所终始"的功能特点。无论是从结构上还是从功能上，皮下脂肪都与三焦的特征相符。由此得出推论，三焦内存在的产气物质应该是皮下脂肪，三焦所在的组织应为皮下脂肪组织，这一推论暂且称作"三焦脂肪论"。

### （四）"三焦脂肪论"理论验证

**1."三焦脂肪论"符合"三焦无形"理论**《难经·二十五难》提出"心主与三焦为表里，俱有名而无形"的观点，认为三焦有名无形。如果把三焦看作皮下脂肪组织，就不难解释为何三焦无形。皮下脂肪位于躯干皮层和肌肉之间，深藏于皮肉之中隐而不现，其形难窥，故符合三焦无形理论。

**2. "三焦脂肪论"符合"三焦有形"理论**　诸多医家认为三焦有形，并且指出三焦即"脂膜、油膜、网油"等物质。清·唐容川在《血证论·脏腑病机论》中说："三焦，古作膲，即人身上下内外相联之油膜也。"张锡纯在《医学衷中参西录》中说："至唐容川独有会心，谓三焦即网油，其根蒂连于命门，诚为确当之论。"

脂和油都是油质，体内油质即体内脂肪组织，脂膜、油膜和网油是对油质层的不同称谓，都是指的层状脂肪组织。唐容川认为三焦是"人身上下内外相联之油膜"，能够连接上下内外的油层只有皮下脂肪层，因此油膜指的是皮下脂肪组织；张锡纯和唐容川的观点一致，也把三焦定义为皮下脂肪组织，认为三焦即网油，其根蒂连于命门，网油指的是皮下脂肪，根蒂指的是附着于内脏的内脏脂肪，其形似根蒂。脂膜、油膜、网油都是指的皮下脂肪组织，皮下脂肪组织是体内最大的脂肪组织，具备明显的层状结构，虽隐于皮肉之间，但实有其形，故符合三焦有形理论。

**3. "三焦脂肪论"符合三焦大腑论**　张介宾在《类经·藏象类》中说："三焦者，确有一腑，盖脏腑之外，躯壳之内，包罗诸脏，一腔之大腑也。"把三焦看作皮下脂肪组织，对三焦大腑论就不难理解。皮下脂肪遍布躯干，包围体腔，所以是一腔之大"腑"，又因为储藏在躯干皮肉之间，所以在"脏腑之外，躯壳之内"。

**4. "三焦脂肪论"符合相火理论**　中医把三焦火、胆火、命门火都称作相火，三焦经和胆经同属少阳，一为手少阳，一为足少阳，故三焦火和胆火同属少阳相火；肾也被称作命门，命门相火即肾火，也叫作肾阳。火为热，三焦火即三焦产生的热量，三焦为皮下脂肪组织，三焦产热即皮下脂肪产热。脂肪的产热能力倍于碳水化合物和蛋白质，1 克脂肪提供的热能约 9 千卡，1 克碳水化合物提供的热能约 4 千卡，1 克蛋白质提供的热能约 4 千卡。三焦所在的皮下脂肪组织是人体储藏脂肪最多的组织，其脂肪储量约占人体脂肪储量的 2/3，三焦脂肪是高产热物质且储量巨大，能提供炽盛的热量，热盛则化作焦，故称之为三焦。

人体热量主要来自食物产热，在食物产热充足的情况下，无须动用储备的脂肪进行产热，食物产热是体内热量的主要来源，居于产热统治地位，如同君临天下一般，故可以把食物产生的热量称为君火；脂肪产热只有在食物产热不足的时候才被启用，因此是一种补充产热，居于产热的辅助地位，故可以把脂肪产生的热量称为相火，相是辅佐的意思，如宰相，又称宰辅。君火是主要热量，其地位尊崇、声势浩大，堂堂正正示人以明；相火是辅助热量，只能在君火之后添居辅位，此即《素问·天元纪大论》所言的"君火以明，相火以位"。三焦相火由三焦脂肪产生，只有脂肪产生的辅助热量才能被称作相火，故三焦脂肪论符合相火理论。

进而思之，凡相火者，应皆由脂肪而来，概因非脂肪产热者，不得居于相位也。胆火亦被称作相火，故胆火应同为脂肪产生的辅助热量。另外，皮下脂肪组织全身分布，三焦经的分布范围在上半身，只能覆布上半身的皮下脂肪组织，留下部分躯干及下半身的覆布空缺，而胆经又恰好能填补三焦经留下的覆布空缺，其与三焦经联手可完整地覆布全身上下的皮下脂肪组织，因此我们可以大胆推论，胆经与三焦经一样，应同为分布在皮下脂肪组织中的经络，胆经所在的组织应同为皮下脂肪组织。

肾火又称作命门相火，故命门相火也与脂肪产热有关。命门火衰又叫作肾阳不足，症见畏寒肢冷、男子阳痿、女子不孕、大便泄泻、水肿等。中医的肾指的是肾经，肾经是一个能提供多种激素的激素分泌系统，通过释放激素调控人体各项生理功能，肾经激素不足会导致多项生理功能下降，产热功能下降则畏寒肢冷，生殖功能下降则男子阳痿、女子不孕，产气功能下降则泄泻、水肿。肾经激素和肾阳之间存在着因果关系，肾经激素的功能属阳，激素不足可引发肾阳不足，因此肾阳背后的真正推手其实是肾经激素。肾经激素的合成需要消耗热量，热量供应不足会导致肾经激素的合成迟滞，激素合成不足就会导致肾阳不足。肾经激素主要在夜间合成，夜间因睡眠而停止进食，久不进食可引发食物产热不足，产热不足就会动用皮下脂肪进行补充产热，即用相火补君火之不足，此时君火已无力独自承担全部的热量供应，供应不足的部分就交由相火负责增补，相火增补及时则体内热量不衰，相火增补不及时则体内热量必衰，此时决定体内热量是否能满足合成所需的是相火而不是君火，因此相火就成为激素合成是否能顺利进行的决定性热量。相火能满足合成所需则激素合成充足；相火不能满足合成所需则激素合成不足。

肾经激素的合成离不开相火的鼎力支持和帮助，肾经激素（肾阴）可以激发分解代谢产生热量（肾阳），因此相火可助肾阳生成，肾阳因相火而生，故把肾阳称作命门相火。相火不独为肾经合成所用，亦为心、肝、脾、肺等其他经合成所用，激素是调节代谢的重要物质，具有非常强的生理作用，作用强的物质一旦缺失，其产生的生理危害也大，在同等条件下，激素合成不足所产生的生理危害要大于其他物质合成不足所产生的生理危害，危害大者必先出现病症，这就造成相火不足时率先出现的总是激素不足的病症，即出现肾阳不足的病症，因此相火不足对肾阳的影响最大，此即"少阳相火不能温肾水"之故。

**5. 三焦脂肪论符合三焦功能定义** 《内经》把三焦功能定义为："上焦如雾，中焦如沤，下焦如渎。"通常把三焦按照部位进行划分，膈上为上焦，内有心、肺两脏；膈至脐为中焦，内有脾、胃、肝、胆；脐下为下焦，内有肠、肾、膀胱等。

（1）上焦如雾：《灵枢·决气》说："上焦开发，宣五谷味，熏肤、充身、泽毛，若雾露之溉。"意思就是把食物营养通过心肺的气血循环送达全身各处，营养肌肤，丰满身体，润泽毛发，如同雾水晨露般滋养灌溉身体。三焦脂肪既是能量物质又是结构物质，既可以提供能量（相火）推进气血运行，利用气血把食物营养输送至全身各处（宣五谷味），也可以在皮肤下面填充皮肤令身体丰腴（充身），分泌的皮脂令皮肤细腻光滑（熏肤），还能涂抹毛发令其发出光泽（泽毛），三焦脂肪具备宣五谷味以及熏肤、充身、泽毛等滋养功能，符合上焦如雾的功能定义。

（2）中焦如沤：《难经·三十一难》说："中焦者，在胃中脘，不上不下，主腐熟水谷。"沤，是浸渍腐熟的意思。所谓"如沤"，是形容中焦脾胃腐熟水谷如同沤物浸渍，腐熟水谷就是消化食物，因此中焦的主要工作是负责消化食物。消化食物需要消耗能量，消耗能量就需要分解食物营养，而消化进行时往往都是体内食物营养不足之时，因为只有体内营养不足才会引发进食需要。消化需要消耗食物营养，而此时食物营养又存在不足，必须启用储备营养才能满足消化的能量需要，体内最先动用的储备营养是脂肪，三焦是体内脂肪储藏最多的组织，通过脂肪产热可以向中焦提供能量，这个能量就是三焦相火。得三焦相火相助，中焦的能量供应比较稳定充足，可将胃肠内的食物细细消化，如同沤烂之糜，此即中焦如沤。三焦是中焦消化的动力保障，具有保障中焦精细消化食物的功能，因此符合中焦如沤的功能定义。

（3）下焦如渎：下焦主要指下腹部，包括肾、膀胱及大小肠，"渎"指排水的小沟渠。《难经·三十一难》说："下焦……主分别清浊。"清指小便，浊指大便。下焦主大小便水液分离，水液从大便中泌出，又经各种渠道汇集成小便，其作用像沟道排水一样，故称下焦如渎，这说明三焦具有调节水液代谢的功能。三焦为脂肪组织，三焦相火可以助肾经激素合成，即助肾阳生成。肾经激素中的糖皮质激素和盐皮质激素都具有调节水液代谢的作用，通过调节水液代谢可以排除大肠中多余的水分，并将多余的水分经各种渠道汇集成小便，形成"下焦如渎"。三焦相火可助肾阳生成，肾阳充足则"下焦如渎"，有三焦才会保障"下焦如渎"的功能得以实现，因此符合下焦如渎的功能定义。

【结论】

通过分析及理论验证，可以认定三焦所在的组织为皮下脂肪组织，三焦经是分布在皮下脂肪组织中的经络。胆经与三焦经同为分布在皮下脂肪组织中的经络，其与三焦经联手，可覆布全身的皮下脂肪组织。皮下脂肪只有在食物产热不足的时候才被用来产热，因此皮下脂肪产热是一种补充产热，居于产热的辅助地位，辅即相也，故把脂肪产生的热量称为相火。三焦火和胆火均为皮下脂肪产热，故三焦火和胆火同为相火。食物产热是主体产热，居于产热的主导和统治地位，故把食物产热称作君火。

【参考文献】

［1］唐四元.生理学，3版.北京：人民卫生出版社，2012.

［2］朱大年，王庭槐.生理学，8版.北京：人民卫生出版社，2013.

［3］印会河，童瑶.中医基础理论，2版.北京：人民卫生出版社，2006.

［4］李朝品，陈强谱.临床营养学.北京：人民卫生出版社，2009.

# 第四章 经络各经辨证

## 第一节 手太阴肺经辨证

### 一、原文解释

【原文】肺手太阴之脉，起于中焦，下络大肠，还循胃口，上膈属肺，从肺系横出腋下，下循臑内，行少阴心主之前，下肘中，循臂内上骨下廉，入寸口，上鱼，循鱼际，出大指之端。其支者，从腕后直出次指内廉，出其端。

是动则病，肺胀满膨膨而喘咳，缺盆中痛，甚则交两手而瞀，此为臂厥。是主肺所生病者，咳，上气，喘喝，烦心、胸满，臑臂内前廉痛厥，掌中热。

气盛有余则肩背痛，风寒，汗出中风，小便数而欠；气虚则肩背痛寒，少气不足以息，溺色变。

【解释】肺手太阴正经，起始于腹部中焦位置，向下联络接通大肠经，回弯向上，从胃的上口经过，继续向上穿过胸膈入属肺脏；从肺的附属系统（气管、喉咙）沿锁骨横行穿出腋下，沿上臂内侧下行，行走在心和心包经的前面。向下进入肘关节，沿前臂内侧桡骨下缘进入寸口（把脉的位置），上大拇指肚，沿大拇指肚边缘，从大拇指的手指头穿出；从手腕后分出一支，进入食指内侧边缘，并从手指头穿出，接手阳明大肠经（图4-1）。

这条经络异常变动就会产生下列病症：肺部鼓胀，感觉充气满满，气喘、咳嗽，锁骨上窝疼痛，病情严重者则交叉双手抚胸，感到胸闷、头晕眼花；还可以形成手臂厥证。

这条经络主管肺所生的病症，如咳嗽，气不够用，粗声喘气，心烦，胸部胀满，整条胳膊的内侧（手心面为内）前缘疼痛、厥冷，手掌发热。

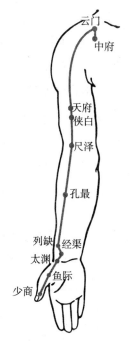

图4-1　手太阴肺经

本经发生气盛有余的实证，就会出现肩背疼痛的症状，是风寒感冒引起的；形成出汗症状，是伤风感冒引起的；还有尿频和打呵欠的症状。本经发生气虚不足的虚证，就会出现肩背疼痛和畏寒的症状，以及气少不能满足呼吸，吸不上气来，以及小便颜色改变等症状。

（1）胃口：指胃的上口，即贲门。

（2）肺系：指肺的附属系统，即气管、喉咙等，系是系结、联属的意思。

（3）臑（nào）：指肘到肩的部位，即上臂。

（4）上骨：此处指桡骨。

（5）廉：本义是堂屋的侧边，此处指边缘。

（6）鱼：即大拇指肚，此处肌肉丰隆，形如鱼腹，故名鱼。

（7）鱼际：大拇指肚边缘，赤白肉交汇的边际。

（8）瞀（mào）：本义眼睛昏花，此处指头晕眼花。

（9）厥（jué）：厥者，逆也，指经气逆乱，多表现为气机闭停引起的气血不行，厥证发于头则昏迷跌倒，发于四肢则肢体寒冷，通常把手到肘、脚到膝的部位寒冷称作厥冷，把全身寒冷叫作四肢厥逆。

（10）溺（niào）：同尿。

**【原文】手太阴之别，名曰列缺，起于腕上分间，并太阴之经，直入掌中，散入于鱼际。**

**其病，实则手锐掌热，虚则欠䶴，小便遗数。取之去腕寸半，别走阳**

明也。

【解释】手太阴络脉，名为列缺，自手腕列缺穴位置从正经分离出来，与手太阴正经相并，直入掌中，散入于鱼际部。

本络脉发病，可发生手掌和手腕部发热的实证；也可发生打呵欠、遗尿和尿频的虚证。可取腕后一寸半处的列缺穴治疗，络脉由此处走向手阳明经。

（1）手锐：手腕锐骨，此处指手腕部。

（2）欠嗽：欠指打哈欠，嗽为哈欠声。

（3）遗数：遗指遗尿，数指尿频。


【原文】手太阴之正，别入渊腋少阴之前，入走肺，散之太阳，上出缺盆，循喉咙，复合阳明。

【解释】肺手太阴别行的正经（经别），从腋下渊腋穴的部位分出，行于手少阴心经前，入胸走肺，向下散络大肠，向上自缺盆出来，沿着喉咙，再与手阳明大肠经汇合。

缺盆：指锁骨上窝，类似于残缺的盆子，故名缺盆。


【原文】手太阴之筋，起于大指之上，循指上行，结于鱼后，行寸口外侧，上循臂，结肘中，上臑内廉，入腋，下出缺盆，结肩前髃，上结缺盆，下结胸里，散贯贲，合贲下，抵季胁。

其病当所过者，支转筋痛，甚成息贲、胁急、吐血。

【解释】手太阴经筋起始于大拇指上，沿大拇指上行，结于鱼肚后；经过寸口脉外侧，向上沿前臂结于肘关节；上行臂内侧，进入腋下，从缺盆穿出，结聚于肩峰前部；向上结聚于缺盆，向下结聚于胸里；分散通过膈部，会合于膈下，到达季胁。

经筋发病，其循行所过之处出现僵直、转筋的病症，甚至形成息贲、胁急、吐血的病症。

（1）结：本义是用绳、线、皮条等绾成的疙瘩。此处指缠绕聚结。

（2）髃（yú）：髃即髃骨，为肩端之骨。肩髃即肩峰骨，也叫肩峰。

（3）贲：是膈的古称，即胸膈。

（4）季胁：胁是指腋下到肋骨尽处的部分，也叫胁肋。季胁就是小肋骨，也叫软肋。

## 二、病症解析

**是动则病：**这条经络变动就会产生病症，"是"指"这个"，也就是这个经络，"动"是"变动"，"病"是"病症"。

**肺胀满膨膨而喘咳：**肺是充气组织，故肺胀由气胀引起。肺部气压增大造成肺部气胀，气压增大与瘀堵有关，肺部产生的各种血瘀、痰瘀、湿阻等都会导致肺的通气受阻，肺通气受阻则气压增大，迫使肺组织扩张形成肺部膨胀，肺部膨胀并感觉胀满就是肺胀满。"膨膨"是对胀满的描述，膨是膨胀的意思。喘是肺气不足的表现，当正常呼吸不能满足需要时，呼吸就会加快，目的是通过加快呼吸频率来增加肺气，呼吸加快表现出的急促症状就是喘。咳即咳嗽，肺部气体急剧呼出并剧烈发声的症状就是咳嗽。气道只要受到刺激就会引发咳嗽，刺激物可以是液体，比如气管分泌的黏液，也可以是固体或气体，比如辣椒粉或汽车尾气。咳嗽的目的是通过强气流清理刺激物，力求减轻或消除刺激物对气道的刺激。

**缺盆中痛：**缺盆是锁骨上的陷窝，连着喉咙。陷窝内疼痛，主要是喉咙和气管疼痛，说明喉咙和气管有气滞瘀堵存在，不通则痛。

**甚则交两手而瞀：**病情严重者则交叉双手抚胸，感到胸闷、头晕眼花。肺气在胸部流动不畅、运行缓慢则胸闷。瞀是头晕眼花的意思。肺气优先入血，肺气不足则血行无力，上行至头部的气血不足则头晕，上行至眼睛的气血不足则眼花。

**此为臂厥：**这个（异常变动）还可以形成手臂厥证。厥是气机闭停引起的气血不行，手臂厥证表现为厥冷、麻木和疼痛。气血不足则冷，气血不畅则麻，气血不通则痛。厥冷就是因气血阻逆引起的肢体寒冷，通常把手到腕、脚到踝的寒冷叫作手足不温，把手到肘、脚到膝的寒冷叫作手足厥冷，把冷过肘、膝引起的四肢冰凉叫作四肢厥逆，厥冷轻者称不温，厥冷重者称厥逆。

氧气从肺部交换入血，所以肺气优先补充营气，肺气不足则营气不足。当营气不能满足身体供血需要时，身体按照重要程度分配供血量，首先是内脏和大脑，其次是躯干和四肢，最后是四肢末端。营气不足使四肢末端的供血量减少，供血量减少则血流量下降，血行则温，血不行则凉，血流量下降导致四肢末端温度下降，感觉手脚发凉，此即手足不温；供血量继续下降会导致低温区从四肢末端向四肢扩展，低温区扩展至肘膝部位就形成手足厥冷，扩展至肘膝以上部位就形成四肢厥逆。麻木是气血运行不畅造成的，是瘀堵的轻度危险警报，久坐或蹲立造成腿部发麻，就是组织受压太久造成气血运行不畅的缘故。疼痛是瘀堵的重度危险警报，说明存在重度瘀堵，已有气血不通形成，不通则痛。麻木和疼痛都是气血瘀堵的体现，轻则麻，重则痛。

**是主肺所生病者：**这条经络主管肺所产生的病症。肺指肺经，手太阴肺经"上膈属肺，从肺系"，中间串联肺脏，肺脏是这条经络上最大的器官，所以用其命名这条经络。这条经络的经气变化可以对肺脏以及整条经络的气血产生影响，形成一系列肺经病证，故手太阴肺经是主肺所生病者。

**上气：**上气就是"上气不接下气"的意思，是对"喘"的症状描述，所以专指气喘。

**喘喝：**是指发出呼呼的喘声，"喝"字发音与现代的"呼"、"呵"发音近似，相当于现在的呼呼声或呵呵声，是对喘声的描述。

**烦心：**《内经》曰："夏脉者，心也，不及则令人烦。"《杂病源流犀烛·烦躁健忘源流》谓："内热心烦曰烦。故烦者，但心中郁烦也。"心有热则令人生烦，例如在炎热的天气里，热量随空气经肺入血，血热连带心热，心跳始终处于被动加速状态，说累不太累，说不累还有点累，心总是不能平静下来，这种感觉就是心烦，亦作烦心。肺无论吸入空气的热量还是自身疾病引发分解产热，热量都可随肺气入血，血热则心热，心热则烦心。

**胸满：**胸满即胸部胀满不适。胸腔有心和肺，胸部胀满涉及心肺胀满。肺气注于心脉，心脉发生气阻则肺气不能进入，有气散方能有气入，心脉通过出汗向外散气，不能出汗就不能及时散气，故心脉气阻多由外周循环障碍引起，例如风寒引起的皮肤关闭。心脉气阻导致肺气受阻，气阻引发气胀则感觉胀满憋闷，心肺之气被阻于胸部引发气胀，即可感觉胸部胀满不适，形成"胸满"。

**臑臂内前廉痛厥：**整条胳膊的内面（手心面为内）靠大拇指一侧厥冷、麻木、疼痛。臑是肘到肩的部位，手到肘叫臂，臂、臑、肩合起来才是一条完整的胳膊。肺经气虚或气滞可导致其循行线路气血供应不足，气血不足可引发厥证。

**掌中热：**掌中热就是手掌发热。肺经有热会顺着经络传导至鱼际，鱼际在手掌内，所以鱼际有热手掌会感觉发热。肺热可能是分解过度产生的实热，也可能是合成障碍产生的虚热，需要结合其他症状再做分析。心经和心包经也到达手掌内，所以三经都可以造成手掌发热，到底是哪一经所为，需要结合其他症状判定。如果有肺的咳喘症状，可以判定肺经；有心悸、心慌、心烦症状，可以判定心经或心包经。

**气盛有余则肩背痛，风寒，汗出中风：**体内气盛并且肩背疼痛是风寒所致；出汗是伤风所致。气盛有余是风寒所致，风寒伤营导致皮肤汗孔关闭，气体不得外泄，气体被迫聚集在体内形成气盛有余，不独肺经气盛，各经均表现气盛。肩背疼痛亦是风寒所致，遍查《伤寒论》各证，凡身体疼痛者必无汗，有汗者必无身体疼痛。中医言不通则痛，汗孔关闭，水液被阻在皮下不得外出，水液大面积瘀堵造成疼痛，所以身体疼痛者无汗；出汗者，水液不形成瘀堵，所以有汗则无痛。汗孔关闭是营气受寒所致，因此肩背疼痛是风寒引起；出汗是营气受热所致，因此出汗是伤风引起，此处中风即伤风。故"气盛有余，则肩背痛，风寒"指的是风寒感冒，"汗出，中风"指的是伤风感冒。

古文没有断句，现代出版书籍多按**"气盛有余，则肩背痛，风寒汗出中风"**断句，其实有误，应按**"气盛有余则肩背痛，风寒，汗出中风"**断句。

**小便数而欠：**数是频数，小便数就是尿频，欠就是打哈欠。尿频是风寒伤营，水分因皮肤汗孔关闭，不能以汗液形式散发，被逼无奈，只得以尿液形式排放，所以尿液排放量增大，排尿次数增多，形成尿频；伤风感冒因为皮肤出汗过多，水分以汗液形式大量排出，反而会造成小便减少，所以小便数是风寒感冒所致。打哈欠就是深呼吸，目的是多吸入氧气，缓解体内缺氧的局面。缺氧也就是肺气不足，所以肺气虚的人爱打哈欠。风寒伤肺，肺伤则摄氧能力下降而导致肺气不足，肺气不足则哈欠频频。尿频和打哈欠都是肺气不足的症状，均为风寒所致。

**气虚则肩背痛寒：**气虚则肩背（臂）疼痛、畏寒。此处"肩背"有误，应改作"肩臂"。气虚指肺经气虚，肺经经筋"出缺盆，结肩前髃"，经过肩臂，肺经气虚或气滞可引起肩臂疼痛；肺和大肠相表里，大肠经"上臑外前廉，上肩，出髃骨之前廉"，大肠络脉"上循臂，乘肩髃"，大肠经筋"上循臂，上结于肘外；上臑，结于肩髃。其支者，绕肩胛，挟脊"。肺和大肠经相表里，肺经气虚或气滞可引起大肠经气虚或气滞，大肠经的正经、络脉、经筋均经过肩臂，大肠经气虚或气滞也会产生肩臂气虚。肺经气虚可直接或间接引起肩臂气虚，气虚则能量不足，能量不足则畏寒怕冷，故"气虚则肩背（臂）痛寒"。

**少气不足以息，溺色变：**少气不足以息就是气少不能满足呼吸，溺色变就是尿的颜色发生异常变化。少气就是气不够用、气短的意思，肺气不足则气不够用，表现为呼吸困难，喘不上气来，此即"少气不足以息"。"溺"同"尿"，溺色变就是尿的颜色发生异常变化，此处指肺气虚引起的尿色异常变化。正常的小便颜色是淡黄色，尿液稀释则尿色变淡甚至接近无色，尿液浓缩则颜色加深，由淡黄色变深黄色。尿色异常变化有两种，一种是尿色变淡接近无色，谓之"尿色清"；一种是尿色变深黄色加重，谓之"尿色黄"。溺色变不是单指"尿色黄"的变化，下文足阳明胃经有专门的"溺色黄"一词（其有余于胃，则消谷善饥，溺色黄），故溺色变应指"尿色清"和"尿色黄"两种变化。肺气引起尿色变化有两种形式，一种是肺气有寒，寒伤营导致卫强营弱，皮肤无汗则尿量增多，致使小便色清；另一种是肺气有热，肺热助营导致营强卫弱，皮肤大量出汗，汗多则尿液减少，致使小便色黄。

尿色异常变化与寒热有关，不仅肺气虚可以引起溺色变，肺气实亦可引起溺色变，例如风寒感冒属肺气实证，风寒既可入营引起小便色清，也可产生肺热（肺部发炎）引起小便色黄。

**其病（络脉），实则手锐掌热，虚则欠㰦，小便遗数：**本络脉发病，发生实证则手掌和手腕部发热；发生虚证则打呵欠、遗尿和尿频。

中医谓"实者泻之，虚者补之"，实证和虚证最大的区别就是实证可以泻，虚证只能补。实证有很多疾病产物，比如高热、水肿、血肿、痰湿、肿瘤、便秘、食积等，都是疾病过程中强行产生的身体并不需要的多余物质，既然多余就要清理。中医谓"实者泻之"，就是通过泻散的方式，将多余物质驱除出体外。泻散的方式有泻火、逐水、活血化瘀、化痰、通便、化积等，泻散的途径有出汗、利小便、呕吐、腹泻等。通过加强体内的气血循环，推动疾病产物排出体外，这个过程需要消耗能量，耗能就是耗气，所以实证的治疗是个耗气的过程。虚证有气虚、阴虚和血虚，气虚属气不足，气是营养气，既能滋阴亦能生血，因此阴虚和血虚必伴有一定程度的气虚。气虚多属全身气虚，阴虚和血虚多伴局部气虚，无论何种气虚皆不能泻，泻则病情加重，故虚证只能补不能泻。治疗气虚需要补气，治疗阴虚和血虚亦需少许补气，如在滋阴药中加沙参，在补血药中加黄芪，皆有补气之意。实证既有气盛症状，例如阳明高热，也有气滞症状，例如水肿、食积等，气滞则引发水肿，气停则造成食积。实证的本质是气盛或气滞，但气并不虚弱，能经得住耗气治疗，所以能泻。虚证的本质是气虚或夹杂气虚，经不住耗气治疗，所以虚证不能泻，只能补。简而言之，气不虚者属实证，气虚或气虚夹杂者属虚证。

　　手锐就是手腕，手腕和手掌都是络脉所过之处，络脉发热可在手腕和手掌处体现出来，形成手锐掌热。络脉只存在三种状态，即气虚、气盛和气滞。气虚或气滞均可引发分解产气，产气是为了补充气虚或改善气滞，气热并生，因此气虚或气滞均可生热。气盛是已经处于热盛状态，气中携带能量，气盛必伴有热盛。络脉属于支干经络，当络脉处于气虚或气盛状态时，络脉与正经之间的联络依然是畅通的，络脉产生的气热会沿着经络进行传导，因此气虚或气盛时，不仅络脉部位会发热，其他部位亦会发热，故排除气虚和气盛的可能。气滞一般都有固定的瘀堵部位，气热被集中起来冲击瘀堵部位，使得瘀堵部位发热明显，因此气滞发热通常部位比较固定。手锐掌热属固定部位发热，符合络脉气滞的发病特点，所以确定手锐掌热是络脉气滞产生的。气滞属实证，故言"实则手锐掌热"。

　　欠嘘就是打哈欠；小便遗就是遗尿，即尿失禁，也就是俗称的尿床；小便数就是尿频，即小便次数增多。肺气主要是氧气，缺氧会引发深度吸气和呼气，身体因为缺氧产生的不自主的深呼吸就是打哈欠，所以肺气虚可引起打哈欠。络脉与主干正经同气相连，络脉气虚必有肺经气虚，肺经气虚则肺的呼吸功能下降，导致肺气纳入不足，肺气纳入不足就会引起打哈欠，故络脉气虚可见哈欠频频。络脉气虚属虚证，故"虚则欠嘘"。

　　遗尿和尿频都是膀胱气虚的表现。膀胱通过尿道括约肌关闭尿道，膀胱气虚可导致括约肌气血不足，出现尿道无法关闭或关闭无力的异常情况，尿道无法关闭则形成遗尿，关闭无力则形成尿频。总之，遗尿和尿频都是膀胱气虚的表现。手太阴之正入走肺，散之太阳，太阳就是足太阳膀胱经，手太阴肺经通过经别联络膀胱经，故肺经气虚可引起膀胱经气虚，膀胱位于膀胱经上，膀胱气虚可出现遗尿和尿频。络脉与主干正经同气相连，络脉气虚代表着肺经气虚，肺经气虚可引起膀胱气虚，膀胱气虚则产生遗尿和尿频，故络脉气虚可见小便遗数。络脉气虚属虚证，故"虚则小便遗数"。

**其病（经筋），所过者支转筋：**本经筋所经过的部位发生小指僵直、肌肉转筋的病症。支是支撑、竖起的意思，像棍子一样竖立不能弯曲，此处指小指僵直不能活动。转是转移、移位，筋是肌肉（骨骼肌），转筋就是肌肉移位后不能正常复位。骨骼肌的本职工作就是收缩，收缩后通过舒张复位，如果肌肉收缩后不能正常复位，形成的肌肉错位就叫转筋。转筋有两种情况，一种是肌肉收缩后彻底不能复位，肌肉长时间保持全收缩状态，痛如扭转，俗名"抽筋"；二是肌肉能复位，但是复位不彻底，肌肉始终处于某种程度的收缩状态，使得肌纤维绷紧，肌纤维一直绷紧就形成了肌肉紧张，肌肉不能完全舒张，不能完全舒张就不能完全收缩，致使肌肉的收缩幅度缩小，肌肉的活动范围因而受限，活动受限就会感觉肌肉僵滞；肌组织收缩则密度增大，密度增大则感觉组织变硬，因此肌肉紧张往往伴随着肌肉僵硬。凡是肌肉不能正常复位形成的病症，就是转筋，转筋存在抽筋和肌肉紧张两种形式。肌肉的收缩和舒张都是耗能的过程，如果肌肉收缩后所剩余的能量太低，低至不足以支持下一次舒张运动，肌肉就会被静置在收缩状态，长时间静置就形成了抽筋。这就像是出门旅行，身上带的钱太少，只够买出发的车票，不够买返程的车票，所以被迫滞留在外。肌肉紧张说明肌肉收缩后还有能力舒张，但不足以支持完整程度的舒张，所以复位不彻底。肌肉收缩后完全不能复位就是抽筋，部分复位就是紧张，因此抽筋和紧张都属于转筋，抽筋是转筋重症，紧张是转筋轻症。经筋的能量来自气血，气血不足则经筋能量不足，能量不足则发生转筋，轻则紧张，重则转筋。支指小指僵直，小指僵直也是气血不足所致，小指僵直竖立不动就是"支"。

**甚成息贲、胁急、吐血：**甚至形成胁肋包块以及胁肋拘急、吐血的病症。息贲就是在右胁长了一个包块，也叫肺积，《难经·五十四难》曰："肺之积，名曰息贲。在右胁下，覆大如杯。"就是指在右胁部长了一个杯子一样大的包，中医称肺积，西医叫肺部肿瘤。胁急就是胁肋拘急，即胁肋有紧张拘束感，活动幅度受限；吐血是胃和食道出血，经口吐出。手太阴经筋"合贲下，抵季胁"，经过胁肋，季胁就是小肋骨，也叫软肋。气虚生痰，手太阴经筋气虚可导致胁肋部聚湿生痰，痰聚不化就会慢慢形成包块，包块多长在右胁下，称作息贲。

胁急就是胁肋拘急，拘急就是肌肉拘束活动不利。肌肉紧张则感觉拘束，肌肉僵硬则活动不利，故拘急与轻度转筋病同。手太阴经筋气虚可导致胁肋气血不足，气血不足则形成胁急。

手太阴经筋"合贲下，抵季胁"，贲即膈膜，贲下即胃上口。手太阴经"还循胃口，上膈属肺"，也经过胃上口，胃上口就是胃的贲门。手太阴经筋与正经均经过贲门，二者又同气相求，故经筋气盛可引起贲门气盛，经筋气虚可引起贲门气虚。气盛迫使溢血，气虚不能统血，故经筋气盛或气虚都可导致贲门出血。贲门属上消化道，上消化道出血自口而出，形成吐血。

# 第二节 手阳明大肠经辨证

## 一、原文解释

【原文】大肠手阳明之脉，起于大指次指之端，循指上廉，出合谷两骨之间，上入两筋之间，循臂上廉，入肘外廉，上臑外前廉，上肩，出髃骨之前廉，上出于柱骨之会上，下入缺盆，络肺，下膈，属大肠。

其支者，从缺盆上颈，贯颊，入下齿中，还出挟口，交人中，左之右，右之左，上挟鼻孔。

是动则病，齿痛，颈肿。

是主津所生病者，目黄，口干，鼽衄，喉痹，肩前臑痛，大指次指痛不用。气有余，则当脉所过者热肿；虚则寒栗不复。

【解释】大肠手阳明正经，起始于食指指头端，沿着食指上缘，从大指、食指骨结合处的合谷穴穿出，向上进入两块肌肉之间，沿着手臂上缘进入肘外侧，经上臂外侧前缘，上肩，从肩峰前缘出来，向上出锁骨与肩骨交汇之处，再向下进入缺盆，联络肺脏，下贯膈肌，归属大肠。

其分支从缺盆上行颈部，贯入脸颊，进入下齿槽中，又返出挟口两旁，左右交叉于人中穴，左边的向右，右边的向左，向上挟鼻（图4-2）。

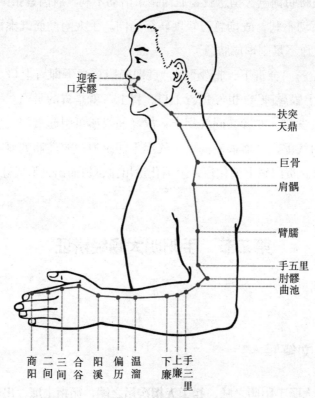

图4-2　手阳明大肠经

这条经络异常变动就会产生下列病症，如牙齿痛、颈部肿胀。

这条经络主管津所生的病症，如眼睛昏黄，口舌干燥，鼻流清涕或鼻流血，咽喉疼痛或麻痹，肩前上臂疼痛，食指疼痛而不能动。本经气盛有余，在经脉所经过之处有发热和肿胀现象；本经气虚不足，在经脉所过之处会有发寒战栗、不复温暖的现象。

（1）大指次指：大手指旁的第二指，即食指。

（2）合谷：穴在拇指、食指骨结合处（即一、二掌骨结合处），局部呈山谷样凹陷，合是结合，谷是山谷，故名合谷，别名虎口。

（3）柱骨之会：指锁骨与肩骨交会处，即天鼎穴。《素问·气府论》曰："柱骨之会各一。"《医宗金鉴·刺灸心法要诀》载："柱骨者，膺上缺盆之外，俗名锁子骨也。"

（4）鼽衄（qiú nǜ）：鼽是鼻流清涕，衄是鼻流血。王冰注："鼽，谓鼻中水出。衄，谓鼻中血出。"

（5）喉痹：喉咙痹阻。痹是痹阻不通之意。《症因脉治》卷三曰："痹者闭也，经络闭塞，麻痹不仁，或攻注作痛，或凝结关节，或重著难移，手足偏废，故名曰痹。"经络气滞或气虚均可引起痹证，喉痹就是咽喉部经络气虚或气滞引起的经络痹阻不通。

【原文】手阳明之别，名曰偏历。去腕三寸，别走太阴；其别者，上循臂，乘肩髃，上曲颊偏齿；其别者，入耳，合于宗脉。

其病，实则龋聋，虚则齿寒、痹膈，取之所别也。

【解释】手阳明络脉，名字叫偏历。自手腕向上三寸的位置（偏历穴）从正经分离出来，分出后进入手太阴肺经；另一分支沿手臂上行，（乘势）上行至肩髃，然后上行至下颌角部，偏入下齿中；另一分支则进入耳中，会合多条经脉。

本脉发病，实证为牙疼、耳聋；虚证为牙齿寒凉、胸膈气血不畅等，当取偏历穴治之。

（1）曲颊：指颊侧屈曲位置，即下颌角部。

（2）宗脉：宗，有"总"的含义，宗脉即多条经脉。

【原文】手阳明之正，从手循膺乳，别于肩髃，入柱骨，下走大肠，属于肺，上循喉咙，出缺盆，合于阳明也。

【解释】手阳明别行正经（经别）从手到胸部，在肩峰处分出，进入锁骨，下行进入体腔，行至大肠，再返回归属于肺，向上沿喉咙出缺盆部，会合手阳明正经。

【原文】手阳明之筋，起于大指次指之端，结于腕；上循臂，上结于肘外；上臑，结于肩髃。其支者，绕肩胛，挟脊；其直者从肩髃上颈。其支者上颊，结于顺；直者上出于手太阳之前，上左角，络头，下右颔。

其病，当所过者支痛及转筋，肩不举，颈不可左右视。

【解释】手阳明经筋起始于食指指头端，结于腕背；向上沿手臂，上结于肘外侧；沿上臂上行，结于肩峰。分出一支，缠绕肩胛骨，挟脊柱两旁；直行部分从肩峰上行颈部，其分支上走脸颊，结于颧部。继续直行部分出行于手太阳经筋前方，（左侧的）上至左额角，散络额头，（经右额）下行至右侧颔部。

该经筋发病，其所过之处可出现僵直、疼痛及转筋，肩不能举起，脖子不能向两侧转视。

## 二、病症解析

**齿痛，颈肿：**下齿和脖子都在大肠经循行路线上（其支者，从缺盆上颈，贯颊，入下齿中），瘀堵则痛，气虚则肿，所以大肠经气滞或气虚可出现齿痛、颈肿病症。

**是主津所生病者：**津即津液，津液就是中医对人体一切水液的总称，津液失衡可以引起身体疾病。津液失衡包括津液过剩和津液不足，津液严重过剩就会形成水肿，津液严重不足就会形成脱水。水肿和脱水属重度津液失衡，有明显的身体变化，水肿有皮肤肿胀，脱水有皮干眼陷，这些身体变化都是显而易见的。但轻度津液失衡一般没有明显的身体变化，不能直接从身体变化中获取体内津液失衡的信息，只能另外寻找其他的观察途径。

体内津液不停地向体外排放，形成可观察或可感受的外排津液（以下简称外液），外液包括汗液、尿液、鼻液、口液、舌液、泪液以及粪液等。体内津液增多则津液排放增多（汗液除外），导致外液生成增多；体内津液不足则津液排放减少，导致外液生成减少。在身体没有出现明显津液病症的情况下，外液的生成变化可以提前预示体内津液的变化，通过观察汗、尿、涕、口水、眼泪以及粪便的状态，可以推断出体内津液的状态。

大肠经"贯颊……上挟鼻孔……下走大肠……上循喉咙"，其经络穿过面颊进入口腔、夹着鼻孔，经过咽喉，并且主管大肠，因此大肠经对口腔中的口水、鼻腔中的鼻液、咽喉的黏液以及大肠中的粪液都具有生成调控作用，口水、鼻液、咽喉液、粪液都属于外液。大肠经气虚可导致外液生成增多，大肠经热盛可导致外液生成减少。大肠经主管外液的生成变化，而外液是体内津液的风向标，故大肠经是"主津所生病者"。

**目黄，口干：**目黄不是眼睛发黄，而是眼睛昏黄，也就是眼睛模糊、视物不清的意思。比如灯火昏黄，就是指灯光发暗、视物不清。大肠经上行头面，与足阳明胃经交会于鼻翼旁的迎香穴，迎香穴连接膀胱经（旁约太阳之脉），膀胱经又起于目内眦（内眼角），故大肠经可通过迎香穴与眼睛发生联系。大肠经气不足可引起眼睛供血不足，导致视物模糊不清，此即"目黄"；口干是津液病症，大肠经"贯颊，入下齿中"，其经络穿行两侧颊部口腔黏膜，如果大肠经有热，热量进入黏膜就会形成口腔干燥；大肠主津，津液不足则形成"口干"。

**鼽衄：**鼽是鼻流清涕，衄是鼻流血。大肠经上挟鼻孔，大肠经气虚则鼻气虚，鼻组织卫气虚弱，无力关闭鼻液腺，大量鼻液流入鼻腔形成鼻涕；大肠经有热传导至鼻，鼻黏膜血管受热形成热损伤，同时血管内压力又因热增高，一增一损，血管承受不住而形成破裂出血，血液从鼻黏膜鼓涌而出，形成鼻孔流血。故大肠经气虚可引起"鼽"，大肠经热盛可引起"衄"。

**喉痹：**痹者闭也，即经络闭阻不通，喉痹就是咽喉部经络气滞引起的经络痹阻不通。喉痹类似于西医的急慢性咽炎，急性咽炎症状是咽喉红肿热痛，慢性咽炎症状是嗓子发痒、有异物感。咽喉是极易生病的部位，有人只要感冒就习惯性嗓子发炎，这是为什么呢？分析十二经络循行路线，可以发现咽喉是十二经脉交汇之处，除三焦经和膀胱经间接通于咽喉，其余经脉皆直通咽喉，所以无论哪条经络生病，都会影响到咽喉，这就是咽喉易生病的原因。大肠经也直达咽喉（上循喉咙），所以病邪循大肠经侵入咽喉可以损伤咽喉经络，引起咽喉红肿疼痛，也就是急性咽炎；气滞可引发咽喉局部气虚，气虚生痰，痰湿瘀阻在咽喉内，就会感觉嗓子发痒或有异物感，中医称之为慢喉痹，西医叫作慢性咽炎。

**气有余，则当脉所过者热肿；虚则寒栗不复：**气有余就是气盛，气是能量气，气盛则能量过盛，故经络所过之处皆热。肿是皮肉浮胀的意思，肿有气肿，也有水肿，经络气盛则气压增大，气压增大鼓胀皮肉则成肿，故经络所过之处皆肿，此即"气有余，则当脉所过者热肿"；气虚则经络所过之处缺少热量，热量不足则感觉寒冷，寒冷则引发战栗，此即"虚则寒栗不复"。

**其病（络脉），实则龋聋，虚则齿寒、痹膈**：龋是龋齿，也就是蛀牙，牙疼方能深刻感受到齿病之害，故此处指龋齿引起的牙疼；聋的本义是耳背，也就是听力不好，不是听力完全丧失，一点也听不见。手阳明大肠经之络脉"上曲颊偏齿"，因此大肠经络脉可引起牙齿疼痛，疼痛必有经络不通，经络不通必经络气滞。络脉"入耳，合于宗脉"，络脉经气注入耳内，络脉气滞可导致耳内气滞，气滞则听力下降，甚至形成耳聋。络脉气滞属实证，实证可产生牙疼和耳聋，故"实则龋聋"。

牙齿气虚对低温敏感不适，所以牙齿怕凉，此即齿寒。络脉从下颌部进入下齿，络脉气虚可导致牙齿气虚，形成齿寒症；痹膈就是胸膈痹阻，大肠经"络肺，下膈"，大肠经气虚可导致胸膈痹（闭）阻，造成胸膈气血不畅，出现打嗝、胸闷、呼吸困难等痹膈症状。络脉与正经同气相连，络脉气虚必有正经气虚，故络脉气虚可导致胸膈气血不畅，形成痹膈。络脉气虚可产生齿寒和痹膈，气虚属虚证，故"虚则齿寒、痹膈"。

**其病，当所过者支痛及转筋，肩不举，颈不可左右视**：经筋发病，在所经过之处可出现僵直、疼痛及转筋，肩关节不能高举，颈部不能向两侧转视的病症。支即食指僵直，支痛就是食指僵直疼痛；转筋即肌肉收缩引起的肌肉错误移位。手阳明经筋"上臑，结于肩髃，其支者，绕肩胛，挟脊，其直者从肩髃上颈"，缠绕并穿行肩部，再上至颈部，所以大肠经疾病可引起肩颈肌肉伸缩不利，造成肩关节不能高举和颈部不能向左右转视。

# 第三节　足阳明胃经辨证

## 一、原文解释

【原文】胃足阳明之脉，起于鼻之交頞中，旁约太阳之脉，下循鼻外，入上齿中，还出挟口，环唇，下交承浆，却循颐后下廉，出大迎，循颊车，上耳前，过客主人，循发际，至额颅。

其支者，从大迎前，下人迎，循喉咙，入缺盆，下膈，属胃，络脾。

其支者，从缺盆下乳内廉，下挟脐，入气街中。

其支者，起于胃口，下循腹里，下至气街中而合。以下髀关，抵伏兔，下膝髌中，下循胫外廉，下足跗，入中趾内间。

其支者，下膝三寸而别，下入中趾外间。

其支者，别跗上，入大趾间，出其端。

是动则病，洒洒振寒，善伸数欠，颜黑，病至则恶人与火，闻木声则惕然而惊，心欲动，独闭户塞牖而处；甚则欲上高而歌，弃衣而走；贲响腹胀，是为骭厥。

是主血所生病者，狂，疟，温淫，汗出，鼽衄，口喎，唇胗，颈肿，喉痹，大腹水肿，膝髌肿痛，循膺乳、气街、股、伏兔、骭外廉、足跗上皆痛，中趾不用。

气盛，则身以前皆热，其有余于胃，则消谷善饥，溺色黄；气不足，则身以前皆寒栗，胃中寒则胀满。

【解释】胃足阳明正经，起始于鼻翼旁（迎香穴），（挟鼻上行）交会于鼻根部，与旁边的足太阳经相交，向下沿鼻柱外侧进入上齿槽中，出来挟在口的两旁，环绕口唇，向下在承浆穴处左右相交，退回沿下颌骨后下缘到大迎穴处，沿下颌角上行过耳前，经过上关穴（客主人），沿鬓发边际到达前额。

面部分支从大迎穴前方下行到人迎穴，沿着喉咙，进入缺盆，向下穿过膈肌，归属胃腑，联络脾脏；缺盆分支从缺盆出来，向下经乳房内侧缘，向下挟着肚脐旁边进入少腹两侧气街中；腹部分支起始于胃下口（幽门），向下沿着腹里，下至气街中与另一支会合。再由此下行至髀关，直抵伏兔部，下至膝盖，沿着胫骨外侧前缘，向下经过脚背，进入足中趾内侧趾缝。胫部分支从膝下3寸（足三里）处分出，向下进入足中趾外侧趾缝；足部分支从足背上分出，进入足大趾的内侧端（隐白），交足太阴脾经（图4-3）。

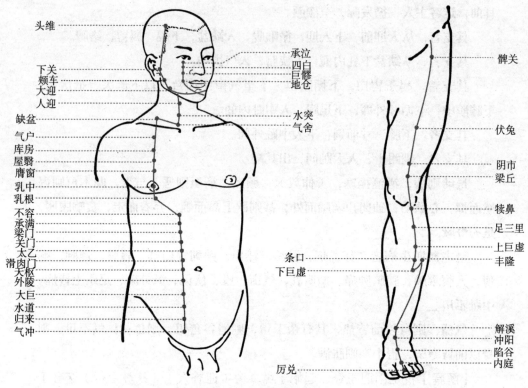

图 4-3 足阳明胃经

这条经络异常变化可产生下列病症：冻得颤抖不已，频繁伸懒腰打呵欠，额头发黑。病发时厌恶被人打搅和看见火光，听到木器的摩擦声就害怕惊恐，感觉心跳加速，喜欢安静，关上门窗自己一个人安静的待着。更严重的是想要爬到墙头或房顶等高处又叫又唱，或者脱了衣服四处乱跑；胃的贲门响动，腹部胀满，还可以导致小腿厥冷。

这条经络主管血所生的病症，如狂躁、疟病、高热、出汗、鼻塞流涕、鼻出血、嘴角歪斜、嘴唇溃疡、颈部肿胀、咽喉疼痛麻痹、腹部水肿胀大、膝关节肿痛。沿着胸部、乳部、气冲穴、腹股沟、伏兔穴、小腿外侧、脚背部均感到疼痛，脚中趾不能正常活动。

气盛时则身体前面都发热，胃经气盛则消化能力强，吃饭多而容易饥饿，小便颜色黄。胃经气虚则身体前面都发冷、寒战，胃寒则感到腹部胀满。

（1）交颇：颇（è），释义为鼻梁、鼻根，指两内眼角间的鼻梁部分。交颏即交会于鼻根部。

（2）旁约：旁边约会、交会之意。

（3）承浆：即承浆穴，在面部，当颏唇沟的正中凹陷处。

（4）颐后：颐的本义是面颊，腮。颐附着于下颌骨，颐后即下颌骨后。

（5）大迎：即大迎穴，位于下颌角前方面动脉搏动处，亦即嘴唇斜下、下巴骨的凹处。

（6）颊车：即颊车穴，在下颌角前上方，耳下大约一横指处，咀嚼时肌肉隆起时出现的凹陷处。

（7）客主人：即上关穴，位于耳前，下关直上，当颧弓的上缘凹陷处。戴眼镜者脸侧中央骨洼处即是此穴。

（8）发际：头发边际，即鬓角。

（9）额颅：即前额骨部，在发下眉上处。

（10）气街：即气冲穴，在腹股沟股动脉搏动处。

（11）髀关：即髀关穴，位于大腿前面，当髂前上棘与髌底外侧端的连线上，屈髋时平会阴，居缝匠肌外侧凹陷处。

（12）伏兔：即伏兔穴，位于大腿前隆起的股四头肌上。

（13）足跗：跗（fū）即脚背，足跗亦指脚背。

（14）骭厥：骭（gàn）指胫骨、小腿骨，亦指小腿。骭厥就是小腿厥冷。

（15）口喎：喎（wāi）本义是歪嘴，嘴角歪起。口喎就是口角向另一侧歪斜。

（16）唇胗：胗，唇疡也。唇胗即口唇溃疡。

（17）膝膑：膝膑指膝关节前的圆形骨，亦称膝盖骨。

（18）膺乳：胸部和乳部。膺（yīng），胸也（《说文解字》）。

**【原文】足阳明之别，名曰丰隆，去踝八寸，别走太阴；其别者，循胫骨外廉，上络头项，合诸经之气，下络喉嗌。**

**其病，气逆则喉痹卒瘖。实则狂颠；虚则足不收，胫枯。取之所别也。**

【解释】足阳明络脉从足外踝向上八寸的丰隆穴处分出，离开主干经络，走向足太阴经脉，同时从络脉上又分出一个支络，沿小腿胫骨外缘上行，与正经线路重合，但处于正经外浅层位置，上行直接到达头项部，与各经在头

111

项部的经气汇合，又向下联络喉咙和咽峡部。

此络脉病候分为气逆及虚实证。本络脉之气上逆则咽喉疼痛麻木，突然失音变哑。实证发生躁狂和痴癫；虚证见两足无力，迈步收不回来，小腿肌肉萎缩。当取丰隆穴治之。

（1）喉嗌：嗌（yì）是咽喉的意思，喉嗌指咽喉。

（2）卒瘖：瘖（yīn）是哑、哑巴的意思。卒即猝，卒瘖就是突然失声。

【原文】足阳明之正，上至髀，入于腹里，属胃，散之脾，上通于心，上循咽，出于口，上頞颐，还系目系，合于阳明也。

【解释】足阳明别行的正经上行至大腿前部，再向上进入腹腔，归属于胃，散之脾脏，向上通于心脏，上沿咽喉，从口腔穿出，上至鼻根，还绕眼眶，反转联系目系，并在此与足阳明正经汇合。

（1）頞颐（zhuō）：頞即鼻根，颐即下眼眶，頞颐即鼻根及下眼眶。

（2）目系：即眼、脑相连的经络。

【原文】足阳明之筋，起于中三趾，结于跗上，邪外上加于辅骨，上结于膝外廉，直上结于髀枢，上循胁，属脊。其直者，上循骭，结于膝。其支者，结于外辅骨，合少阳。其直者，上循伏兔，上结于髀，聚于阴器，上腹而布，至缺盆而结，上颈，上挟口，合于頄，下结于鼻，上合于太阳。太阳为目上网，阳明为目下网。其支者，从颊结于耳前。

其病，足中趾支，胫转筋，脚跳坚，伏兔转筋，髀前肿，㿉疝，腹筋急，引缺盆及颊，卒口僻，急者目不合，热则筋纵目不开。颊筋有寒则急，引颊移口；有热则筋弛纵，缓不胜收，故僻。

【解释】足阳明经筋起始于足二、三、四趾，结于足背，斜行向外，覆盖外辅骨（腓骨），上结于膝的外侧，直上结于股关节，向上沿着胁肋，归属于脊柱。其直行的一支，向上沿着胫骨，结于膝部。它的分支附着于腓骨部，并与足少阳经筋汇合；它直行的一支，从膝部向上沿着伏兔部（股四头肌），上结于大腿部，与足三阴之筋汇聚于生殖器，继续上行分布于腹部，上至缺盆聚结在一起，再上到颈部，挟口，汇合于颧骨部，下边结于鼻，上边与足太阳经筋汇合。太阳经筋形成上眼睑经络网；阳明经筋形成下眼睑经络网。

从颧骨部分出一支，从颊部结于耳前。

足阳明的经筋发病，可见足中趾僵直、小腿转筋，足部活动感觉僵硬，伏兔部转筋，大腿前部肿胀、睾丸肿痛，腹部经筋拘急，向上牵引缺盆及颊部，突然发生口角歪斜，经筋拘急则眼睛不能闭合，受热则经筋松弛放纵，眼睛不能睁开。颊部经筋如果受寒就会发生拘急，牵引颊部移动口角；颊部受热则经筋松弛放纵，迟缓不能收缩，所以向一侧歪斜。

（1）顄（qiú）：即颧部。

（2）㿗（tuí）疝：是七疝之一，症见睾丸肿胀疼痛麻木，西医称为睾丸炎。

（3）髀枢：髀为股部，大腿也，枢指枢纽。大腿枢纽即大腿股关节处，故髀枢指股关节。

（4）外辅骨：指膝外侧突出的高骨，即腓骨。

（5）目上网：即上眼睑，下眼睑为目下网。

（6）卒口僻：卒是猝的意思，指突然发作。僻是歪、斜的意思。卒口僻即突然发生口角歪斜。

## （二）病症解析

**洒洒振寒：** 洒洒指连绵不绝之意，如洒洒万言、洋洋洒洒等。振，动也，此处指抖动，振寒是寒冷引起的身体抖动。洒洒振寒就是浑身冻得发抖，战栗不已。身体抖动是肌肉不由自主产生的快速有节律的重复伸缩运动，也叫作肌肉震颤。身体为何会不由自主地产生肌肉震颤呢？人的任何生理行为都是因为有需要才会产生，产生肌肉震颤肯定也是为了满足某种生理需要，是为了缓解某种压力或为了摆脱某种困境而产生的特殊行为。冻得发抖是寒冷引起的肌肉震颤，所以寒冷条件下产生的肌肉震颤是为了对抗寒冷。对抗寒冷就必须增加热量供应，而增加热量供应就需要增加气血供应，因为热量依靠气血输送，气血供应增加，身体自然就会感觉暖和，所以产生肌肉震颤的目的是为了增加气血供应。肌肉震颤说明当前气血不能满足身体御寒的需要，故寒冷引起的身体抖动是气血不足所致。肌肉震颤既可发在全身，也可发在局部，发在全身的肌肉震颤可形成全身抖动，发在局部的肌肉震颤可形成局部抖动，局部抖动有手抖动、小腿抖动、眼皮抖动等，手抖动又叫作手哆嗦，小腿抖动又叫作小腿哆嗦，眼皮抖动又叫作跳眼皮，"左眼跳财，右眼跳灾"就是针对眼皮抖动形成的一句俗语。不仅寒冷能引起肌肉震颤，劳累、疾病等也可以引起肌肉震颤，劳累引起的肌肉震颤有手、臂哆嗦或小腿哆嗦等，疾病引起的肌肉震颤有半身不遂哆嗦、小儿惊风抽动等。劳累是消耗气血的过程，劳累过度会导致气血消耗过度，此时身体会有筋疲力尽的感觉，筋疲力尽是气血严重匮乏的表现。劳累过度会引起哆嗦，而劳累过度必会导致气血不足，哆嗦也是在气血不足的背景下产生的，故劳累引起的哆嗦也是气血不足所致。半身不遂属脑中风后遗症，也就是一侧肢体功能正常，另一侧功能失常，失常一侧的口、眼、舌、手、脚易发生哆嗦。半身不遂是由于经络阻滞引起的一侧肢体偏瘫，中医叫偏枯。经络是气的运行主体，气又能行血，因而经络阻滞会导致气血运行困难，气血运行困难又会造成气血供应不足，患侧肢体因气血供应不足而丧失正常功能并产生哆嗦，故半身不遂哆嗦也是气血不足所致。小儿惊风抽动即儿童抽动症，可伴发多个部位的颤动，如眼睛不自主眨眼，也叫挤咕眼，还有摇头、耸肩、缩颈等动作，都是无意识的局部颤动。惊风抽动多见于慢惊风，慢惊风之名出自《太平圣惠方》，多因高热、吐泻等伤及脾肾，造成气血亏虚所致，气血亏虚必然会导致气血供应不足，所以惊风抽动也是气血不足造成的。

　　总结起来，各类型肌肉震颤的形成都与该部位气血供应不足有关，所以肌肉震颤都是气血不足引起的。气血供应不足引起肌肉自发产生伸缩运动，目的是通过肌肉伸缩刺激该部位气血流动加快，从而提高该部位气血供应量。不同部位的肌肉收缩引发了不同部位的肌肉震颤，从而形成各种肢体抖动哆嗦的病症。

　　足阳明胃经从头至脚经过身体前部，覆盖身前肌肉群；太阳经从头至脚经过身体后部，覆盖身后肌肉群。肌肉是身体产热最多的组织，维持体温主要靠肌肉产热。阳明经覆盖身前肌肉，太阳经覆盖身后肌肉，肌肉是身体产热的主要组织，因此阳明和太阳经是身体的两大产热经络；另外，阳明经交通太阳经（旁约太阳之脉），两经之间可以通过经络互相传递热量，因此两经的热量水平常常保持一致性，共同进退。阳明经热量不足会拉低太阳经热量水平，故阳明经热量不足可导致全身热量不足，全身热量不足就会引起全身抖动哆嗦，战栗不已，成"洒洒振寒"之状。

**善伸数欠：**频繁伸懒腰、打呵欠。伸懒腰说明躯体气血不足，伸伸懒腰就是促进躯体气血流动。经常坐办公室的人，大脑紧张工作消耗了较多气血，躯体气血供应减少，身体因气血缺乏略感无力，甚至有疲劳感，所以会伸伸懒腰，目的就是刺激躯体气血加速流动；欠是打哈欠，也就是深呼吸，说明体内气虚，通过深呼吸补充肺气。阳明经分布于肌肉组织，阳明经气来自肌肉组织，肌肉长时间不运动，产气长期维持较低水平，易造成阳明经气虚弱，为了缓解气虚，增加了肌肉产气（善伸）和肺气吸入（数欠），形成频繁伸懒腰和打哈欠，此即"善伸数欠"。

**颜黑：**颜指前额，颜黑即额头发黑。《灵枢·五色》曰："黄帝曰：明堂者，鼻也；阙者，眉间也；庭者，颜也；蕃者，颊侧也；蔽者，耳门也。"明堂就是鼻，阙就是两眉之间的部位，庭就是前额部，蕃就是两颊的外侧，蔽是耳前方的部位。

皮肤的颜色随血液颜色的变化而变化。血液中的红细胞内含有血红蛋白，当血红蛋白与氧结合成为氧合血红蛋白时，它的颜色是鲜红的；当它放出了氧，成为脱氧血红蛋白时，颜色就变为暗红。动脉血含氧合血红蛋白多，因此它的颜色鲜红，透过皮肤呈现红色；静脉血因脱氧血红蛋白多而呈暗红色，透过皮肤就呈现青色。手臂上一条一条的"青筋"就是静脉血管。当某个部位血液流动受阻，血液携带的氧气被不断消耗，血液逐渐脱氧变成脱氧血，形成以脱氧血为主的局面，此时血液就呈现暗红色，并且血氧越少颜色越暗。皮下血色暗红，皮色就呈现青紫色，如果额头部位皮色青紫，就形成了"颜黑"。西医对于皮肤青紫有一个病理名词叫作"发绀"，发绀可以在很多部位发生，比如口唇青紫、指甲青紫、大腿青紫等，其实都是脱氧血增多所致。人在打斗时皮肤受伤，身上青一块紫一块，就是外力导致皮下经络血管受损，形成皮下气滞血瘀，瘀血凝固后彻底失去携氧能力，从而使皮肤呈现青紫色。中医把血液运行缓慢或者血液运行受阻称之为"气滞血瘀"，所以把血瘀引起的皮肤青紫叫作"瘀青"。颜黑也属于"瘀青"，是前额部血瘀所致。足阳明胃经"循发际，至额颅"，到达前额部，前额部就是颜部。足阳明经前额部发生气滞，就会在前额形成气滞血瘀，血瘀则前额呈现青紫色，形成颜黑。

**病至则恶人与火，闻木声则惕然而惊，心欲动，独闭户塞牖而处：**发病时怕见人和火光，听见木器撞击时所发出的声音就会神慌惊恐，心跳加快，因此病人喜欢关闭门窗独处室内。

《素问·阳明脉解》是对此段文字的解释，可与《灵枢·经脉》参看。

【原文】黄帝问曰：足阳明之脉病，恶人与火，闻木音则惕然而惊，钟鼓不为动，闻木音而惊何也？愿闻其故。

【解释】黄帝问道：足阳明经脉发生病变，不愿见人与火，听到木器响动的声音就受惊，但听到敲打钟鼓的声音却不为所动，为什么听到木器响动的声音就惊惕？我希望听听其中道理。

【原文】岐伯对曰：阳明者，胃脉也，胃者土也，故闻木音而惊者，土恶木也。

【解释】岐伯说：足阳明是胃的经脉，属土，所以听到木音而惊惕，是因为土恶木克的缘故。

【原文】帝曰：善。其恶火何也？

【解释】黄帝问：好！那么不愿见到火是为什么呢？

【原文】岐伯曰：阳明主肉，其脉血气盛，邪客之则热，热甚则恶火。

【解释】岐伯说：足阳明经主肌肉，其经脉多血多气，外邪侵袭则发热，体内热盛，所以不愿见到火。

【原文】帝曰：其恶人何也？

【解释】黄帝问：患者不喜欢见人是什么道理？

【原文】岐伯曰：阳明厥则喘而惋，惋则恶人。

【解释】岐伯说：足阳明经气上逆，则呼吸喘促，心中郁闷，所以不喜欢见人。

原文是对阳明病证的描述，经过仔细分析推理，认为原文的解释有误，分析过程如下：

恶人不是厌恶人，是不喜欢人发出的声音，因为人一旦出现就必然带来声音，说话、走路、喘气、吃饭这些动作行为，都在不停地制造声响。因此恶人的理解应该是不喜人发出声音，也就是怕声。

恶火不只是怕热。对于这一句话，一般都认为是因为外邪导致身体发热，热甚则讨厌热量，火能生热，所以厌恶火。这种认识可能不够准确。首先，"热"是六淫之一，该字在《内经》中出现的频率极高，怕热就应该叫作恶热，而不是恶火；其次，火离得很近才会生热，离远点不就不热了吗？所以火不是因生热而令人生厌。那到底是厌恶火的哪一点呢？我们来分析一下，古代生火（秦代以前）都是用木头或草禾作为柴火，柴火点燃后会冒烟、生热、发光，因此恶火的原因离不开怕烟、怕热、怕光这几点。冒烟是柴火太湿，是偶然现象；另外，可以把火堆放在下风处以避开烟雾，所以可以排除怕烟。怕热已经被排除掉，所以只剩下怕光了，只有燃烧产生的火光无论远近都无法避开，抬眼就能看到。所以此处的"恶火"的准确理解应该主要是怕光。

闻木声则惕然而惊：木声应该是木器的摩擦声。春秋时代金属用品较少，以木质用品为主。木器发出的声音很多，开门关门有吱吱扭扭的声音，睡木床有嘎吱嘎吱的声音，这些声音有一些刺耳，听起来不是很舒服，刺耳的声音都比较尖锐。现代社会材料丰富，可以产生尖锐声音的物品很多，铁器、水泥、玻璃等制品经摩擦都可以产生令人牙酸并且刺耳的声音。尖锐声音音频较高，对人体可产生强烈刺激甚至造成伤害，例如国外举行高音比赛时，声音高到一定程度可以击碎玻璃。在古代制造尖锐声音的物品较少，常见的尖锐声音多为木器制造，因此"木声"应该指尖锐的声音。

"惕然而惊"就是害怕惊恐的意思。惕，惧也（《玉篇》），惕是害怕，惊是惊恐，害怕、惊恐的表现是特别容易紧张，稍有风吹草动就会感觉心里发慌。足阳明经别"上通于心"，故阳明经可注气于心，阳明经气虚可引起心气虚，心气虚则心中紧张慌乱，易生惊恐。"闻木声则惕然而惊"这句话的理解应该是听到尖锐声音则害怕惊恐，也就是害怕尖锐声音的意思。

心欲动：感觉心脏不自主地跳动加快。心脏不能承受太大的工作负荷，负荷稍微增加就会被迫提高心跳速度，这说明心脏供血能力下降，是心气不足的表现。阳明胃经"散之脾，上通于心"，阳明经气上注于心经，阳明气虚可引起心气虚，形成"心欲动"之症。

独闭户塞牖而处：就是特别喜欢安静，关闭门窗，自己一个人待着。安静是最不耗气的行为方式，因为任何动作都会耗气，只有保持安静状态才能耗气最少，所以喜静之人多气虚。

总之，有病之人怕声、怕光，尤其怕尖锐声音，反映了心虚胆小、心气不足。气虚者喜静，声音和光亮会对安静状态形成干扰，因此怕声、怕光也是气虚的表现。总之，所有症状都与气虚有关。巧合的是，这些怕声、怕光、胆小、喜静的病症，恰恰就是西医学"神经衰弱症"或"抑郁症"的表现，古今同病，只是症状描述方式不同，从这一点上更加验证了上述推断的合理性。

**甚则欲上高而歌，弃衣而走：** 更厉害的症状是想要爬到墙头或房顶等高处又叫又唱，或者脱了衣服四处乱跑。症状分析如下：

甚则欲上高而歌：爬墙上房都是高难度运动，支撑运动的是能量，当体内能量处于过盛状态，人体憋胀难耐，只有尽快将能量发泄掉才能感觉轻松舒服，此时一般性运动所消耗的能量已经不能满足身体的泄能需要，只有选择更加耗能的高难度运动才能满足泄能的需要，所以爬墙上房是能量过于充盛的表现。唱歌同说话一样，都可以消耗内气和能量，研究发现唱歌有助于减肥，说明唱歌可以帮助消耗能量。孙思邈认为"多言则气乏"，正常的说话即使音量不高，而且说话中间有停顿间歇，但是如果持续时间长，人都会感觉疲惫，唱歌比说话音量高，而且唱歌中间没有停顿，只有换气的间歇，因此唱歌是比说话更加耗气的过程。气是能量气，耗气就是耗能。又叫又唱是一种能量发泄方式，发泄的原因也是能量过盛。

弃衣而走：脱衣是因为身体太热，四处乱跑是能量过盛，是气盛热盛状态下的本能反应。走的本意是跑，《释名》曰："徐行曰步，急行曰趋，疾趋曰走。"

脱衣上房、乱跑乱叫都属于异常行为，说明人的大脑意识混乱。胃经气盛、热盛与大脑有什么关联呢？我们再来回顾一下经络循行路线："足阳明之别……上络头项，其病……实则狂颠。"阳明热盛则络脉热盛，高热可经络脉传至大脑，脑热则大脑兴奋，兴奋过度则表现发狂。

与"病至则恶人……塞牖而处"的静止行为完全相反，"甚则欲上高而歌，弃衣而走"完全是动态行为，而且行动强烈，甚至不受控制，属于典型的狂躁症；发狂属于狂躁形式的精神疾病，也就是中医的气盛实证；沉寂属于抑郁形式的精神疾病，也就是中医的气虚虚证。阳明经主肌肉，而肌肉是产热产气的主要场所，阳明产气不足则抑郁，阳明产热过盛则狂躁，抑郁和狂躁其实是阳明病的两种不同表现。

**贲响腹胀：** 贲是膈的古称，贲响就是胸膈响动。我们来看看人体能发出响动的部位，鼻子出声是利用气流摩擦发出响声，嗓子是发声的主要器官，也是利用气流摩擦发出响声。胃肠内可以发出响声，比如喝水一下子过猛，造成大量水液在胃肠内流动，就可以听到胃肠内发出流水的响声；饥饿时肚子发出咕咕的叫声，是消化液在空荡的肠管内轻松流动，流动中发出类似于流水一样的响声；还有胃肠气阻可以引起打嗝，打嗝属于气流发出的响声；肛门排气会发出响声，也就是放屁。

总结一下，上述发声的部位都具有管腔形态，管腔内的气流或水流通过摩擦管壁制造出不同的响声。口、鼻和肛门通过气流发出响声；胃肠通过水流或者气流发出响声。胸膈只是一层膜，不具备管腔一样的发声条件，另外各类中医书籍中都没有胸膈响动的症状描述，只有"胸膈痞满、胸膈烦闷、胸膈满闷、胸膈痞闷、胸膈痞塞"的症状描述，因此贲响的正确理解应该不是指胸膈制造的响声，而是由胸膈部位传出的响声，这个响声就是打嗝。打嗝是胃气被迫上行造成的，所以胃才是打嗝的制造者，故贲响属阳明胃经病症。

腹胀就是俗称的胀肚子，是气体在腹部受阻（气滞）形成的腹部气胀。胃肠气体正常时顺着肠道下行，进入直肠后从肛门排出；如果有食物或粪便堵塞了肠道，就会形成腹部气胀。气体总要有个出路，既然不能下行，就只有被迫上行，一旦气体从胃部逆行而出，就形成了打嗝。打嗝源于腹胀，腹胀会出现打嗝，二者存在因果关系，语义前后衔接得当，因此"贲响"在此处应指"打嗝"。

**是为骭厥：**这个（异常变动）还可以形成小腿厥证。厥是气机闭停，由气血阻逆引起。厥证表现为厥冷、麻木和疼痛；骭即骭骨，指小腿胫骨，代指小腿。骭厥即小腿出现厥冷、麻木、疼痛症状。阳明胃经"下膝膑中，下循胫外廉，下足跗"，其循行路线经过胫骨外侧端，进入足部，所以阳明气虚或气滞可引起足部及小腿的气血不足，气血严重不足就会发生厥冷，气血轻度不足就会发生麻木，气血阻滞就会发生疼痛，此即"是为骭厥"。

**是主血所生病者：**这条经络负责主管血所生的病症。阳明胃经从头至脚，经过身体前部，覆盖身前肌肉；另外，阳明经交接太阳经（旁约太阳之脉），通过太阳经覆盖身后肌肉。肌肉组织约占体重的一半，主要分布于四肢和躯干，肌肉是人体产生能量最多的组织，美国国家癌症研究所研究发现，当肌肉收缩的时候就会释放热量，这种热量通常占人体总热量的 85% 左右，所以肌肉的分解代谢水平远高于其他组织。肌肉是分解产热的主体组织，产生的热和气首先充实自身组织，使得分布于肌肉组织中的经络表现为气盛热盛。全身肌肉组织中的经络网归属于阳明经和膀胱经，阳明经除覆盖身前肌肉外，还进入腹内（入于腹里，属胃，散之脾，上通于心），而膀胱经除与肾经联络外，基本不进入腹内，因此阳明经产热对腹内脏器的影响远大于膀胱经。阳明经上通于心，故阳明热盛可引起心热血热，心热血热则汗出渴饮、面赤心烦、脉象洪大，此为阳明经证；阳明经又下络大肠，故阳明热盛可引起大肠热盛，大肠热盛则大便秘结不通，此为阳明腑实证。阳明经产生的热和气可以推动血液的运行，阳明经产热增加则血液运行加快，阳明经产热不足则血液运行减缓。阳明经产热过盛可引起血液妄行，血液妄行可引发吐血、衄血；阳明经产热不足可引起血滞不行，血滞不行可引发血虚、血瘀证。阳明经不仅能影响血液的运行状态，还能引发诸多血液病症，所以阳明经是"主血所生病者"。阳明经（合太阳经）所分布的肌肉组织制造了人体最多的热量，因此阳明经是产气产热最多的经络（汇合太阳经热量），气多热多则血旺，所以阳明经常表现为"多热多气多血"，从这个角度来说，阳明经不仅是"主血所生病者"，同时也是"主热所生病者"和"主气所生病者"。

**狂，疟，温淫，汗出**：狂是疯狂，指脱衣上房之类，前文已述；疟是疟疾，也就是打摆子，在后文胆经详述；温淫指热量过多，也就是发烧的意思，"淫"在这里是过多、过甚的意思，《尚书·大禹谟》传："淫，过也。"《诗经·关雎序》曰："淫者，过也，过其度量谓之为淫。"发烧是产热多于散热，汗出是营压大于卫压，热、气均来自阳明，阳明热盛则"温淫"，热气入营则"汗出"。脾经负责产气，阳明胃经负责储气和运气，脾经相当于"加工车间"，胃经相当于"储运车间"。

**鼽衄**：鼽是鼻流清涕，衄是鼻流血。大肠经和胃经均经过鼻部，大肠经"交人中，左之右，右之左，上挟鼻孔"，胃经"起于鼻之交頞中，旁约太阳之脉，下循鼻外"，大肠经上行于鼻孔内侧，胃经从鼻根下行至鼻孔外侧，阳明二经从内外覆盖鼻部，因此鼻部的病症多与阳明二经有关。阳明胃经气虚可导致鼻子气虚，气虚则鼻黏膜卫气虚弱，无力阻止黏膜内液体流入鼻腔，大量液体不停地顺鼻孔流出，形成鼻流清涕，此即"鼽"。流鼻血有气盛、气虚两种情况，阳明气盛多伴有热盛，高热可造成鼻黏膜血管组织合成不足

（合成原料全部用于分解），形成血管组织热损伤，同时气盛对血管壁冲击力增大，损伤的血管在高气压作用下易破裂出血；气是营养气，气中携带的营养是血管组织细胞的再生材料，阳明经气虚可导致鼻黏膜血管组织因再生材料缺乏而变得脆弱老化，脆弱老化易引起血管破裂出血。气虚则无力行血，阳明经气虚还可引起鼻黏膜血管发生血瘀，血瘀则血管阻力增大，迫使血液外溢。血管中溢出的血液经鼻黏膜进入鼻腔，在重力作用下流出鼻孔，形成鼻出血，此即"衄"。

**口㖞：**口㖞就是口角歪斜，类似于西医学的面神经麻痹。阳明大肠经和胃经都经过口部，大肠经"入下齿中，还出挟口"，胃经"入上齿中，还出挟口，环唇"。阳明二经两两成对并行，环口左右各有一条，如果一侧经络气虚或气滞，另一侧经络运行正常，就会发生口角歪斜。气虚或气滞均可引起供血不足，导致肌肉收缩无力，正常侧肌肉牵引力高于患侧，患侧肌肉被正常侧肌肉牵引，向正常一侧倾斜，就会形成口角歪斜，此即"口㖞"。

**唇胗：**唇胗就是嘴唇溃疡，也叫作唇疮。足阳明胃经"挟口，环唇"，故能引起嘴唇溃疡。

**颈肿，喉痹：**足阳明胃经循行经过颈部和喉咙（从大迎前，下人迎，循喉咙），人迎穴就在颈动脉处，故胃经发生病变可引起颈部肿胀和咽喉疼痛、干痒等症。

**大腹水肿：**水肿引起腹部体积增大就是大腹水肿。足阳明经"起于胃口，下循腹里"，足阳明经气虚可导致腹部积液，积液过多则引起水肿，水肿严重引起腹部体积增大，形成"大腹水肿"。

**膝膑肿痛：**膝膑（髌）指膝关节前的圆形骨，亦称膝盖骨，膝膑肿痛就是膝盖骨肿痛，也就是膝关节肿痛。阳明胃经"抵伏兔，下膝膑中"，膝髌在阳明胃经下行路线上，阳明胃经湿热可引起膝髌热肿，阳明胃经湿寒可引起膝髌寒肿，阳明胃经不通则引起膝髌疼痛。

**循膺、乳、气街、股、伏兔、骭外廉、足跗上皆痛：**沿着胸部、乳部、气冲穴、腹股沟、伏兔穴、小腿外侧、脚背部均感到疼痛。膺即胸部；乳指乳房部位，不包括乳头，因乳头属肝经；气街即气冲穴，在肚脐下方五寸处；股为胯到膝的部位，此处指股端，也就是腹股沟；伏兔指伏兔穴，在大腿的前部；骭指胫骨，是小腿最粗大的一根骨，此处代指小腿；足跗即脚背。这些部位都在胃经下行路线上，都可以因为某种原因导致经络不通而引发疼痛。

**中趾不用：** 中间的脚趾头不能正常运动，也就是脚趾头不听使唤。胃经一个小分支进入足中趾内侧趾缝（下足跗，入中趾内间），另一小分支进入足中趾外侧趾缝（下膝三寸而别，下入中趾外间），足中趾被两条经络分支夹住，经络气滞可导致中趾肌肉僵滞，不能随意运动，致使脚趾头不听使唤，此即"中趾不用"。

**气盛，则身以前皆热，其有余于胃，则消谷善饥，溺色黄；气不足，则身以前皆寒栗，胃中寒则胀满：** 气盛时身体前面都发热，胃经气盛则消化能力强，吃饭多而容易饥饿，小便颜色发黄；胃经气虚不足，则身体前面全都发冷、战栗，胃部受寒则感到腹部胀满。

阳明经被过量的热和气所充实，气过量所引起的病症叫作气盛。阳明胃经覆盖身前肌肉群，产气的同时必有产热，气盛则热盛，所以气盛时身体前面全都发热。阳明胃经气偏盛就是"其有余于胃"，阳明经气盛是肌肉分解过于旺盛所致，分解就是消耗营养物质的过程，分解旺盛导致营养物质的消耗过快，消耗过快必然要求补充更多的营养物质，所以食物的摄入量增加，表现为吃得多并且饿得快，此即"消谷善饥"。

溺色黄就是小便颜色偏黄。阳明热盛导致大量出汗，出汗是为了散发体内过多的热量，大量出汗导致尿液浓缩，尿液浓缩使尿中有色物质浓度增加，有色物质呈黄色，尿液浓缩后就会呈现黄色，浓缩程度越重呈现的黄色就越深。胃气不足表明分解产热不足，所以身体前部肌肉发寒、战栗。胃中寒就是胃被寒气中伤，也就是胃受了寒。胃部受寒可引起脾胃经络气虚或气滞（脾经络胃），导致胃内食物消化不良，未消化的食物在肠内停留时间过长就会引起发酵产气，发酵产气致使肠内气体增多。同时胃部蠕动能力减弱，食物下行缓慢，易引起肠道堵塞，肠内气体因肠道堵塞排不出去，也会造成肠内气体增多。肠内气体增加过多就会形成气胀，气胀则感觉腹部胀满，此即"胃中寒则胀满"。

**其病，气逆则喉痹卒瘖：** 气逆是气升不降，指气体过多汇聚在人体上部，形成上多下少的局面。有肺气不降的肺气逆，有胃气不降的胃气逆，还有肝气升多降少的肝气逆，气逆与气陷相反，气逆是不降，气陷是不升。喉痹就是咽喉部经络闭阻，痹即闭也。经络闭阻也就是经络不通，急者疼痛甚剧，吞咽困难,缓者咽痒不适,有异物感;卒瘖就是嗓子突然失音变哑,形成了失音症。嗓子发音是靠声带震动,声带是位于喉咙中间的两条白色韧带,由两端的声带肌负责关闭。当人在吸气时,声带自然分开;而当呼气发声时,在声带肌的牵拉下声带闭合靠拢成水平状,气息穿过两条声带间的缝隙,使声带产生震动而发出声音。经络闭阻可造成声带肌气血供应不足,如果声带肌气血严重匮乏,无力关闭声带,声带间隙过大,气息轻松穿过声带,声带震动减弱或消失,则声音变哑或不能发声,形成失音症。

足阳明络脉"合诸经之气,下络喉嗌",下行经过咽喉,阳明经之气下行不顺属气逆,下行不顺的原因是经络闭阻,经络闭阻可引起喉痹和失音症,故"气逆则喉痹卒瘖"。

**实则狂颠;虚则足不收,胫枯。取之所别也:**狂颠即躁狂痴癫,指行为疯狂异常;足不收指两足软弱,行走时收引无力,举步艰难;胫枯就是小腿枯瘦,也就是肌肉萎缩,胫是胫骨,代指小腿。足阳明络脉"循胫骨外廉,上络头项",经过头部、胫(骨)部,足阳明经气盛热盛可使大脑过度兴奋而癫狂,气盛热盛属络脉实证,此即"实则狂颠";足阳明经气虚可使小腿无力,迈步不能收,气虚日久可使小腿肌肉萎缩。气虚属络脉虚证,此即"虚则足不收,胫枯"。

# 第四节　足太阴脾经辨证

## 一、原文解释

【原文】脾足太阴之脉,起于大趾之端,循趾内侧白肉际,过核骨后,上内踝前廉,上腨内,循胫骨后,交出厥阴之前,上循膝股内前廉,入腹,属脾,络胃,上膈,挟咽,连舌本,散舌下。其支者,复从胃别,上膈,注心中。

是动则病,舌本强,食则呕,胃脘痛,腹胀善噫,得后与气,则快然如衰，身体皆重。是主脾所生病者，舌本痛，体重不能动摇，食不下，烦心，心下急痛，溏瘕泄，水闭，黄疸，不能卧，强立，股膝内肿、厥，足大趾不用。

脾之大络，名曰大包，出渊液下三寸，布胸胁，实则身尽痛，虚则百节尽皆纵。

【解释】脾足太阴正经，起始于足大趾头端，沿着足大趾内侧的白肉边际，通过足大趾内侧的核骨，上行到达内踝的前缘，再上行至小腿的内侧，然后沿胫骨的后缘，与足厥阴肝经交会并穿行至其前方，此后再上行经过膝部、大腿内侧前缘，进入腹内，入属脾脏，并联络胃腑。然后再向上穿过胸膈，挟行于咽喉两侧，连接舌根，并散布于舌下。它的支脉在胃腑处分出，上行穿过胸膈，注入心中，与手少阴心经衔接（图4-4）。

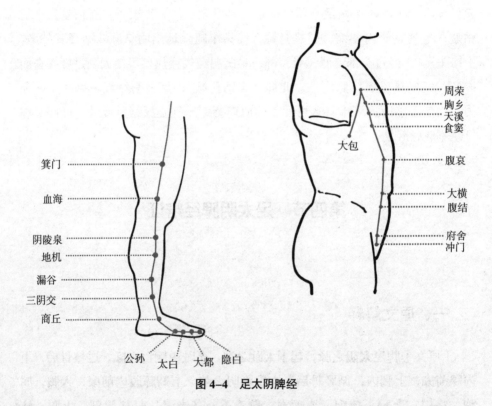

图4-4 足太阴脾经

脾经这条经络异常可产生下列病症：如舌根僵硬，进食则呕，胃脘疼痛，腹部胀满，时时嗳气等症状；在排出大便或矢气后，就会感到脘腹轻快，就好像病已祛除了一样。此外，还会出现全身上下均感沉重的病象。

这条经络主管脾所生的病症，如舌根疼痛，身体沉重不能活动，吃不下饭，心中烦躁，心下牵引作痛，大便溏稀，腹有痞块，泄痢，癃闭，黄疸，不能安睡，勉强站立，还会出现股膝内侧肿胀及厥冷，足大趾不能灵活运动。

脾的大络，名字叫作大包，从渊腋穴向下三寸处分出，散布在胸胁部。脾经大络发病，实证可见浑身疼痛，虚证可见周身关节弛缓。

（1）白肉际：手掌脚掌心面肉色发白，背面（生有毫毛的一面）发红，二者交界的地方即为白肉际或赤白肉际。

（2）核骨：即足大趾内侧的圆形隆起，状如圆骨。

（3）腨（shuàn）：又称"腓"，俗称"小腿肚"，指小腿的腓肠肌。

（4）舌本：舌之根本，即舌根。

（5）渊液：即渊腋穴，位于腋下 3 寸，第 4 肋间隙中。

（6）善噫：噫（ài）即噫气，同嗳气，俗称"打饱嗝"，善噫指频频打嗝。

（7）瘕（jiǎ）：泛指腹内一切结块。推之能动的结块叫作瘕，推之不动的结块叫作癥（zhēng）。


**【原文】**足太阴之别，名曰公孙，去本节后一寸，别走阳明。其别者入络肠胃，厥气上逆则霍乱，实则腹中切痛，虚则鼓胀，取之所别也。

**【解释】**足太阴络脉在距离足大趾一寸处的公孙穴分出，走向足阳明胃经。其支脉进入腹腔，联络肠胃，出现严重的气机逆乱则发生霍乱一样的上吐下泻，实证则出现腹部刀切一样的疼痛，虚证则见腹部鼓胀，可取足太阴经公孙穴治疗。


**【原文】**足太阴之正，上至髀，合于阳明，与别俱行，上结于咽，贯舌中。

**【解释】**足太阴别行的正经（经别）从脾经分出后上行至大腿前面（髀部），汇合足阳明胃经，与足阳明经别并行，上联结咽喉，贯穿舌中。


**【原文】**足太阴之筋，起于大趾之端内侧，上结于内踝；其直者，络于膝内辅骨，上循阴股，结于髀，聚于阴器。上腹，结于脐，循腹里，结于肋，散于胸中；其内者着于脊。

**其病：足大趾支，内踝痛，转筋痛，膝内辅骨痛，阴股引髀而痛，阴器纽痛，上引脐与两胁痛，引膺中脊内痛。**

【解释】足太阴经筋起于足大趾端内侧，上结于内侧踝骨；其直行部分联络膝内高骨，沿大腿内侧上行结于大腿根部，汇聚于阴器。再上行至腹，结于脐部，沿腹内上行，结于肋部，散布于胸中；其行于内里的一支附着于脊柱。

足太阴经筋发病，可见足大趾僵直，内踝疼痛，（小腿）转筋疼痛，膝内辅骨疼痛，股内侧牵引大腿根作痛，生殖器拧痛，并向上牵引脐部及两胁作痛，且能牵引至胸部和脊柱内侧疼痛。

（1）内辅骨：指膝内侧突出的高骨，包括股骨下端的内上髁和胫骨上端的内侧髁。

（2）髀：指股部，自胯至膝盖的部分。此处指股部胯端，即大腿根部。

（3）阴股：阴股又称股阴，股指大腿，阴指内侧，股阴即大腿内侧。


## 二、病症解析

**舌本强：**舌本强就是舌根僵硬，舌本就是舌之根本，即舌根。强在此读作 jiàng，是僵硬的意思。舌体由横纹肌组成，属于肌肉组织，舌根僵硬就是舌根部肌肉组织僵硬。僵硬是肌肉保持一定程度的固定收缩所致，固定收缩使肌肉的收缩和舒张距离缩短，导致肌肉的运动幅度下降，由此产生的运动不灵活就是发僵；固定收缩使肌肉组织聚集，聚集后密度增大则感觉肌肉发硬。肌肉僵硬是气血停滞形成的，例如手指冻僵是低温造成的手指僵硬，低温使液体凝固，堵塞了手指经络血管，手指气血停滞则形成僵硬。同理还有尸体僵硬，人死后身体没气了，无气则血不行，也相当于气血停滞，所以尸体很快会变得僵硬。

肌肉僵硬多为经络瘀堵所致，经络瘀堵可造成经络不通，经络不通则气血停滞，舌根经络不通可导致舌根僵硬。经过舌根的经络有脾经（挟咽、连舌本、散舌下）、心经（系舌本，属目系）、膀胱经（别入结于舌本）、肾经（循喉咙，挟舌本）、手少阳三焦经（当曲颊入系舌本），因此不独脾经可导致舌根僵硬，心、肾、膀胱经和三焦经都可以导致舌根僵硬。可以根据各经的症状分别判断，例如腹泻伴发舌根僵硬，应考虑脾经；心悸、心痛伴发舌根僵硬应考虑心经；腰膝酸软、形寒肢冷伴发舌根僵硬应考虑肾经。

**食则呕：**食则呕就是吃东西就引起呕吐。进入胃肠的食物如果不能被及时处理消化，就会堆积在胃肠，给胃肠带来额外负担和潜在危险。为了解除这个负担和危险，胃腔和肠管蠕动加剧，目的是迅速把积留食物清理出去。本着就近原则，离肛门近的从下边排出，离口近的从上边吐出。胃部离口较近，所以胃部食物易从口吐出而形成呕吐。脾经气滞可引起消化停滞，导致大量食物堆积在胃肠，堆积在胃则上呕，堆积在肠则下泻，故上吐下泻属脾经病症。呕吐是一种清除食积危害的方式，而危害大小与食积程度有关，食积越严重则危害越大，因此呕吐与食积程度有关，一旦食积程度达到呕吐标准即可引发呕吐。当食积接近呕吐临界点时，进食有助于食积达到呕吐标准，从而引发呕吐，此即"食则呕"。

**胃脘痛：**就是胃体疼痛。脘指胃的内部，胃脘指含有内部空腔的整个胃体。脾经属脾络胃，脾经气滞可引起胃体气滞，胃体气滞可导致经络不通，经络不通则引发胃体疼痛，亦即"胃脘痛"。

**腹胀善噫，得后与气，则快然如衰：**腹胀善噫就是腹胀、频频打嗝，大便和放屁后就会感到脘腹轻快。噫即噫气，同嗳气，即打嗝，是胃肠气体太多被迫上行逼出喉咙，发出长而缓的声响。胃肠气体增多既可以引起腹胀，也可以引起打嗝，因此腹胀善噫是胃肠气体增多造成的。

脾经主管消化，脾经气虚会导致消化不良，未消化的食物进入肠道可引起发酵产气，发酵产气致使胃肠内气体增多；脾经"入络肠胃"，脾经气虚可引起肠胃气虚，肠胃气虚则蠕动缓慢，无力推动食物下行，食物堆积在肠道内易形成肠道堵塞，肠道堵塞导致胃肠气体排出不畅。一方面是产气增加，一方面是排出不畅，过量的气体积聚在腹部就会引发腹部气胀。腹部气胀逼迫胃肠气体自行寻找出路，胃肠气体因不得下行而被迫上行，上行就会引起打嗝，此即"腹胀善噫"；肠道堵塞则排气不畅，憋闷不舒，故大便和放屁后就会感到脘腹轻快。此即"得后与气，则快然如衰"。

**身体皆重：**整个身体都感觉沉重。脾是体内气源之一，脾经气虚可导致全身气虚，气是能量气，有能量才会有力量，无力则不能承重，因此无力的直观感受是自觉身体愈发沉重。长途跋涉之后身体极度疲劳（气虚），此时自觉身体异常沉重，其实就是气虚导致的承重能力下降，故而感觉重量增加。沉重感的产生是气虚导致的承重能力下降，其实身体的重量并没有增加。脾经气虚可引发全身气虚，全身气虚则自觉全身沉重，此即"身体皆重"。脾病多有"肢体困重"，"头身沉重"，"身重如山"等病症描述，与"身体皆重"是一个意思。

**是主脾所生病者：**这条经络主管脾所生的病症。脾病的后果就是导致消化不良和转运不足，转运不足又会引起产气不足，故脾病多表现为消化和气虚病症。

**舌本痛，体重不能动摇：**脾经连接舌根，脾经气滞可引起舌根疼痛。"体重不能动摇"与"身体皆重"是一回事，都是脾经气虚导致身体承重能力下降的缘故。

**食不下，烦心，心下急痛：**吃不下饭，心中烦躁，心下拘急作痛。脾经消化食物功能下降，身体适应性地降低进食量，所以没有胃口，吃不下饭，此即"食不下"。烦心即心中烦躁，烦是心中热而不安。脾经交通心脏（其支者，复从胃别，上膈，注心中），脾经气虚或气滞均可生热，气虚或气滞需要增加产气，增加产气的目的是为了补充气虚或者改善气滞，产气的同时必然会伴随产热，产生的热量不能被利用就会沿着经络传导散发。脾经有热沿着经络传导给心脏，心脏因受热导致心跳被动加速，心脏不得宁静则感觉心中烦躁，此即"烦心"；心下就是胸膈部，胸膈紧挨着胃上口（贲门），心下急痛就是胸膈部或胃的贲门部拘急疼痛，脾经"络胃、上膈"，经过膈肌和胃的贲门部，脾经气滞可引起这些部位的经络不通，经络不通则引发疼痛，造成"心下急痛"。

**溏瘕泄：**溏是大便溏稀，瘕是腹有痞块，泄是水泄拉肚子。溏是不凝固、半流动的意思，便溏就是大便含水多，稀软不成形。正常情况下，大便的含水量始终维持在正常水平（25%左右），大便既不干燥也不稀软。人喝再多的水，大便的形态也不会改变，不会因为喝水多导致大便稀软，这说明大便的形成过程中有自己的一套水分调节机制，不受饮水量的影响。肠道调节水量靠渗透压，肠道内渗透压高于体液，肠内含水量增加，大便稀释变软；肠道内渗透压低于体液则肠道失水，大便脱水变干。肠道内的营养浓度决定肠道渗透压，营养浓度升高则渗透压升高，营养浓度下降则渗透压下降。如果食物消化吸收不彻底，未吸收的食物就会在肠道内被截留下来，截留下来的食物增高了肠内营养浓度，使肠道渗透压升高，从而提高了肠道的吸水能力。肠道少量吸水则引起便溏，大量吸水则引起腹泻。例如乳糖酶缺乏时不能消化乳糖，未消化的乳糖在肠道聚积，增高了肠内渗透压，可引起肠道吸水性腹泻。脾经气虚则消化液分泌不足，致使食物不能被完全吸收，造成肠道吸水性增加，引起便溏或腹泻，称为脾虚便溏或脾虚泄泻。

瘕泛指腹内一切结块，临床上以妇女多见。推之不动的结块叫作癥，推之能动的结块叫作瘕，均为食积、瘀血或痰湿聚集形成的有形包块。食积的成因是气虚食停，血瘀的成因是气滞血停，痰湿的成因是气虚生痰，所以腹内肿块的形成多与经气运行不畅有关。脾经"入腹，属脾"，其经络穿行腹部，脾经气虚可引发腹部气虚或气滞，腹部气虚或气滞日久就会腹部结块，即形成"瘕"。

**水闭：** 中医称癃闭，西医叫尿潴留，症状为小便排出甚少或完全无尿排出。膀胱壁有一层肌肉叫逼尿肌，收紧后可以打开排尿口；尿道出口有一环形肌肉叫括约肌，收紧后可以关闭排尿口。逼尿肌收缩牵拽括约肌移位，露出排尿口，放出尿液；括约肌待逼尿肌舒张后收紧关闭排尿口，停止尿液排放。逼尿肌和括约肌受不同的经络支配，有各自的气血供应通道。如果逼尿肌收缩无力，不能打开排尿口，就会产生尿液滞留；如果括约肌收缩无力，不能关闭排尿口，就会形成尿频或者尿失禁。

脾经的经筋"上循阴股结于髀，聚于阴器"，肾经的经筋"循阴股，结于阴器"，阴器指生殖。脾经和肾经通过经筋在"阴器"交会，脾气通过"阴器"注入肾经，脾气不足可导致"阴器"的肾气不足。肾经络膀胱，肾气不足可导致膀胱气虚。膀胱司职尿液排放，膀胱逼尿肌气血不足就会形成癃闭，即"水闭"；膀胱括约肌气血不足就会形成尿频和尿失禁。

**黄疸：** 黄疸是血液中胆红素过多造成的皮肤、黏膜和小便颜色发黄的病症。胆红素是胆汁中的主要色素，呈橙黄色，由红细胞破裂产生，经肝脏处理后随胆汁排入肠道。脾经虚弱可以引起黄疸病，其发病途径有两种：一是脾虚不能为红细胞提供充足的合成原料，红细胞因老化死亡增多，导致血中胆红素生成过多而形成黄疸，此类黄疸属脾虚引起的血虚型黄疸；二是脾虚不能促进胆汁排泄，导致胆汁瘀积在胆管形成胆管堵塞，胆汁中的胆红素被迫返流入血形成黄疸，此类黄疸属脾虚引起的胆郁型黄疸。脾虚既能引起血虚型黄疸，也能引起胆郁型黄疸，故脾病可形成"黄疸"。

**不能卧：** 即不能安睡。"卧"的本义是躺倒，此处指睡觉。"胃不和则卧不安""卧榻之侧岂许他人酣睡"，其中的"卧"都是意指睡觉。中医里的"不卧证"有很多，有内伤不得卧、肝火不得卧、胆火不得卧、胃不和卧不安、心血虚不得卧、心气虚不得卧等，不得卧的意思就是不能安睡。要想弄清人为什么不能安睡，就要搞清楚人在睡眠过程中到底发生了什么，到底是什么原因导致睡眠不安。

睡眠的生理机制是目前尚未完全研究清楚的问题，我们不妨改变一下思维方式，换个角度来分析这个问题。睡眠的对立面是失眠，失眠能产生人体伤害，而睡眠能解除这种伤害，二者是"伤害"有或无的对立关系。把关注点放在"伤害"上，紧紧抓住"伤害"的特性进行分析，只要能弄清"伤害"的产生机制，也就能知道伤害的逆向解除机制，而伤害的解除机制就是睡眠的生理机制。下面我们按照这个思路来尝试进行分析。

失眠会产生人体伤害：失眠会摧毁人体健康，所以失眠会产生人体伤害，这是生活常识。失眠产生的伤害是一种看不见的内在伤害，其伤害程度可以超过直观的肉体伤害，而且失眠越严重，产生的伤害越大。例如连续几天不让人睡觉，既不打也不骂，整个过程中没有任何肉体伤害行为，给人的感觉是似乎并未对人体造成伤害。但事实上，这种强制失眠对人体造成的伤害是极其严重的，会产生令人无法忍受的痛苦，其痛苦程度甚至远超一般肉体伤害。

伤害的实质是形成细胞损伤：人体是由细胞组成的，任何对人体产生的伤害，其实质都是对人体细胞产生的伤害，伤害的结果就是形成细胞损伤，因此伤害的实质是人体形成了细胞损伤。按照这个思路分析，失眠会产生人体伤害，有伤害就会有细胞损伤形成，因此失眠的过程就是人体细胞不断损伤的过程。随着失眠时间的延长，人的痛苦感会越来越强烈，健康状况会越来越差，这表明细胞的损伤程度也越来越严重，而损伤程度与失眠时间呈正相关。目前的研究证明，人在连续失眠状态下，生命最多维持 10 天，也就是说，最多 10 天，细胞的损伤就已经积累到致死的程度。

解除伤害的实质是修复细胞损伤：人体伤害的实质是细胞损伤，要想解除伤害就要消除细胞损伤。细胞损伤只有两种，一种是能修复的损伤，一种是不能修复的损伤。损伤还能修复的就直接更换细胞组件，不能修复的就直接更换新的细胞，这就像公交公司的运营车辆，能修的车辆就换件修理，不能修的车辆就更换新车。无论是更换细胞组件还是更换整个细胞，都是修复损伤的方式，受损细胞经过修复变得完好如初，损伤彻底消失，对人体造成的伤害也就解除了。

睡眠能解除伤害，因此睡眠能修复细胞损伤：强制失眠会损害人体健康，但只要程度不是特别严重，一旦恢复失眠者的睡眠，让其睡上几天，一般情况下很快就能恢复健康，这说明睡眠可以解除失眠对人体产生的这种伤害。睡眠能解除伤害，因此睡眠具备修复细胞损伤的作用。睡眠与失眠的作用相反，失眠的作用是破坏，制造损伤；而睡眠的作用是重建，修复损伤。

修复细胞损伤需要提供修复材料：用新组件和新细胞更换报废组件和报废细胞的过程就是修复细胞损伤的过程。新组件和新细胞都属于修复材料，没有修复材料就不能修复受损细胞，因此修复的工作重点是提供修复材料。构成细胞的组件有生命周期，例如细胞的能量组件线粒体，寿命只有 1 周左右。细胞也有生命周期，例如红细胞的寿命是 120 天左右，肝细胞的寿命是150 天左右。细胞组件和细胞都有生命周期，因此细胞组件和细胞的报废都是不可逆的过程，体内在源源不断地制造报废组件和报废细胞，同时也在源源不断地生成新的组件和新的细胞，保证报废的组件和细胞能及时得到更换和更新。新组件和新细胞都是修复材料，一旦修复材料不能及时提供，就会中断细胞修复而形成细胞损伤。

以复制形式制造修复材料：细胞组件（部分）具有复制功能，通过复制生成新组件，如线粒体和中心体，可以利用分裂复制的方式，由一个组件分裂为二，复制生成一个相同的新组件。新细胞的生成完全靠分裂复制，通过细胞的有丝分裂，在老细胞的基础上复制出一个一模一样的新细胞。无论新组件的生成还是新细胞的生成，都离不开分裂复制，分裂复制的目的就是制造出一个新的复制品，用以替换报废的组件或细胞，从而完成细胞的修复工作。没有制造出新的复制品不能完成修复工作，因此修复工作的重点是制造新的复制品，也就是说，修复的关键在于复制。为了叙述方便，以下把细胞组件的复制和新细胞的复制统称为细胞复制。

细胞复制需要安静环境：细胞或细胞组件以分裂的方式进行复制，由于原细胞在分裂时产生形态和结构改变，已经不具备原有功能，因此不能承担日常工作，对外界的任何刺激都难以忍受。以细胞的复制为例，在分裂阶段细胞核已经溶解，细胞质成分改变，细胞膜即将破裂，此时细胞的生理功能已经完全丧失，需要避免一切干扰，静静地完成分裂过程，因此细胞复制需要一个有利于复制的安静环境。

睡眠能提供最有利于细胞复制的安静环境：睡眠时人体基础代谢水平降至最低，基础代谢水平最低的环境就是体内最安静的环境，也是最有利于细胞复制的环境。只有在睡眠条件下，细胞才能获得复制所需的最佳环境，因此睡眠是为了满足细胞复制需要而产生的一种生理状态。

细胞复制程度决定睡眠的时间长短：细胞复制数量多寡决定细胞的复制程度，细胞复制数量多则细胞复制程度高，复制完成所花费的时间就多，人体为了适应这个需要，睡眠时间就长；细胞复制数量少则细胞复制程度低，复制完成所花费的时间就少，因此睡眠时间就短。例如婴幼儿期是人体生长最快的阶段，细胞增殖最旺盛，细胞复制数量最多，细胞复制程度也最高，所以婴幼儿睡眠时间长，一天的睡眠时间长达十几个小时；到了老年阶段，人体老化细胞的数量增多，复制的新细胞数量减少，细胞复制程度相对较低，细胞复制所需要的时间缩短，所以老年人需要的睡眠时间减少，每天早早地就起床了。

【分析总结】

失眠会产生人体伤害，伤害的实质是形成细胞损伤；睡眠能解除这种伤害，因此睡眠能修复细胞损伤；修复细胞损伤需要提供修复材料，而修复材料以细胞复制的方式产生，因此修复损伤的过程就是细胞复制的过程。细胞复制需要一个安静的环境，在睡眠条件下细胞能获得复制所需的最佳环境，只有在这个环境中，细胞才能完成高质高效的复制工作，因此睡眠是为了满足细胞复制需要而产生的一种生理状态。细胞复制程度可以决定睡眠的时间长短，复制程度较高则睡眠时间相对较长，复制程度较低则睡眠时间相对较短。

　　现在我们来看，细胞复制主要是在睡眠状态下才能保持高质高效，离开睡眠这个环境，细胞复制不仅效率低而且质量差，根本不能满足身体的需求，因此人体离不开睡眠。细胞高效复制需要保持睡眠状态，如果细胞复制早早结束或者细胞复制过程被强行中断，也就不需继续保持睡眠这个状态了，因此任何影响细胞复制的因素都可以影响到睡眠。影响细胞复制的因素有两个，一个是身体受到刺激打破了体内安静，没有安静的复制环境，细胞就不能顺利进行复制；再一个是体内缺乏复制原料，没有原料，细胞复制会被迫中断。

　　身体受到的刺激既有外部刺激也有内部刺激，外部刺激有噪音、高温、低温、异味等，内部刺激有各种内伤，如食积、血瘀、痰瘀等。外部刺激会引起细胞兴奋，细胞兴奋会提高细胞的能耗水平，因此外部刺激会提高基础代谢水平；内伤会引起经络不通，疏通经络需要增加代谢，因此内伤也会提高基础代谢水平。基础代谢水平提高一定伴随着机体活动的增加，活动增加就会打破体内安静环境，深度睡眠的生理状态就会改变，因此任何刺激基础代谢水平提高的因素都可以对睡眠产生影响。例如睡前吃得过多，睡后食物尚未消化完毕，消化系统仍处于工作状态，基础代谢还不能降至最低水平，因而导致睡眠不安，此即"胃不和则卧不安"。排除外部因素，睡眠不安主要是由内伤引起，以内伤引起的"不得卧"多见，如"肝火不得卧、胆火不得卧、血虚不得卧"等。

　　影响细胞复制的另一个因素是体内缺乏复制原料，细胞复制所需的营养供应不足，营养不足则复制被迫中断，也会导致"不得卧"。营养与气相随，营养不足属气虚，故此类"不得卧"多属气虚或气虚夹杂证，例如脾虚引起的"脾虚不得卧"，血虚引起的"血虚不得卧"等。脾病既可以引起经络不通，也可引起气虚，因此脾病既能引起内伤不得卧，也能引起气虚不得卧，此即脾病"不能卧"之故。

　　**强立，股膝内肿、厥，足大趾不用：**强立是必须努力才能勉强站立起来，强（qiǎng）是勉强的意思。勉强站立说明下肢气血缺乏，没有力气站起来，

133

脾经行于下肢，脾经气虚或气滞可引起下肢无力，形成"强立"。股膝内肿、厥是大腿和膝内侧（沿着脾经所过之处）发生肿胀和厥症。水肿源于脾经气虚，气虚则水聚不散；厥是气机闭停引起的气血不行，即重度气滞，脾经发生严重气滞可出现厥冷、麻木、疼痛的厥病症状。足大趾不用是指足大趾不能正常活动，脾经"起于大趾之端"，脾经气滞则大趾肌肉僵滞，形成"足大趾不用"。

**脾之大络，实则身尽痛，虚则百节皆纵：**全身疼痛是卫强营弱所致，卫强营弱引起皮肤汗孔关闭，水液被阻于皮下形成瘀堵，瘀堵不通则引起疼痛，全身皮下瘀堵则引起全身疼痛。脾气来自组织细胞产气，优先充实组织中的卫气，脾气盛则有卫气盛，卫气盛于营气则引起全身疼痛。络脉与正经同气相连，络脉气盛必有正经气盛，故络脉气盛可引起全身疼痛。气盛属实证，故"实则身尽痛"。

络脉虚证可见全身关节松弛。节指关节，百节即全身关节；纵的本意是松缓，此处指关节松弛。关节运动是靠骨骼肌伸缩拉拽完成的，关节松弛说明骨骼肌拉拽无力。脾经负责食物化气，产气的部位主要是骨骼肌，产气不足则肌肉无力，肌肉无力则关节松弛，全身肌肉无力则全身关节松弛。这种情况类似于西医学"重症肌无力"的症状，常用补脾益气的补中益气汤进行治疗，方药虽简，但重用黄芪补气，每剂多用至80克以上。

络脉气虚则脾经气虚，气虚则肌肉无力，形成关节松弛，气虚属虚证，故"虚则百节皆纵"。

**厥气上逆则霍乱，实则腹中切痛，虚则鼓胀：**脾经络脉"别走阳明，其别者入络肠胃"，其循行路线经过肠胃，所以脾经络脉病变可以引起肠胃疾病。厥是气闭的意思，厥气就是经气运行严重受阻，属气滞重证。脾经络脉气滞可引起肠胃气滞，肠胃气滞则胃气不能下行而形成气逆。脾经络脉气滞可导致胃肠消化能力下降，未消化的食物堆积在胃肠内，堆积严重就会引起上吐下泻。霍乱就是快速作乱的意思，霍的本意是快、迅速，中医把发病迅急并上吐下泻的病症称作霍乱。络脉因严重气滞（厥气）导致胃气不降（上逆），就会出现发病迅急的上吐下泻症状（霍乱），此即"厥气上逆则霍乱"。

腹中切痛即腹部绞痛，就是指肚子像被刀割一样剧烈疼痛，剧烈疼痛说明胃肠经络堵塞极其严重，形成严重气滞。脾经络脉"入络肠胃"，络脉气滞可引起胃肠气滞，气滞严重可导致肠管肿胀甚至坏死，形成腹部绞痛，例如气滞型肠梗阻引起的腹部绞痛。气滞属实证，此即"实则腹中切痛"。脾经络脉气虚可引起胃肠气虚，胃肠气虚可导致食物长时间停留在肠道内，食物停留在肠道内既可引起发酵产气也可引起肠道堵塞，产气过多再加之排气困难，致使大量气体积聚在腹部形成腹部鼓胀。气虚属虚证，故"虚则鼓胀"。

# 第五节　手少阴心经辨证

## 一、原文解释

【原文】心手少阴之脉，起于心中，出属心系，下膈，络小肠。其支者，从心系，上挟咽，系目系。其直者，复从心系，却上肺，下出腋下，下循臑内后廉，行手太阴心主之后，下肘内，循臂内后廉，抵掌后锐骨之端，入掌内后廉，循小指之内出其端。

是动则病，嗌干，心痛，渴而欲饮，是为臂厥。

是主心所生病者，目黄，胁痛，臑臂内后廉痛，厥，掌中热痛。

【解释】心手少阴正经，起始于心中，出来络属于心系（心脏及其连接的血管）的组织，向下贯穿胸膈，联络小肠。它的分支从心系向上，挟着咽部，上连目系（眼与脑相连的经络）。它的外行主干也从心系出来，但却上行到肺，再从肺向下折回，从腋下极泉穴位置出来，沿上肢内侧后缘，行于肺经和心包经的后面，下行进入肘内，沿着前臂内侧后缘，抵达手掌后面的锐骨端，进入掌内后缘，沿小指的内侧出小指末端，交接手太阳小肠经（图4-5）。

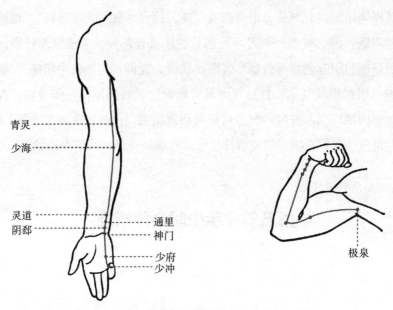

青灵
少海

灵道
阴郄
通里
神门
少府
少冲

极泉

图 4-5　手少阴心经

　　这条经络异常变动就会产生下列病症：嗓子眼发干，心口疼痛，口渴想要喝水，还可以产生手臂厥冷、麻木和疼痛的病症。

　　这条经络主管心所生的病症，如眼睛昏花，胸胁疼痛，上臂、前臂内后缘疼痛或厥冷、手心发热疼痛。

　　【原文】手少阴之别，名曰通里，去腕一寸，别而上行，循经入于心中，系舌本，属目系。其实则支膈，虚则不能言。取之去腕掌后一寸，别走太阳也。

　　【解释】手少阴之别，即手少阴络脉，名字叫通里。从距离腕后一寸的通里穴处分出，由此向上与手少阴正经并行于浅层，沿正经路线进入心中，向上联系舌根，归属目系。本络脉发病，实证表现为胸膈气滞阻塞，虚证表现为不能言语。其分支在腕后一寸处（通里）分开走向手太阳小肠经。

　　【原文】手少阴之正，别入于渊腋两筋之间，属于心，上走喉咙，出于面，合目内眦。

　　【解释】手少阴别行正经（经别）从腋下两块肌肉间与正经分开，进入胸腔归属于心，向上到喉咙，从面部穿出来，在内眼角处与手太阳小肠经汇合。

【原文】手少阴之筋，起于小指之内侧，结于锐骨，上结肘后廉，上入腋，交太阴，伏乳里，结于胸中，循贲，下系于脐。

其病，内急，心承伏梁，下为肘网，其病当所过者支转筋、筋痛。

【解释】心手少阴经筋起于小手指内侧，结于手掌后锐骨，上结于肘部后缘，上行进入腋内，与手太阴经筋相交，潜伏行于乳房内部，结于胸中，沿胸膈（贲是膈的古称），向下联系脐部。

本经筋发病，可见胸内拘急，心下如同承载伏梁，肘部像被网住一样屈伸不利，本经筋循行所过部位发病会出现僵直、转筋、疼痛。

伏梁：即心积症，其症有积自脐上至心下，其大如臂，状似屋舍栋梁，指心下至脐部长有包块，包块内伏横亘如梁，故名伏梁。《灵枢·邪气脏腑病形》曰："心脉……微缓为伏梁在心下，上下行，时唾血。"《难经·五十六难》曰："心之积名曰伏梁，起脐上，大如臂，上至心下。久不愈，令人病烦心。"治宜化瘀消积，用伏梁丸等方。

## 二、病症解析

嗌干：嗌是咽喉的意思，嗌干就是咽喉干燥，也就是嗓子眼发干。手少阴正经"上挟咽"，经过咽喉部位，只要心经有热，无论实热虚热，都会顺着经络传导至咽喉，咽喉受热形成高压区域，阻止体内水液流入咽喉，造成咽喉缺水而形成"嗌干"。

心痛：心痛就是心区疼痛，俗称心口疼。心脏是负责血液运行的器官，是由心肌组成的，心肌自身也需要气血供应。一旦心肌发生气血瘀堵，就会引发心区疼痛。心区疼痛属气滞之症，多由心肌经络瘀堵所致。

渴而欲饮：喝水能解的口渴不是病，故此处口渴指喝水不解的渴。口渴是细胞缺水的反应，细胞缺水有两种情况，一种是体内有热，热量分布区域因受热形成高压区，高压阻止水液流入该区域内，该区域组织细胞因缺水而产生口渴；另一种是体内气虚，气虚不能推动营养物质进入细胞内，细胞内营养浓度过低导致渗透压下降，渗透压下降会造成细胞失水，细胞失水过多也会产生口渴。气虚口渴多由脾虚引起，例如消渴（糖尿病）引起的口渴，就属于脾虚口渴。

心经负责血液运行，心经有热可以促使血液中的大量水分化为汗液排出体外，造成血液失水过多而产生口渴。如果心经持续生热，血液失水的局面就会持续存在，形成"渴而欲饮"之症。

**是主心所生病者：**这条经络主管心所产生的病症。手少阴心经"起于心中，出属心系"，串联心脏，心经有变可直接影响心脏和整条经络的功能，所以手少阴心经是主心所生病者。

**目黄：**目黄不是眼睛发黄，而是眼睛昏黄，也就是视物模糊不清的意思。眼部气血不足会导致眼睛视觉功能下降，出现视物模糊的现象。心经"上挟咽，系目系"，可直达眼部，心经气血缺乏可导致眼部气血缺乏，眼部气血不足就会形成视物模糊，此即"目黄"。

**胁痛，臑臂内后廉痛，厥，掌中热痛：**"胁"为从腋下到肋骨尽处的部分，心经"却上肺，下出腋下"，经过腋部，不走胁肋，所以此处"胁痛"似有误，改成"腋痛"更为合理。心经"下循臑内后廉……循臂内后廉……入掌内后廉"，经过上臂内后缘（臑内后廉）、前臂内后缘（臂内后廉），进入手掌内后缘，心经气滞可引起腋窝疼痛、手臂内后侧疼痛、厥冷麻木等症。心经有热可引起手心发热，肺经、心经、心包经均穿过手掌，都可以引起手心发热，具体是哪一经有热要结合其他症状判断，如伴见咳嗽、痰喘等应为肺经有热，伴有心慌、心痛、胸闷症状的应为心经或心包经有热。心经气滞还可引起手心气滞，形成手心疼痛。

**其实则支膈，虚则不能言：**络脉发病，实证表现为胸膈气滞阻塞，虚证表现为不能言语。《类经·十五别络病刺》曰："手少阴之络名通里，在腕后一寸陷中，别走手太阳者也。此经入心下膈，故邪实则支膈，谓膈间若有所支而不畅也。"支膈就是自觉胸膈下好像有东西在支撑，说明胸膈有某种压力存在，产生了类似支撑一样的顶压感。手少阴络脉"入心下膈"，络脉气滞可引起胸膈气滞，气滞又会引发气胀，气胀压迫胸膈就会产生类似支撑一样的顶压感，形成支膈病症。气滞属实证，故"其实则支膈"。

语言是由不同的音调组成的，舌头形成不同的形状，在口腔形成不同的空腔，就会发出不同的音调。没有舌头也能发声，但不能准确发声，只能发出呜呜的声音，因此没有舌头是不能正常说话的。手少阴络脉"系舌本"，络脉气虚会引起舌根僵硬，舌根僵硬导致舌体运动迟缓或不能运动，丧失正常说话的能力，表现为发音不准确，吐字不清晰，俗语称作"大舌头"，此即不能言。气虚属虚证，故"虚则不能言"。

**其病，内急，心承伏梁，下为肘网，其病当所过者支转筋、筋痛：** 内急即胸内拘急，拘急是拘束收紧、活动不利的意思，是肌肉紧张收缩造成的，是气血不足的表现。手少阴经筋"伏乳里，结于胸中"，经过胸部，经筋气滞可引起胸内肌肉紧张收缩，活动不利，形成胸内拘急，此即"内急"。

伏梁即心积证，指心下至脐部长有包块，包块为有形之邪，内伏横亘如梁，故名伏梁。手少阴经筋"循贲，下系于脐"，经过心下（贲部）到达脐部，心下至脐为腹部，腹部经筋气血阻滞可引起腹部瘀积，瘀积聚集成形就会形成腹部包块，心下有腹部包块横亘如梁，此即"心承伏梁"。

肘网指肘部像被网住一样，屈伸不利，也就是肘部拘急。手少阴经筋"上结肘后廉"，经过肘部，经筋所过之处发生气滞，就会出现拘急、僵直、转筋、疼痛等症。

# 第六节　手太阳小肠经辨证

## 一、原文解释

【原文】小肠手太阳之脉，起于小指之端，循手外侧上腕，出踝中，直上循臂骨下廉，出肘内侧两筋之间，上循臑外后廉，出肩解，绕肩胛，交肩上，入缺盆，络心，循咽，下膈，抵胃，属小肠。其支者，从缺盆循颈，上颊，至目锐眦，却入耳中；其支者，别颊，上颤，抵鼻，至目内眦，斜络于颧。

**是动则病：** 嗌痛，颔肿，不可以顾，肩似拔，臑似折。

**是主液所生病者：** 耳聋，目黄，颊肿，颈、颔、肩、臑、肘臂外后廉痛。

【解释】小肠手太阳正经，起始于手小指末端，沿着手掌外侧（小指侧）上行至腕部，出于手踝骨中，直行向上沿着前臂外侧后缘，从肘内侧两筋之间出来，向上沿着上臂内侧后缘到达肩关节部（肩解），绕行肩胛，与诸阳经交会于肩上，再向前行进入缺盆，进入胸腔联络心脏，继续沿食管（咽）向下穿过膈肌至腹腔归属本腑小肠。其中一个分支从缺盆分出，沿颈侧向上到达面颊，行至外眼角，折返进入耳中。从面颊又分出一支，上行至眼眶下方，抵达鼻根部到内眼角，交接足太阳膀胱经，然后斜行到颧部。

这条经络异常变动就会产生下列病症：咽喉痛，下颔肿，颈部僵硬而不能转头回顾，肩部感觉像被拔拽一样疼痛，上臂痛得像折断了一样。

这条经络主管液所生的病症，如耳聋、眼睛昏黄、面颊肿，颈部、颔下、肩胛、上臂、前臂的外侧后缘疼痛。

（1）踝：指手踝骨，即手背腕上骨突起处。

（2）目锐眦：眦（zì）指眼角，目锐眦即外眼角，亦称目外眦，目内眦即内眼角。

（3）颛（zhuō）：指下眼眶骨，其实就是颧骨的上端，故《广雅》把颧作颛也。

（4）颔（hàn）：指颈上方、下颌下方的柔软处。

【原文】手太阳之别，名曰支正，上腕五寸，内注少阴。其别者，上走肘，络肩髃。实则节弛肘废，虚则生疣，小者如指痂疥，取之所别也。

【解释】手太阳之别，即手太阳络脉，名字叫支正。该络脉从腕上 5 寸的支正穴处分出，向内注入手少阴心经。其支络从支正穴向上经过肘、臂联络肩峰部。

该络脉发生病变，实证出现关节运动不灵活，肘部不能活动；虚证出现皮肤生疣（大小不一），小的就如同手指上长的小硬疙瘩。

（1）弛：即弛缓，弛是放松、松懈的意思。

（2）废：是停止、不再使用的意思，如废弃、残废等，肘废就是肘关节活动功能丧失。

（3）肬：同疣，是指皮肤上长的良性突起物，不痛不痒，俗称"瘊子"。《释名·释疾病》曰："肬，邱也，出皮上聚高如地之有邱也。"

（4）痂疥：痂指创口表面所结的硬壳，结痂就是创口结了硬皮，可自行脱落。疥指疥疮，是一种非常痒的皮肤丘疹。痂疥指有硬皮的丘疹，也就是硬疙瘩。

**【原文】手太阳之正，指地，别于肩解，入腋走心，系小肠也。**

**【解释】**手太阳别行的正经（经别），运行方向直指地面，从肩关节分出，进入腋内，下行入走心络，再向下联系小肠。

**【原文】手太阳之筋，起于小指之上，结于腕，上循臂内廉，结于肘内锐骨之后，弹之应小指之上，入结于腋下。其支者，后走腋后廉，上绕肩胛，循颈，出走太阳之前，结于耳后完骨；其支者，入耳中；直者出耳上，下结于颔，上属目外眦。**

**其病，小指支，肘内锐骨后廉痛，循臂阴入腋下，腋下痛，腋后廉痛，绕肩胛引颈而痛，应耳中鸣，痛引颔，目瞑良久乃能视。颈筋急则为筋瘘、颈肿，寒热在颈者。**

**【解释】**手太阳经筋，起始于小指末端上，结于腕部，上沿前臂内侧缘，结于肘内侧锐骨之后，压迫这个点应感觉小指末端有压迫反应，向上进入并聚结于腋下。腋下分支走向腋窝后方，出来上绕肩胛，沿脖颈两侧出行于足太阳经筋的前边，向上结于耳后面的完骨处；从耳后分出一支进入耳中，耳后其余部分继续直行，从耳朵上方出来，下行结于颔部，上行归属于外眼角（图4-6）。

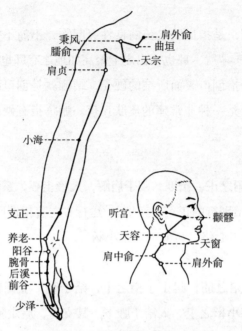

图 4-6 手太阳小肠经

手太阳经筋发生病变时，可出现手小指僵直，肘内锐骨后缘疼痛，沿手臂内侧上行进入腋下，可见腋下疼痛，腋后侧疼痛，绕肩胛牵引颈部作痛，感应到耳中有鸣响，疼痛牵引颔部，眼睛闭一会儿才能恢复视力。颈部经筋拘急，可发生颈部肿胀、破溃流脓的病症，原因是寒邪或热邪存在于颈部。

（1）肘内锐骨：指肘内侧肱骨的内上髁。

（2）颈：指脖子的前面部分，脖子后面叫项。颈在前，项在后（《广韵》）。

（3）瞑（míng）：闭上眼睛。瞑，翕目也（《说文》）。

（4）筋瘘（lòu）：指颈部生疮，久而不愈，溃烂成瘘。中医称本病为"鼠瘰、鼠瘘"，破溃后称"鼠疮"。张景岳注："筋瘘颈肿，即鼠瘰之属。"

## 二、病症解析

**嗌痛，颔肿，不可以顾：**手太阳小肠经"循咽……从缺盆循颈，上颊"，经过咽部，顺着颈部及颔下（颔部）进入脸颊，所以能引起咽喉和颔下病症。

嗌痛就是咽喉疼痛，颔肿就是颌下肿大。小肠经瘀堵引发咽喉部位疼痛即"嗌痛"，气虚引起颌下水肿即"颔肿"，颔肿则脖子转动困难，不能回头，此即"不可以顾"，"顾"指回头看。

**是主液所生病者：**这条经络主管液所生的病症。大肠主津，小肠主液，大、小肠共主津液。中医认为津和液都来自水谷精微，都是含有食物营养的体液，津与液在体内可以相互转化，因此很难对二者进行区分。《灵枢·决气》中对津液是这样定义的："何为津？岐伯曰：'腠理发泄，汗出溱溱，是谓津。'""何为液？岐伯曰：'谷入，气满淖泽，注于骨，骨属屈伸，泄泽，补益脑髓，皮肤润泽，是谓液。'"根据这段定义分析，津应具有泌出的特点，液应具有流出的特点。出汗是通过皮肤泌出水液的过程，泌出的汗液谓之津，故津应具有泌出的特点；液的定义中有"淖泽""泄泽"的词汇，泽的本义是水积聚的地方，水积聚意味着水多，如大泽通常指大湖。淖是烂泥的意思，淖泽指黏稠积聚的水液，泄泽指泄出积聚的水液，泄表明流速快，泽表明流量大，流速快且流量大就会表现为流出而不是泌出，所以液应具有流出的特点。津是泌出的水液，流量小且流速慢，不易观察到液体流出；液是流出的液体，流量大且流速快，容易观察到液体流出，故液少不显者可称作津，液多滴流涌下者可称作液。少者为津，多者为液，这就造成即使是同一种液体，既有称津者，亦有称液者，例如浑身出汗又称作遍体生津，明明出的是（汗）液，却被称作津；还有口舌生津，明明生的是（唾）液，亦被称作津。称津者，液少而已，称液者，液多而已，所以汗出少而不显者称作津，汗出多而滴流者称作液，此即为何津液有并称之故。泪、尿或滴或流，液量多且显见，所以不能称作津，只能称作液，故未有将泪、尿称作津者。

体内津液不停地向体外排放，形成可观察或可感受到的外排津液（以下简称外液），外液包括汗液、尿液、鼻液、口液、舌液、泪液以及粪液等。体内津液增多则津液排放增多（汗液除外），导致外液生成增多；体内津液不足则津液排放减少，导致外液生成减少。在身体没有出现明显变化的情况下，外液的生成变化可以提前预示体内津液的变化，通过观察汗、尿、涕、口水、眼泪以及粪便的状态，可以推断出体内津液的状态。

小肠经"循咽……抵胃，属小肠……上颊……别颊……抵鼻"，其经络经过咽喉、脸颊、鼻和小肠；另外，小肠经直接连通膀胱经，可以直接影响尿液的变化，小肠经有热会出现尿黄短少的症状，小肠经气虚会出现尿失禁的症状。小肠经可引起咽、口、鼻、尿的津液变化，气虚则津多，有热则津亏。咽液、口液、鼻液、尿液都属于外液，是体内津液的风向标，能够提前预示体内津液和疾病的变化，故小肠经是"主液所生病者"。体内每条经络都具有推动津液运行的作用，从这一点来说其实所有的经络都可以主"津液"，只不过大、小肠有明确的津液定位，大肠专主大便水液，小肠专主小便尿液，二者主津液作用相较其他经络更为明确和凸显，故定义为大、小肠共主津液。大便中的水液属于津的性质，故大肠主津；小便中的尿液属于液的性质，故小肠主液。

**耳聋：**耳聋指听力下降。小肠经"至目锐眦，却入耳中"，其经络进入耳内。小肠经气虚或气滞可引起耳内气虚，致使耳内声音传导减弱，造成耳的听力下降，形成"耳聋"。

**目黄：**目黄就是眼睛昏黄、视物不清，是眼部气血不足所致。小肠经"上颊，至目锐眦……抵鼻，至目内眦"，其经络到达内外眼角，故小肠经的变化可引起眼睛的气血变化，小肠经气虚或气滞均可导致眼部气血不足，形成"目黄"。

**颊肿：**颊肿就是脸颊水肿，因局部气虚引起，气虚则水液不行，水液滞留则成水肿。局部气虚的形成是经络阻塞，经络阻塞则经气不至，气不至则成气虚。外伤、寒热等致病因素都可以导致经络阻塞。小肠经"从缺盆循颈，上颊"，其经络穿行经过面颊，小肠经气滞可引起颊部水肿，形成"颊肿"。

**实则节弛肘废：**"弛"是放松、松懈的意思，"节弛"说明关节松软、懈怠无力，"肘废"就是肘关节不能进行关节活动。节弛、肘废都是气血不足引起的，节弛表明气血尽管不足，但尚能支持关节活动，只是关节松软无力；肘废表明气血严重缺乏，已经不能进行关节活动。小肠经"出肘内侧两筋之间"，络脉"上走肘"，经筋"结于肘内锐骨之后"，全都循行经过肘部，小肠经气虚或气滞均可引起肘部气血不足，轻度不足则肘关节松软无力，重度不足则肘关节不能活动。单独肘关节发病属局部发病，局部发病为经络气滞所致，气滞属实证，故"实则节弛肘废"。

**虚则生胧，小者如指痂疥：**胧（疣）是皮肤生出的白色小丘疹，不痛不痒，不红不热。疣为痰生，痰具有不痛不痒、不红不热的特点，可软可硬，软为痰，硬为痰核。痰还具有流动性，可以在身体各处停留，包括皮肤，所以疣应为痰湿在皮肤凝结所形成的痰核。气虚则湿聚，湿聚则生痰，痰结则生疣，疣是气虚所致，气虚属虚证，故"虚则生肬"。

**应耳中鸣：**耳鸣就是耳内有声音自动发出，声音很杂乱，有嗡嗡声、轰鸣声、哨声、嘶嘶声或其他声音。

耳内与多条经络联通，因此耳内可由多条经络灌注经气，如果注入耳内的经气发生了异常变化，产生了类似声音一样的波动，耳内就会自动发出类似声音一样的响动。如果某条经络气盛，注入耳内的气流就会随之增强，如果某条经络气虚，注入耳内的气流就会随之减弱，由于注入耳内的气流有了强弱变化，导致耳内经气平衡被打破并产生波动，当波动强度达到发声的程度就会引起耳鸣，所以耳鸣的真正成因是入耳经络的状态发生了异常变化，或经络气盛，或经络气虚，所以气盛可以引起耳鸣，如肝气上逆引起的耳鸣，气虚也可以引起耳鸣，如肾气不足引起的耳鸣。由于耳内经气的波动是无规律的，所以耳鸣产生的声音也是杂乱的，有嗡嗡声、轰鸣声、哨声、嘶嘶声或其他声音。小肠经正经"至目锐眦，却入耳中"，小肠经筋"其支者，入耳中"，小肠经有两支经络进入耳中，故小肠经发病会引起耳鸣，此即"应耳中鸣"。

**目暝良久乃能视：**眼睛闭一会儿才能恢复视力。眼睛的本职工作就是接收光线信号转化为视觉图像，光线信号是明亮的，所以眼睛所看到的是一个明亮的世界；眼睛一旦罢工，不能接收光线信号，明亮的世界就消失了，所以把视力丧失叫作失明。失明在大脑中形成的图像是黑色的，既不是白色也不是灰色，因此失明的视觉影像是黑暗，我们常说的眼前发黑就是失明的视觉感受。短暂失明是眼部气血突然缺乏造成的，比如一个气血不足的人，猛地站起来容易出现眼前发黑，这是因为突然站起产生了向下的加速度，在重力作用下，全身气血急速下行，造成眼部瞬间气血缺乏，气血不能支持眼睛工作就会引起失明，失明则感觉眼前发黑。眼部气血中断会引起短暂失明，过一会儿气血慢慢恢复，视力又得以重现，此即"目暝良久乃能视"。

小肠正经"至目锐眦，却入耳中……至目内眦，斜络于颧"，小肠经筋"下结于颌，上属目外眦"，小肠正经和经筋的经气均从眼角注入眼部，故小肠经气虚或气滞可导致眼部气血缺乏，出现"目暝良久乃能视"之症。

**颈筋急则为筋瘘、颈肿，寒热在颈者：**颈筋急指颈部肌肉拘急，拘急即肌肉组织紧张僵硬，是气血不足所致；筋瘘指颈部溃烂成瘘，先有肿块生于颈部，初起如豆状，数目不等，皮色不变，推之能动，不热不痛；继则肿块增大融合成块，推之不动；后期可自溃，溃后脓汁稀薄，或夹有豆渣样物质，此愈彼起，久不收口，可形成窦道或瘘管，所以叫作筋瘘，又称作瘰疬、鼠瘘。筋瘘初期长出的肿块大小不等，互相串连，其中小者称瘰（luǒ），大者称疬（lì），统称瘰疬，俗称疬子颈，类似现代西医学的颈部淋巴结结核。筋瘘的形成是先有气虚生成痰块，继而痰块扩大，最后是气阻不入，无气则痰块坏死，破溃成瘘。颈部肿胀的原因是颈部气虚，无论寒热都可导致经络受阻，经气不至则水液积聚形成肿胀。

小肠正经"从缺盆循颈"，经筋"循颈，出走太阳之前"，均穿行于颈部，小肠经气滞可引起颈部肌肉拘急，还可引发颈部肿胀或局部坏死破溃（筋瘘）。

# 第七节 足太阳膀胱经辨证

## 一、原文解释

【原文】膀胱足太阳之脉，起于目内眦，上额，交巅。其支者，从巅至耳上角。

其直者，从巅入络脑，还出别下项，循肩髆内，夹脊抵腰中，入循膂，络肾，属膀胱。

其支者，从腰中，下夹脊，贯臀，入腘中。

其支者，从髆内左右别下贯胛，夹脊内，过髀枢，循髀外从后廉下合腘中，以下贯腨内，出外踝之后，循京骨至小趾外侧。

是动则病：冲头痛，目似脱，项如拔，脊痛，腰似折，髀不可以曲，腘如结，腨如裂，是为踝厥。

是主筋所生病者，痔，疟，狂，癫疾，头囟项痛，目黄，泪出，鼽衄，
项、背、腰、尻、腘、腨、脚皆痛，小指不用。

【解释】膀胱足太阳正经起自内眼角，上至前额，在头顶与督脉交会。它
分出一支，从头顶下行到耳尖，交会足少阳胆经；直行的主干从头顶进入颅
内联络脑部，从颈后复出，（左右两条经）分别从颈后下行，一支沿肩胛骨内
侧（靠近脊柱），夹着脊柱抵达腰部中央，进入脊柱两侧的肌肉中，（向内）
联络肾脏，归属于膀胱；在腰部分出一支，从腰部夹着脊柱继续下行，穿过
臀部，下行至腘窝。它在项下分出的另一支主干经络，沿着左右肩胛骨内侧
（离脊柱稍远）分别下行，贯穿肩胛部位，夹着脊柱向下，经过髋关节，沿
着大腿外后侧下行，在膝中与另一支经脉会合。由此合而下行，穿过腓肠肌
（小腿肚），从外踝骨的后面，沿京骨到足小趾外侧，在小趾末端连接足少阴
肾经（图 4-7）。

这条经络异常变动就会产生下列病症：气冲头顶胀痛，眼睛似乎要鼓脱
出来，后项好似被拔拽一样难受，脊背疼痛，腰似乎要折断，股胯不能弯曲，
腘窝好像凝固冻结，小腿肚像要裂开一样疼痛，还可以出现踝部厥冷、麻木、
疼痛。

这条经络主管筋所生的病症，如痔疮、疟疾、躁狂、癫痫，头顶前部和
后项疼痛，视物昏黄，流泪，流鼻涕或流鼻血，后项、后背、腰部、骶部、
腘窝、小腿肚、足部都有可能产生疼痛，小脚趾不能灵活运动。

（1）膂（lǚ）：指脊柱两旁的肌肉，本义为脊梁骨。

（2）腨（shuàn）：又称"腓"，即小腿肚。《灵枢·寒热病》曰："腓者，
腨也。"

（3）腘（guó）：膝盖后弯处，俗称后腿窝。

（4）髆（bó）：髆，肩甲也（《说文》）。肩甲也叫肩胛骨、琵琶骨。

（5）京骨：足外侧小趾本节后突出的半圆骨，即第五跖骨粗隆。

（6）尻（kāo）：屁股。此处指尻骨部，即骶部。尻骨即尾骶骨，俗称
"尾巴骨"。

（7）头囟：即囟门，在头顶前部。

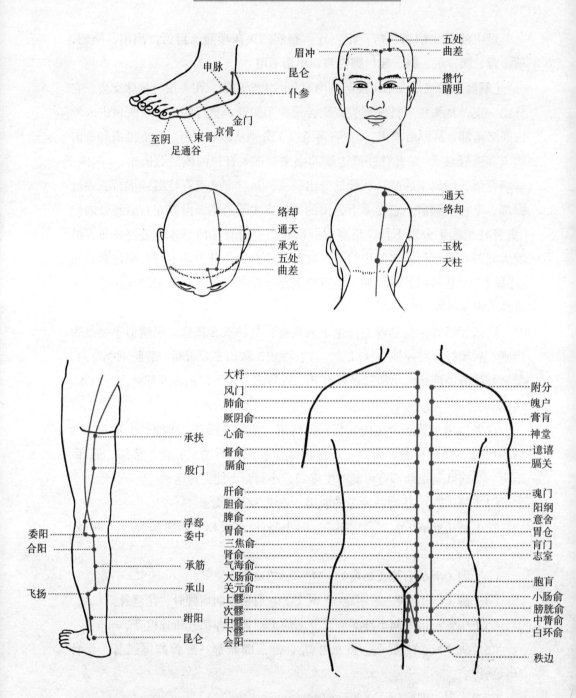

图 4-7　足太阳膀胱经

【原文】足太阳之别，名曰飞扬，去踝七寸，别走少阴。实则鼽窒，头背痛；虚则鼽衄。取之所别也。

【解释】足太阳之别，即足太阳络脉，名字叫飞扬。自外踝上方 7 寸处的飞扬穴从正经分出，走向足少阴肾经，串联表里。

该络脉发生病变，实证见鼻孔干塞、头背疼痛；虚证见鼻流清涕、出血。可取飞扬穴治疗。

【原文】足太阳之正，别入于腘中，其一道下尻五寸，别入于肛，属于膀胱，散之肾，循膂，当心入散；直者从膂上出于项，复属于太阳。

【解释】足太阳别行的正经（经别），在腘窝处从足太阳正经分出，沿膀胱经浅层上行，它的一条分支在骶部向下 5 寸的位置从主干分出进入肛门，并进入腹中，归属于膀胱，散开分布于肾脏，从腰部沿脊旁肌肉上行，到达心脏并散入其中；继续直行的分支沿脊旁肌肉继续上行，出现在颈后，复回足太阳正经。

【原文】足太阳之筋，起于足小趾，上结于踝；邪（斜）上结于膝；其下循足外踝，结于踵；上循跟，结于腘；其别者，结于腨外。上腘中内廉，与腘中并，上结于臀。上挟脊上项；其支者，别入结于舌本；其直者，结于枕骨；上头下颜，结于鼻。其支者，为目上网，下结于頄。其支者，从腋后外廉，结于肩髃。其支者，入腋下，上出缺盆，上结于完骨。其支者，出缺盆，邪（斜）上出于頄。

其病：小趾支，跟肿痛，腘挛，脊反折，项筋急，肩不举，腋支，缺盆中纽痛，不可左右摇。

【解释】足太阳经筋起始于足小趾，向上结于足外踝，再斜行向上结于膝部。在足外踝分出一支向下，结于脚后跟，沿着跟部向上结于腘窝；它分出的一支结于小腿肚外侧，上行至腘窝中间靠内一侧，与位于腘窝中间的另一支并排，向上结于臀部；继续上行，夹着脊柱上到颈后；并分出一支进入口腔，结于舌根；直行的经筋结于颈后上方的枕骨，上过头顶，再向下穿过眉眼中线，结于鼻部；其分支形成上眼睑网络，再向下结于颧骨。背部的分支，一支从腋后外侧结于肩峰；另一支进入腋下，向上绕行穿出缺盆，上结于耳

149

后完骨；它的分支从缺盆穿出后，斜着向上出现在颧骨部位。

该经筋发病，可见足小趾僵直，脚后跟肿胀疼痛，膝关节屈而不伸，脊背向后反折（角弓反张），后项肌肉紧张僵硬，肩不能抬举，腋部僵直，缺盆部拧痛，不能左右摇动。

（1）踵（zhǒng）：即脚后跟。《释名》曰："足后曰跟，又谓之踵。"

（2）目上网：指上眼睑网络。

（3）顑（qiú）：颧部。张景岳注："目下曰顑，即颧也。"

（4）完骨：指耳后颞骨乳突。

（5）挛：屈而不伸之状，常与拘、急并称，如拘挛、挛急，多属筋病。

## 二、病症解析

**冲头痛，目似脱，项如拔：**足太阳膀胱经起始于内眼角，上过头顶，进入颅腔内，又从颈后钻出来，经过的部位有眼睛内侧、头顶及颅腔、颈后脖项，所以会出现眼睛、头顶、项部的病症。膀胱经气从内眼角开始注入，流经头顶、颅内、颈后，一路下行。当膀胱经在某处发生瘀堵，从内眼角至瘀堵处这一段经气不能下行，经气受阻则气压增大，眼内气压增大压迫眼球向外鼓胀，眼球看似要脱出一样，此即"目似脱"；头部气压增大鼓胀压迫头顶，有气冲头顶的感觉，再加之头部气滞引起的疼痛，形成了头部气冲头痛，此即"冲头痛"；项即颈的后部，膀胱经气滞可导致颈后经络不通，产生类似拔拽一样的疼痛，此即"项如拔"。

下面是一则医案，可以帮助大家更好地理解本症。

李某，女，22岁，已婚，农民。自1968年偶有排尿后短暂头痛。1971年4月尿次增多，且每于尿后数秒钟突发巅顶、枕项剧痛，如胀如裂，疼痛难忍。起初持续数分钟，后病情发展，头痛延续十余分钟才停止。头痛发作时伴有心慌。1972年出现下腹隐痛。曾多地请中西医治疗未效。1973年2月收住院。体检：心、肝、脾、肺、肾、五官、血压均正常，妇科检查发现盆腔内子宫前面有一扁圆形肿物，其大如杏。舌、脉正常。初诊为盆腔肿物。于同年2月18日行开腹探查术，将膀胱后壁5cm×4cm×3cm之肿物切除，病理诊断为膀胱化学感受器瘤。术后尿时头痛消失，恢复健康，14天出院。

随访 8 年，除下腹部偶有轻微隐痛外，无其他不适，"尿后头痛"从未复发，血尿化验正常，尿中未查觅瘤细胞。

［冯连文．"是动则病头痛"之探讨附病案一则［J］. 河北中医，1982（2）：13-14.］

评析：本案为膀胱瘤引发的巅顶、枕项疼痛。经络不通则产生疼痛，经络不通的原因是膀胱瘤堵塞了经络。尿后膀胱经的经气随小便释放，经络内气压下降，机体调动外来经气注入膀胱经，用以补充经气释放产生的损耗。经气的运行路线是从眼、头顶、颈项至膀胱，膀胱瘤在膀胱处堵塞经络，导致眼至膀胱段经气运行受阻。头、项是经气注入端，注入端的气压最大，对头、项组织产生的压迫也最大，当经气运行发生阻滞可导致压力得不到释放而增加，压迫到一定程度就会产生疼痛，压迫越重，则痛感越强烈，故本案虽然瘀堵处在膀胱，但痛处在头、项。

**脊痛，腰似折，髀不可以曲，腘如结，腨如裂，是为踝厥：**膀胱经下行经过脊侧、腰、股胯、腘窝、小腿肚、外踝等部位，经络气滞可导致腰脊疼痛，股胯不能弯曲，腘窝凝滞，小腿肚裂痛，还会出现踝部厥症。膀胱经位于体表浅层，易于受到低温（风寒）侵袭，寒伤经络可引起上述病症。

**是主筋所生病者：**筋是有力量的肉，也就是骨骼肌。足太阳经穿行颈后、肩胛、后背、腰部、股胯部、腘窝、小腿肚、脚后跟等多组肌肉群，几乎覆盖了身后整个肌肉群。身后肌肉群主要是大块的骨骼肌，骨骼肌就是筋，膀胱经是主管筋的经络，所以是"主筋所生病者"。阳明胃经覆盖身前肌肉群，太阳膀胱经覆盖身后肌肉群，二者联手覆盖身前身后肌肉群，因此不独膀胱经是"主筋所生病者"，阳明胃经亦是"主筋所生病者"。

**痔，疟，狂，癫疾：**痔即痔疮。膀胱经分支直通肛门（足太阳之正，别入于腘中，其一道下尻五寸，别入于肛），膀胱经气虚或气滞可导致肛门气滞血瘀而形成痔疮；疟即疟疾，膀胱经与少阳胆经共同发病可形成疟疾，详见足少阳经解析。狂即狂躁，膀胱经有热可进入大脑（从巅顶入络脑），大脑受热则气血沸腾，引发狂躁病症；癫即痴傻，指精神错乱、言行失常，也就是俗称的"神经病"。膀胱经入脑之经络损伤，导致大脑失去了正常的思维和意识就可形成痴傻症，即形成"癫疾"。

**目黄，泪出，鼽衄：**膀胱经起于目内眦（内眼角），膀胱经气虚可导致眼部气血不足，气血不足则视物模糊，形成"目黄"。膀胱经气虚还可导致眼内卫气虚弱，卫弱不能关闭泪腺，泪液不受控制地流出，形成不自主地流泪，此即"泪出"。膀胱经交接足阳明胃经，胃经连鼻（起于鼻之交頞中），二者经气互通，膀胱经气虚可引起鼻气虚，膀胱经气盛可引起鼻气盛。鼻气虚可导致鼻流涕或鼻流血，鼻气盛亦可导致流鼻血，形成"鼽衄"。

**实则鼽窒，虚则鼽衄**：鼽是鼻流涕，窒是阻塞不通，鼽窒在此指鼻塞不通。膀胱经络脉没有直通鼻部的经络循行描述，所以不能确认络脉可直接作用于鼻部。通过针灸或指压按摩的方式可以有效治疗鼻孔干塞，治疗的穴位是迎香穴和印堂穴，迎香穴属阳明胃经腧穴，印堂穴属膀胱经腧穴，由此推断络脉是通过膀胱经和阳明胃经间接作用于鼻部。鼻塞不通是鼻黏膜肿胀堵塞了鼻道，由于卫强营弱导致鼻液腺关闭，水液被阻于黏膜内形成水肿，水肿则引起鼻黏膜肿胀。此证属卫强营弱证，因此用调和营气的麻黄汤可以治疗鼻塞，如《类聚方广义》载："初生儿，时发热，鼻塞不通，哺乳不能者，用此方（麻黄汤）即愈。"现代用麻黄滴鼻液治鼻塞，就是利用麻黄宣肺和收缩血管的作用增加血管营压，逼迫鼻液腺"开闸放水"，放水则水肿减轻，水肿减轻则鼻塞得以缓解。络脉气盛可以导致鼻部卫气盛，卫强营弱则形成鼻塞不通，气盛属实证，故"实则鼽窒"。

鼽衄是鼻流涕和鼻流血，络脉气虚可导致鼻液流出增多，汇集成涕，还可导致鼻黏膜血管溢血或出血，形成鼻流血。络脉气虚可引起鼻流涕和鼻流血，气虚属虚证，故"虚则鼽衄"。

# 第八节　足少阴肾经辨证

## 一、原文解释

【原文】肾足少阴之脉，起于小趾之下，斜走足心，出于然骨之下，循内踝之后，别入跟中，以上腨内，出腘内廉，上股内后廉，贯脊属肾，络膀胱。

其直者，从肾，上贯肝、膈，入肺中，循喉咙，挟舌本。

其支者，从肺出，络心，注胸中。

是动则病，饥不欲食，面如漆柴，咳唾则有血，喝喝而喘，坐而欲起，目䀮䀮如无所见，心如悬，若饥状，气不足则善恐，心惕惕如人将捕之，是为骨厥。

是主肾所生病者，口热，舌干，咽肿，上气，嗌干及痛，烦心，心痛，黄疸，肠澼，脊股内后廉痛，痿厥，嗜卧，足下热而痛。

【解释】肾足少阴正经起始于足小趾的下面，斜着走向足心的涌泉穴，从然骨下方穿出来，沿内踝的后边分出一支进入足跟，主干上行进入腿肚内侧，出腘窝内侧，上经大腿内后侧，贯穿脊柱进入体腔，归属肾脏，并联络膀胱。

继续直行的主干从肾脏上行贯穿肝脏和胸膈，进入肺脏，沿着喉咙，上挟舌根。

从肺脏分出一支联络心脏，并贯注胸中，接手厥阴心包经（图4-8）。

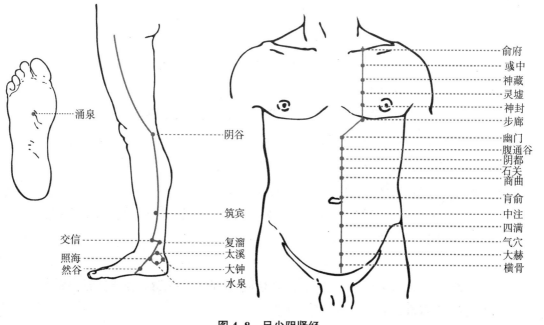

图4-8　足少阴肾经

这条经络异常就会产生下列病症：饥饿却不想进食，面黑如漆，骨瘦如柴，咳血或唾液中带血，有呼呼的喘息声，刚坐下去就想站起来，眼睛昏花，就好像看不见东西一样。心如同悬在空中，好像处于饥饿状态，肾气不足时常常感觉恐惧，心中害怕，就像有人要抓捕他，还可以形成骨厥症。

这条经络主管肾所生的病症，如口中发热，舌头干燥，咽部肿胀，喘不上气来，喉咙发干及疼痛，心烦，心痛，黄疸，腹泻，脊柱及大腿内后侧疼痛，下肢痿软无力、厥冷、麻木和疼痛，嗜睡，足心发热并且疼痛。

（1）邪：邪同斜，歪斜的意思。

（2）然骨：穴名，位于内踝前的舟状骨部分。

（3）漆柴：形容面黑如漆，骨瘦如柴。马莳《黄帝内经灵枢注证发微》曰："漆则肾之色黑着，形于外而如漆柴，则肾主骨者瘦矣。"

（4）目䀮䀮（huāng）：眼睛视物昏暗。《太平圣惠方》卷三十三曰："视物昏暗，故谓之䀮䀮也。"

（5）肠澼（pì）：澼，肠间水也。肠间水多则大便稀薄，大便排出澼澼有声，故名肠澼。

（6）喝喝：指呼呼的气喘声。

（7）痿（wěi）：痿指筋脉弛缓，软弱无力，如阳痿。


**【原文】**足少阴之别，名曰大钟，当踝后绕跟，别走太阳。其别者，并经上走于心包下，外贯腰脊。

其病，气逆则烦闷，实则闭癃，虚则腰痛。取之所别也。

**【解释】**足少阴之别，即足少阴络脉，名字叫大钟，在大钟穴处从主干分出，在内踝后绕过足跟，走向足太阳膀胱经。络脉分出一支与正经并行向上，走到心包下面，向外穿过腰脊部（与正经交会）。

络脉病变时经气逆乱，可见心胸烦闷，实证可见小便不通，虚证可见腰痛。当取大钟穴治疗。


**【原文】**足少阴之正，至腘中，别走太阳而合，上至肾，当十四椎出属带脉；直者系舌本，复出于项，合于太阳。

**【解释】**足少阴肾别行的正经（经别）从腘窝处分出，与足太阳经别汇合，上至肾脏，在十四椎（第二腰椎）处分出来，归属带脉；其直行的分支继续上行，连系舌根，再从颈后出来，汇合足太阳膀胱经。

【原文】足少阴之筋，起于小趾之下，入足心，并足太阴之经，邪（斜）走内踝之下，结于踵，与足太阳之筋合而上结于内辅骨之下；并太阴之筋而上，循阴股，结于阴器。循膂内挟脊，上至项，结于枕骨，与足太阳之筋合。

其病，足下转筋，及所过而结者皆痛及转筋。病在此者，主痫瘛及痉，在外者不能俯，在内者不能仰，故阳病者腰反折不能俯，阴病者不能仰。

【解释】足少阴经筋起始于足小趾的下面，进入足心，与足太阴经筋并行，斜走内踝的下方，结于足跟；与足太阳经筋会合，向上结于内辅骨下方，同足太阴经筋一起向上行，沿大腿内侧，结于生殖器，沿脊旁肌肉挟着脊柱上行到颈后，结于枕骨，与足太阳经筋会合。

足少阴经筋生病，可发生脚部转筋，经筋所过和聚结的部位都可以出现疼痛及转筋的症状。病在此经筋，可出现癫痫、抽搐和项背反张等，病在外侧（背部）的不能弯腰俯身，病在内侧（腹部）的不能挺身后仰。背部阳筋发病，腰向后反折，身体不能俯身；腹部阴筋发病，身体不能后仰。

（1）内辅骨：辅骨指膝两侧突出的高骨，在内侧者名内辅骨，在外侧者名外辅骨。内辅骨即解剖学所指胫骨上端的内侧髁。

（2）阴器：指内外生殖器，中医不分内外。

（3）痫：又称癫痫，俗名羊癫风、羊角风。

（4）瘛：即瘛疭（chì zòng），指痉挛、抽搐。

（5）痉（jìng）：即痉病，指项背僵直、角弓反张。

（6）阳病、阴病：背为阳，腹为阴，此处指背部经筋和腹部经筋发病。

## 二、病症解析

**饥不欲食：**饥不欲食就是虽有饥饿感，但却吃不下或吃不多的症状。饥饿说明身体有进食的欲望，吃不下或吃不多说明与"吃"有关的系统出了问题。体内负责"吃"的系统就是脾经，脾经有两个功能，一个是负责消化食物，另一个是负责将食物营养运入细胞内。食物营养在细胞内的分解代谢依赖具有分解作用的激素，当体内具有分解作用的激素缺乏时，细胞内分解代谢不足，营养消耗迟缓，细胞没有强烈的营养补充需求，所以不需要进食或

155

者进食不需太多。由于长久不进食，胃内空虚，腹中会产生饥饿感，这就形成了腹中有进食欲望，但身体却不想进食的局面，即肚子饿身体不饿。肾经主管着一个大的激素系统（详见肾经解析），肾虚则会导致具有分解作用的激素缺乏，形成虽有饥饿感，但却吃不下或吃不多的症状，此即肾虚引起的"饥不欲食"。

**面如漆柴：**面色漆黑和干瘦如柴。面色的变化就是血色的变化，血色鲜红则面色红润，血色黑紫则面色黑紫色，黑紫色就是漆黑，漆黑并非纯黑，多含有紫色。血色与含氧量有关，氧合血红蛋白呈鲜红色，脱氧血红蛋白呈紫蓝色，血氧含量下降会导致脱氧血红蛋白增多，当脱氧血红蛋白达到 5g/dL 以上时，会使皮肤和黏膜呈现青紫色，称为发绀；在此基础上，如果脱氧血红蛋白的浓度继续升高，就会使皮肤、黏膜在青紫色的基础上加深加重，从而呈现黑紫色。造成血氧含量下降的原因一是肺的呼吸功能下降，导致氧气摄入不足，也就是肺气纳入不足；二是血流量下降使得血液载氧量减少，称为低血流性缺氧或低动力性缺氧。体内分解代谢不足引起产气产热不足，气热不足会导致血流量下降，形成低血流性缺氧或低动力性缺氧。肾经主管着一个大的激素系统，这个激素系统拥有促进分解和加强呼吸功能的激素，例如肾上腺素和去甲肾上腺素就是这样的激素，既能促进物质分解，也能加强肺的呼吸功能。肾病可导致肾经激素系统向人体提供激素的能力减弱，激素不足会造成气热生成不足以及肺纳气不足，致使血液含氧量下降。面部血管丰富且皮层薄嫩，是最容易呈现血色的部位，因此血色多在面部呈现，血液缺氧严重可导致面部皮肤呈现黑紫色，形成"面如漆"。肾既提供分解代谢激素也提供合成代谢激素，例如生长激素就属于合成激素。肾的合成激素不足可以降低合成代谢水平，合成不足则机体组织逐渐消瘦，最终表现为大肉尽脱、干瘦如柴，形成"柴"症。

**咳唾则有血，喝喝而喘：**咳血或唾液带血，并呼呼作喘。肺经气虚或肺热都可以导致肺部毛细血管破裂出血，血从气管中随咳嗽进入口腔，出现咳血或唾液带血。肾经"从肾上贯肝膈，入肺中"，与肺经直通，所以肾经与肺经的关系极为密切。注入肺经的肾气不足，可导致肺经气虚，肾经有热也可沿经络传导至肺，形成肺热。总之，肾病可引发肺病，导致肺部毛细血管破裂出血，出现咳血或唾液带血的病症，此即"咳唾则有血"。

肾气不足可导致肺经气虚，气虚则肺的呼吸功能下降，不能满足身体需要，需要加快呼吸频率作为补偿，呼吸加快就是喘，喘而有声就是"喝喝而喘"。古今汉字发声不同，古之"喝喝"近似现代的"呼呼"，都是对喘声的描述。

**坐而欲起：**坐下就想站起来，也就是坐不住。坐不住说明坐着有不适感，想要站起来缓解不适。古代的坐姿与现代不同，全是坐在地上或席子上，所谓"席地而坐"就是这样来的。古人的坐姿有多种，最普及的坐姿是跪坐，即两膝并拢着地，臀部落在脚跟上，腰板挺直。保持这个姿势，最吃力的部位就是膝盖和腰，因此膝盖和腰也是最容易产生疲劳的部位。遍查十二经络，既经过膝部又经过腰部的经络只有肾和膀胱经，肾经和膀胱经又互为表里，一旦肾经发病导致腰膝气血供应不足，腰膝就会感觉酸软无力，酸软无力则不耐久坐，所以总想站起来缓解不适，形成"坐而欲起"。

**目䀮䀮如无所见：**视物模糊，好像什么都看不清晰。䀮䀮指视物昏暗，昏是不清，暗是不明，视物昏暗即看东西模糊不清。眼睛气血由肝经和心经主导，肝经"连目系"直达眼部，心经"系目系"亦直达眼部，肾经"从肾上贯肝膈……络心中"，穿肝入心，所以肾气不足会导致肝经和心经气血不足，继而影响眼部的气血运行，导致视物模糊不清，此即"目䀮䀮如无所见"。

**心如悬：**心脏如同悬浮起来。人们常说的"心一直悬着"或"悬着一颗心"都是"心如悬"的俗语表达，与"心如悬"是一个意思。"心一直悬着"或"悬着一颗心"是指由于担心或者忧虑某人某事，内心存在着担惊受怕和紧张不安的情绪，因此"心如悬"意指担惊受怕和紧张不安。肾经"上贯肝膈……从肺出，络心，注胸中"，肾经穿过肝、肺直达心中，所以肾的经气变化会直接影响心的气血运行。肾气不足会导致心气不足，心气不足造成心脏自身的气血供应不足，心脏因缺乏气血而泵血无力，不能及时满足外界刺激引发的供血要求，因而不喜刺激和害怕刺激，故表现为担惊受怕。另外，泵血无力使得心脏常常处于紧急应对的状态之中，即使是面对不严重的刺激也会采取紧急应对措施，致使心中备感紧张急促，紧张急促则不得安宁，故表现为紧张不安，这种担惊受怕和紧张不安的情绪就是"心如悬"。

"心如悬"是一个自身感受的病症描述，古人对很多病症的描述都来自病人自身的感受，如果这个感受是客观存在的，那么这个感受应该有其形成的原因。另外，对于心脏的感受不仅有悬浮感，也有沉降感，我们常说"一颗心沉甸甸的""心中沉重"，这其实是与"心如悬"完全相反的感受。假定心脏能够沉浮，我们可以试着来分析心脏沉浮的原因：心脏内部是个空腔结构，心内空腔可以容纳气血，心内气多血少则心脏整体重量减轻，重量减轻则上浮，上浮至一定程度就会产生悬浮感；心脏内气少血多则整体重量增加，重量增加则下沉，下沉至一定程度就会产生沉重感。心内气血的变化可以引发心脏产生悬浮和下沉的感受，如果这种感受真实存在，那么这种感受的产生应该与心内气血的变化有关。

**若饥状：**（心）如同饥饿时的状况。人在饥饿时是什么状况呢？俗语说"饿得心发慌""饿得没有力气"，就是指饥饿时会出现心慌和乏力的症状，所以此处"若饥状"应该是对心慌和乏力的症状描述。肾经直达心经，肾气不足可导致心气不足，心气不足则心脏收缩无力，出现心跳加快、疲劳又苦于应付的慌乱症状；肾气不足还会导致脾肺产气不足，产气不足则体内气虚，气虚则感觉身体乏力。肾气不足可引起心慌和乏力，与饥饿时产生的症状极为相似，故称之为"若饥状"。

**气不足则善恐，心惕惕如人将捕之：**"恐"的字义是心好像被绳子勒得紧紧的，所以恐惧的感觉是心里紧张，善恐就是容易心里紧张。肾气注于心，肾气不足可引起心气不足，心经气虚造成心肌气血供应不足，气血不足则心肌收缩常常处于紧张状态，故而心中产生紧张感，这就是肾气不足使人"善恐"的原因。不独肾气注于心，胃经、胆经等亦有入心经络，胃气、胆气亦能注于心，所以肾气不足可引起"善恐"，胃气不足也可引起"善恐"，胆气不足亦可引起"善恐"。"心惕惕如人将捕之"就是心里害怕，如同有人想要抓捕他的样子。惕，惧也，本义害怕。此句是对"气不足则善恐"的症状描述。

**是为骨厥：**厥是气机闭停形成的气血阻逆，骨厥就是因气血阻逆形成的各种骨病，包括骨质变形、移位、坏死和骨痛等，即现代的骨质疏松、骨质增生、骨变形移位、骨坏死等各种骨病。

调节骨代谢的激素有降钙素、甲状旁腺激素、性激素、生长激素、糖皮质激素、甲状腺素等，这些激素都来自肾经主管的激素系统，无论脊柱、颅骨还是四肢躯干骨，全身骨骼的代谢都受肾经激素系统的调控管理，所以中医定义为"肾主骨"。肾气不足可导致骨代谢异常，严重的可引起骨病，甚至形成骨骼变形、移位、坏死和骨痛等气血阻逆病症，此即"是为骨厥"。

**是主肾所生病者，口热，舌干，咽肿，上气：** 这条经络主管肾所生的病症，肾指肾经。肾经上络肝经（上贯肝膈），而肝经直达口腔（下挟里，环唇内），肾经有热可经肝经传导至口腔，形成口热。肾经循咽喉直达舌根（循喉咙，挟舌本），肾经气滞可引起咽肿，肾经有热可引起舌干。上气指上气不接下气，即气喘。肾经穿肝入肺，直通肺脏，所以肾经可直接影响肺的呼吸功能。肾经是一个大的激素系统，肾经激素系统的多种激素都对肺脏呼吸有帮助，例如肾上腺素可以舒张肺支气管，增大肺通气量，肾脏合成的促红细胞生成素也可以提高血氧含量和血氧容量，提高血液载氧能力，甲状腺素能加快物质分解，增加耗氧量，耗氧增加必然会拉动摄氧增加。总之，肾经激素可以助推氧气顺利进入体内，增大体内的摄氧量，这就是肾的"纳气"功能，一旦肾经功能减弱，导致氧气摄入减少，就形成"肾不纳气"。肾不纳气致使呼吸被动加快成喘，喘则上气不接下气，形成"上气"。

**嗌干及痛，烦心，心痛：** 嗌即咽喉，嗌干即咽喉干燥。肾经"循咽喉"，到达咽喉部位，肾热上传咽喉可导致咽喉干燥，肾热损伤咽喉经络可导致咽喉疼痛，故肾病可引起"嗌干及痛"。烦心即心烦，烦是心经有热所致。肾经"从肺出，络心，注胸中"，心脏外面有一层包裹叫心包，络心必先穿过心包，故肾经与心和心包都有连接。肾热可循经传导至心和心包，致使心内外皆热，心热则生烦，故肾病可导致心烦。肾气上注于心，肾经气虚或气滞可导致心区气滞，心区气滞可引发心区疼痛，故肾病可导致心痛。

**黄疸：** 血中胆红素生成太多导致皮肤和黏膜染黄，形成黄疸。中医的气是一种营养气（详见气的解析），气虚则伴发营养不良，血中的红细胞因缺乏营养而不断凋亡，凋亡后释放出胆红素，凋亡红细胞的数量越多，向血中释放的血红素也就越多，导致血中的胆红素浓度逐渐升高，当血中胆红素浓度升高到一定程度就会形成黄疸。肾经通过释放激素调节脾肺产气，肾病可导致脾肺产气不足，产气不足就会形成气虚黄疸。另外，肾经入肝（上入肝膈），肾病可引起肝病，导致肝脏功能下降，肝脏不能将游离胆红素转变成结合胆红素，也会形成黄疸，此为肝病黄疸。肾经既能引起气虚黄疸，也能引起肝病黄疸，故肾病可引起黄疸。

**肠澼：** 指肠道泄泻之症，泛指腹泻。澼，肠间水也，水多则大便排出澼澼有声，故名肠澼。因肠间水多，大便稀薄或黏滑，病甚者可带有便血或便脓，腹泻是主症，脓血是兼症，故肠澼并非专指脓血性腹泻，而是泛指腹泻。中医根据腹泻的病机，将腹泻划分为湿热伤脾、寒湿伤脾、饮食伤脾、脾气虚、脾阳虚、脾阴虚、肝郁气滞、肝郁脾虚、肾阳虚、肾阴虚、脾肾阳虚等多种证型，总结这些证型可以发现，腹泻的涉病经络只有肝、脾、肾三经，因此腹泻的形成与肝、脾、肾三经有关。脾经主管消化，脾病可导致食物消化不良，未消化的食物堆积在肠道内，堆积严重就会引起腹泻。湿热、寒湿、饮食不洁可伤脾，脾气虚、脾阳虚、脾阴虚属脾已伤，不论何因，只要有脾伤就可引起腹泻，故腹泻与脾经发病有关；脾经消化的食物经小肠吸收后进入肝脏，在肝脏内进行加工处理，一旦肝脏发病导致肝脏的加工处理能力下降，肝脏就会拒收超过其处理能力的食物，食物因肝脏拒收而被迫滞留于肠道也会引起腹泻。肝脏归属于肝经，肝脏发病属于肝经发病，肝经发病可引起腹泻，故腹泻与肝经发病有关；肾经上络肝脏，肾病可引起肝病，肝病又能引起腹泻，故肾病可间接引起腹泻，腹泻亦与肾经发病有关。脾不能化食可成泻，肝肾阻其转运亦可成泻，症虽在脾，但亦可由肝肾引起，肝病引起的腹泻称作飧泄，肾病引起的腹泻称作肠澼。五更泻就是肾病引起的肠澼，症见黎明泄泻，肠鸣脐痛，大便稀薄，混杂不消化食物，泻后即安，伴有四肢不温，腰膝酸冷，肾脉沉细，因此又称肾泻，病因为肾阳不足，常用四神丸加减治疗。此证病机实为肾阳不足引发肝阳不足，继而引发脾不能转运而成泻，故四神丸中用吴茱萸暖肝，暖肝之举实为肝阳不足之明证也，若仅为肾阳不足，只需桂附温肾即可，又何需吴茱萸暖肝。

**嗜卧：** 嗜卧就是嗜睡，又称多卧、善眠、多眠、多寐，是指不分昼夜，时时欲睡，呼之即醒，醒后复睡的病症。《伤寒论》言："少阴之为病，脉微细，但欲寐也。""但欲寐"就是嗜睡。睡眠时人体处于相对安静的生理环境，这个生理环境非常有利于细胞进行复制，因此要想进行高效的细胞复制，就需要人体进入睡眠这样的生理状态。醒后复睡说明细胞复制进行得不好，细胞复制的任务尚未完成，还需要将复制继续进行下去。影响细胞复制的因素有内外刺激因素，也有营养不良因素，而嗜睡是不管有没有刺激都要睡下去，有刺激要睡，没有刺激也要睡，因此排除刺激因素，只考虑营养不良因素。

肾经"贯脊属肾"，络脉"外贯腰脊"，都贯入脊内，脊髓和脑髓相通，故肾气可通过脊脑通道灌注于脑。气是营养气，肾气不足可导致脑脊营养供应不足，营养供应不足会延长脑脊细胞的复制时间，因为"巧妇难为无米之炊"，营养不能及时到达就会导致脑脊细胞复制的备料时间延长，备料时间延长又会导致复制时间延长。复制时间延长则需要睡眠时间亦随之延长，睡眠时间延长就会表现为睡眠过多，多到不分昼夜无时不睡的程度，就形成了嗜睡。嗜睡虽然看起来睡的时间多，但由于受到原料缺乏这一因素的制约，细胞复制进行的程度并不深入，因此睡眠的质量并不好，大多时候都处于似睡非睡似醒非醒的状态。肾气不足可影响脑脊的营养供应，继而影响脑脊细胞的复制，导致睡眠时间延长和睡眠质量下降。大脑是睡眠不足的感知器官，睡眠不足则大脑感觉时时欲睡，此即"少阴病，但欲寐"的发病机理，"但欲寐"即嗜卧。

**足下热而痛：**足下指足的下面，即足底。肾经"起于小趾之下，斜走足心，出于然骨之下"，肾经从足小趾的下方行至足心，又从足心穿过舟状骨的下方，其路线穿行于足底部。肾经气滞可引起足底疼痛，气滞生热可引起足底发热，足底发热并且疼痛，此即"足下热而痛"。

**其病，气逆则烦闷，实则闭癃，虚则腰痛：**气逆是指气的运行升降失常，当升不升，当降不降，或升发太过，或降不下来，是气的运行发生了逆行或乱行，故称之为气逆。《杂病源流犀烛·诸气源流》曰："气逆，火病也。皆由火热上冲，气不得顺之所致也。"肾经络脉直达心包经（并经上走于心包下），《素问·风论》曰："闭则热而闷。"闭指气闭，即经络闭阻引发的经络气滞。肾经络脉气滞可导致心包气滞，心包气滞则自觉心闷；络脉气滞可引发分解产气，产气的目的是为了冲开经络闭阻。气热并生，产气的同时必有产热，故络脉气滞可生热，气滞生热并上传心包，心包受热则感觉心烦。络脉气滞则经气不升不降，不升不降就是气逆，气逆源于络脉气滞，络脉气滞不仅能产生心烦，还能引发心闷，故络脉气逆时可自觉心中烦闷，此即"气逆则烦闷"。

闭癃就是尿潴留，也叫癃闭，症状为小便排出甚少或完全无尿排出。膀胱是排尿器官，尿滞留说明膀胱的排泄功能发生了障碍。膀胱排尿受逼尿肌和括约肌调节，逼尿肌收缩负责排尿，括约肌收缩负责停止排尿。逼尿肌和括约肌都有各自的气血通道，它们的收缩能力取决于各自气血的供应程度，逼尿肌气血供应正常则排尿顺利，逼尿肌气血供应不足则排尿困难，排尿困难就会形成尿潴留，也就是"癃闭"。膀胱逼尿肌的工作通常是比较清闲的，只在排尿时才会完成一次收缩，其余大部分时间是不工作的，所以逼尿肌有足够长的休息时间来收集气血，一般性的气血虚弱对其影响不大，不会形成癃闭，除非膀胱发生了严重的气血阻滞，导致逼尿肌气血收集极其缓慢，无法在排尿间歇收集齐下一次收缩所需要的气血，癃闭才会产生。肾经络脉"别走太阳"，与太阳膀胱经交接，络脉气滞可引起膀胱气滞，导致膀胱逼尿肌气血出现严重不足，因而不能正常排放尿液，尿液滞留于膀胱就会形成"癃闭"，气滞属实证，故"实则闭癃"。

肾经络脉"外贯腰脊"，直达腰部和脊柱。腰部是重要的支撑部位和高频运动部位，属于气血消耗大户，最容易受气血影响而率先出现症状。络脉气虚则注入腰部气血不足，"不荣则痛"，气血不足会导致腰部酸痛，气虚属虚证，故"虚则腰痛"。

# 第九节　手厥阴心包经辨证

## 一、原文解释

【原文】心主手厥阴心包络之脉，起于胸中，出属心包络，下膈，历络三焦。

其支者，循胸出胁，下腋三寸，上抵腋下，循臑内，行太阴、少阴之间，入肘中，下臂，行两筋之间，入掌中，循中指，出其端。

其支者，别掌中，循小指次指出其端。

是动则病，手心热，臂肘挛急，腋肿；甚则胸胁支满，心中憺憺大动，面赤，目黄，喜笑不休。

是主脉所生病者，烦心，心痛，掌中热。

【解释】心主手厥阴心包经，起始于胸中，出而外行（天池穴），属心包络之经也。向下通过膈肌，经过胸部、上腹和下腹，连络上、中、下三焦。其支行经脉从胸中出发，下行到两侧胁肋部，在距离腋窝下方3寸的位置转而向上到达腋下，沿上臂内侧的中线位置进入肘关节，下行至前臂两条肌肉之间，进入手掌中，沿着中指方向从指端穿出；又从手掌中分出一条支脉，沿无名指方向从指端出来，接手少阳三焦经（图4-9）。

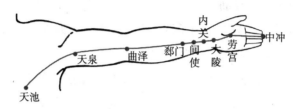

图4-9　手厥阴心包经

这条经络异常变动就会产生下列病症：手心发热，肘臂挛缩拘急，腋下肿胀，胸胁支撑胀满，心脏剧烈跳动不安，面红，眼睛昏黄，喜笑不止。

这条经络主管脉所生的病症，如心烦、心痛、手掌心发热等症。

（1）太阴、少阴之间：肺经和心经之间，即手臂内侧中线位置。

（2）两筋：指掌侧腕屈肌与掌长肌，均为骨骼肌。

（3）小指次指：从小指开头的第二个手指，即无名指。

（4）憺（dàn）憺大动：憺憺同"澹澹"，澹指水波摇动的样子，引申指心神志忐不安。憺憺大动即心脏剧烈跳动不安。

【原文】手心主之别，名曰内关，去腕二寸，出于两筋之间，循经以上，系于心包，络心系。实，则心痛；虚，则为烦心。取之两筋间也。

【解释】手心主之别，即手厥阴络脉，名字叫内关，在离腕关节2寸远的内关穴处与正经分开，从两条肌肉之间穿出，然后沿着正经的浅层上行，系结于心包，联络心系。络脉发病，实证表现为心痛，虚证表现为烦心。当取内关穴治之。

【原文】手心主之正，别下渊腋三寸，入胸中，别属三焦，出循喉咙，出

163

耳后，合少阳完骨之下。

【解释】手心主别行的正经，在渊腋下方3寸处分出，进入胸腔内，分别归属上、中、下三焦，上出沿喉咙，出于耳后，与手少阳经会合于完骨下方。

完骨：指耳后颞骨乳突。

【原文】手心主之筋，起于中指，与太阴之筋并行，结于肘内廉，上臂阴，结腋下，下散前后挟胁。

其支者，入腋，散胸中，结于臂（据《太素》改为贲）。

其病，当所过者支转筋，及胸痛息贲。

【解释】手心主经筋起始于手部中指，与手太阴经筋并行，结于肘部内侧，又经上臂内侧结于腋下，向下分散，从前后挟住胁部。其分支进入腋内，散布于胸中，结于膈部。

本经筋发病，所经过的部位可发生僵直、转筋，以及胸痛和肺积。

息贲：病名，指肺积，即肺部积块。《难经·五十四难》曰："肺之积，名曰息贲。在右胁下，覆大如杯。久不已，令人洒淅寒热，喘咳，发肺壅。"杨玄操曰："息，长也。贲，鬲也。言肺在膈也，其气不行，渐长而通于膈，故曰息贲。"

## 二、病症解析

**手心热，臂肘挛急，腋肿：**心包经"入掌中，循中指，出其端"，穿过手掌中部，所以心包经有热可传递至手掌心，形成手心发热。心包经气虚，经过的臂、肘部位因气血不足产生挛缩和拘急，即肌肉紧张收缩；心包经"下腋三寸，上抵腋下"，心包经气虚或气滞可导致腋下气虚，气虚无力推动水液，水液在腋下积聚过多就会形成腋肿。

**甚则胸胁支满：**胸胁支满就是胸部和两胁胀满。支是支撑的意思，有支撑就会有压迫，支在此处指支撑产生的压迫感。手厥阴心包经"下膈……循胸出胁"，经过膈肌、胸肌和肋间肌，心包经气滞可导致气胀发生，气胀对经络周围组织产生压迫，压迫发生在膈肌、胸肌、肋间肌等胸胁部位，就会形成"胸胁支满"。

**心中憺憺大动：**心脏剧烈跳动不安，属心悸重症。感觉心脏"扑通、扑通"往外跳，俗语"心快跳到嗓子眼"就是指此。心脏跳动不安就是心悸，悸的意思是因害怕而心跳，心跳剧烈表明心悸严重，故"心中憺憺大动"属心悸重症。心脏有自己的减震系统，可以有效减轻因心脏跳动而产生的震动，所以人在正常情况下，一般不会感受到自身的心跳震动（刻意除外）。心包是心脏外面的一层膜，在心包膜和心脏之间有气体和液体填充，形成了一个包裹着心脏的充气充液层，我们可以把这个充气充液层视作是由心包构成的环心气囊，气囊内因填充了气体和液体，具有一定的弹性和柔性，所以能对心跳产生的震动起缓冲作用。如果心包环心气囊充气满满，缓冲作用大，减震效果好，就基本不会感受到心跳震动；如果心包环心气囊亏气，缓冲作用下降，减震效果变差，心跳震动被释放出来，就会明显感受到心跳震动；如果心包环心气囊亏气严重，甚至会感觉到心跳剧烈震动，此刻就会形成"心中憺憺大动"。

心包经气虚可以导致心包环心气囊亏气，气囊的减震功能因而减弱，心跳震动被释放出来，会令人明显感受到心跳震动，心跳震动明显就是心悸，因此心包经气虚可导致心悸。有时心包气囊的减震功能并未下降，但心脏自身震动强度增大，震动强度一旦超过心包气囊的减震能力，震动从心区被释放出来，此时也会明显感觉到心跳震动。这就像汽车发动机一样，油门越大做功越大，做功越大产生的震动就越大。人在紧张时肾上腺激素分泌增多，使心脏收缩力量增加，心脏的大功率收缩运动导致心跳震动增强，此时也会听到"咚咚"的心跳声，这就是为什么人在紧张时会感觉到心跳的原因。

**面赤，目黄：**面红，视物不清。心包经有热可以通过心包膜直接传递给心脏，也可以通过络脉传导给心系（络心系），心脏和心系都属于心经。心经接受了心包的热量，热助血行，血液流动加快，流经面部的血流量增大，故面呈红色。肾经进入心中（络心中），入心必先穿过心脏外围的心包膜，因此肾经分别与心和心包经交接。肾气在注入心经的同时也注入心包经，故肾气的变化可引起心和心包经同步变化，肾气热则心和心包经同热，肾气虚则心和心包经同虚。在肾经的影响下，心和心包经常出现同步变化，所以中医多把心经和心包经当作同一经看待。当心包经发生气虚时，心经亦发生气虚，心经气虚则上行于眼部气血不足，气血不足则导致眼睛视物昏黄（花）、模糊

165

不清，此即"目黄"，"目黄"虽为心证，但心与心包经共病，被视作心包证亦无不可。

**喜笑不休：**即发笑不止。发笑的机制目前尚未研究清楚，对于发笑不止这样的病症，西医还没有给出明确的解释。中医认为百病皆归于经络，我们不妨从经络的角度对其加以分析。首先，发笑涉及人体多个部位，这些部位都有经络循行经过，因此发笑涉及多个部位的经络；其次，发笑是一种呼气运动，通过呼气发出笑声，呼气会调动体内经气向外运行，而调动经气必然会引发经络变动，因此笑声的形成亦涉及经络。无论从发笑部位，还是从笑声形成，都涉及了经络，因此笑的发生机制应与经络有某种关联，下面就这种关联展开分析。

### 1. 与发笑有关的部位和经络

描述笑的词汇有很多，如笑出眼泪、笑眯眯、笑得合不拢嘴、笑掉下巴等。笑的词汇中涉及人体多个部位，如笑出眼泪涉及的人体部位是眼睛，笑得合不拢嘴涉及的人体部位是嘴巴，笑掉下巴涉及的人体部位是下巴。把笑涉及的人体部位可以统称为发笑部位，发笑部位主要集中在头、胸、腹、腰背部，从头部的眼、眉、口、牙齿、下巴，到胸部的心、肺，再到整个腹部和腰背部。每个笑都有发笑部位，而每个发笑部位都有经络循行经过，因此发笑与经络有关。现将不同部位的笑所涉及的经络逐个列出：

（1）笑出眼泪：发笑部位在眼，涉及肝经、心经。肝经"连目系"，心经"系目系"，肝经开窍于目，心经亦上达于目，泪从眼出，故笑出眼泪涉及肝经、心经。

（2）笑眯眯：发笑部位在眼皮，涉及膀胱经、胃经。眯眼是上下眼皮互相靠拢的动作，上眼皮属膀胱经（太阳为目上网），下眼皮属胃经（阳明为目下网），故笑眯眯涉及膀胱经和胃经。

（3）眉开眼笑：发笑部位在眉、眼，涉及督脉、膀胱经和肝经、心经。两眉之间为"印堂"，"印堂"在督脉（循额，至鼻柱）和膀胱经（下颜，络于鼻）上。眉开是眉头（印堂）舒展，即眉间肌肉松弛，眉间属督脉和膀胱经，眉开涉及督脉和膀胱经；眼笑是眼含笑意，发笑部位在眼，涉及肝经和心经，故眉开眼笑涉及督脉、膀胱经、肝经和心经。

（4）笑得合不拢嘴：发笑部位在口，涉及督脉、任脉、冲脉、大肠经、胃经、肝经。督脉"环唇",任脉"上颐循面(环口)入目",冲脉"络唇口",大肠经"还出挟口",胃经"还出挟口,环唇",肝经"环唇内",上述各经均环绕口唇并主管口唇运动,故"合不拢嘴"涉及督脉、任脉、冲脉、大肠经、胃经、肝经。

(5)笑掉大牙:发笑部位在牙齿,涉及胃经、大肠经。胃经"入上齿中",大肠经"入下齿中",二经气虚可导致牙齿松动,大笑时易发生牙齿脱落,故笑掉大牙涉及胃经和大肠经。

(6)笑掉下巴:发笑部位在下巴(下颏),与胃经、小肠经、三焦经、胆经有关。掉下巴即下颌关节脱位,下颌关节涉及经过"颔、颐、曲牙"的经络,颔的本义是下颏,掉下巴古称"脱颔";颐,或曰颊车,即下颌骨;曲牙又称曲颊,相当于下颌骨角。颐、颔、曲牙都是下颌关节的组成部位,故经过颐、颔、曲牙的经络都可以对下颌关节产生影响并造成关节脱位。胃经"却循颐后下廉",小肠经病变引起"嗌痛,颔肿",手少阳"其支者上曲牙……上乘颔",胆经"出颐颔中,散于面",均经过下颌关节处,经络气虚易造成关节松动,当关节松动时,咧嘴大笑易造成关节脱位,关节脱位俗称"掉下巴",故笑掉下巴涉及胃经、小肠经、三焦经、胆经。

(7)笑由心生:发笑部位在心,涉及心经。很多笑的词汇与心有关,如"心花怒放""心中欢笑""心笑不已""发自内心的微笑"等,中医认为心音为笑,故笑涉及心经。

(8)笑炸了肺:发笑部位在肺,涉及肺经。有关于"浙江小伙笑炸肺"的新闻报道,小伙因为观看综艺节目大笑过度,导致肺泡破裂。肺可以"笑炸",说明发笑涉及肺经。

(9)笑得肚子疼:发笑部位在腹部。十二经脉除膀胱经外,其他各经均经过腹部,故"笑得肚子疼"涉及除膀胱经外的十一条经络。

(10)笑得直不起腰:发笑部位在腰腹部,涉及全身经络。笑得直不起腰就是笑弯了腰,弯腰运动包括腰部运动和腹部运动,因此发笑部位在腰腹部。经过腰腹部的经络不仅有十二经脉全部,还有奇经八脉全部,因此腰腹部集中了身体全部经络。笑弯了腰属于大笑,故大笑涉及全身经络。

**2. 发笑与经气调动有关**

(1)发笑是一种呼气运动:笑声是由肺向外强烈呼气,呼出气流在呼出时冲击声带所发出的声音，所以发笑是一种呼气运动。

（2）发笑属于加强版呼气运动：笑的呼气时间一般会超过正常呼气时间，并且气流强度达到发音强度，也超过正常呼气强度，所以发笑属于加强版呼气运动。

（3）发笑是一种加强版换气运动：加强版呼气带动了加强版吸气，身体通过发笑下意识地完成大气量气体交换，因此发笑是一种加强版换气运动。

（4）加强版换气运动加快了经气的运行速度：肺部的大气量换气，调动了体内经气的大气量出入，大气量出入势必带动经气的快速流动，因此加强版换气运动加快了经气的运行速度。

（5）大笑能调动全身经气运行：大笑涉及全身所有经络，因此大笑可以调动全身经气的运行。

**3. 笑的发生机制**

没有肺部呼气出声就不能制造出笑声，肺是笑声的制造部位，故发笑与肺有关。

心是发笑时感受最明显的部位，很多笑的词汇都与心连在一起。笑的时候心情是愉悦的，这可能与舒缓心气和胸腔扩张减压有关，总之心里感觉很舒服。心是笑的感受部位，故发笑与心有关。

刺激身体某些部位可以引起发笑，俗称挠痒痒。这些部位属于发笑敏感部位，这些部位的经络属于发笑敏感经络。脚心、腋下和胁肋都是最怕痒的发笑敏感部位，脚心属于肾经，腋下属于心经、心包经和肺经，胁肋属于肝、胆经，故对发笑敏感的经络有心经、肺经、肾经、心包经和肝经（肝胆一体）。总结这些敏感经络，可以发现它们有两个共同点：一是都能引起发笑；二是都能与心相连，心经是直接连心，肺经通过入心经络连心（从肺出，络心中），肾经和肝经是通过肺、心经络连心（从肾上贯肝膈，入肺中。其支者，从肺出，络心中），心包经通过入心经络连心（络心系）。对这两个共同点进行分析，刺激这些不同部位的敏感经络都可以引起发笑，说明这些敏感经络都与发笑机制有关联，这些敏感经络虽然分布在四面八方，但最后都聚焦于心，心是这些经络的交汇中心，也是各种笑刺激的接收和处理中心，因此心相当于是笑的统一加工和制造中心，居于发笑的核心地位，是发笑机制的最终启动者。敏感经络的刺激信号传导至心，可诱使心启动发笑机制引起发笑，大脑接受外界发笑信号，通过脑心通路传导至心，也可诱使心启动发笑机制引起发笑。心是发笑机制的启动者，笑的生成由心开启，故中医认为笑由心生。心启动发笑机制，由肺制造笑声，心肺共同联手完成发笑过程，这就是笑的发生机制。

发笑机制启动后，可以调动多条经络参与，参与发笑的经络越多，体内调动的气量就越大，肺获得的呼出气量越充足，产生的笑声就越大。大笑时所有经络都参与进来，肺获得的呼出气量达到最高峰值，使得笑的幅度和笑声也变得最大。由于发笑过程中气流控制是无意识的，呼出气流的强度几乎没有太大变化，所以只会发出单一的音调，如呵呵呵、哈哈哈、嘿嘿嘿等。

**4. 笑对身体的作用**

笑是身体主动发起的呼气运动，通过大幅度呼气带动大幅度吸气，大量气体的呼出呼入调动了气在体内的运行速度，利用气的快速运动对每条经络都发起"冲刷"和"扫荡"，在连续的"冲刷和扫荡"过程中，把经络上的堵塞物（痰块、湿积等）统一进行清理，这就像是给身体自动搞了一次"大扫除"，通过这次"大扫除"，有效改善了经络的运行状况，使经络运行变得更为快捷通畅，经络通畅则百病消除，所以笑的过程其实就是经络自我清理的过程。适度的笑能疏通经络，清理疾病隐患，对健康十分有益，因此古人有"笑一笑，十年少"的说法。

**5. 喜笑不休的原因**

笑是各种刺激传导至心，由心启动发笑机制，心肺联合共同制造的呼气发声过程。刺激既可以是外界刺激，如外界发笑信号或敏感部位的皮肤刺激，也可以是内在刺激，如内伤引起的各种病理产物。由于内在刺激始终存在，不停地对心产生连续刺激，就会导致发笑不止。心包经如果有病邪存在，病邪产生的刺激信号由心包经传导至心，就会引起无故发笑。病邪一日不除则发笑一日不止，故而"喜笑不休"。

**是主脉所生病者：**这条经络主管脉所生的病症。中医认为"心主血脉"，心经不仅主血，也能主脉，但为什么又说心包主脉呢？这还是与肾经有关，肾经必须穿过心包膜才能进入心中，因此肾经之气在注入心经的同时也注入心包经。受肾经经气影响，心包经和心经的变动常常保持一致性，故心包经和心经常常被当作同一经看待，心包经可代表心经，故心包可代心主脉，心

（包）病则可表现为脉病，所以是"主脉所生病者"。

**烦心，心痛，掌中热：**心包经环心络心，心包经有热可直接传至心脏，心脏受热则心烦，形成"烦心"；心包经气虚或气滞可引起心脏气滞，心脏气滞则引发心区疼痛，形成"心痛"；心包经"入掌中"，心经"入掌内后廉"，均进入手掌，心包经有热可沿心包经和心经扩散至整个手掌，形成手掌发热，此即"掌中热"。

**（络脉）实，则心痛；虚，则为烦心：**心包络脉"络心系"，心系即心脏和附属血管。心包络脉气滞可导致心脏气滞，心脏气滞则产生心痛症状。气滞属实证，故"实则心痛"。心包络脉气虚可引发分解产气，产气的同时必有产热，因此产气增加必有产热增加，形成气虚生热。络脉气虚生热可导致心烦，气虚属虚证，故"虚则为烦心"。

# 第十节　手少阳三焦经辨证

## 一、原文解释

【原文】三焦手少阳之脉，起于小指次指之端，上出两指之间，循手表腕，出臂外两骨之间，上贯肘，循臑外上肩，而交出足少阳之后，入缺盆，布膻中，散络心包，下膈，遍属三焦。

其支者，从膻中，上出缺盆，上项，系耳后，直上出耳上角，以屈下颊至𬴊。

其支者，从耳后入耳中，出走耳前，过客主人，前交颊，至目锐眦。

是动则病：耳聋，浑浑焞焞，嗌肿，喉痹。

是主气所生病者：汗出，目锐眦痛，颊肿，耳后、肩、臑、肘、臂外皆痛，小指次指不用。

【解释】三焦手少阳正经，起始于紧挨小指的第二指（无名指）的手指末端，上行出于小指和无名指两指之间，沿手背表面到达腕部，出于前臂外侧两骨之间，向上贯入肘部，沿上臂外侧上行至肩部，与足少阳胆经交叉后出行其后面，进入缺盆，分布于膻中，散布联络心包，下行穿过膈肌，遍及上下躯干，归属上、中、下三焦。

从膻中分出一支，向上穿出缺盆，上行到颈部，系结于耳廓后面，再直行向上出于耳廓上角，自此弯曲向下到面颊部，再到眼眶下部。

它的又一分支是从耳廓后面进入耳中，再出走至耳廓前面，经过上关穴，向前交接面颊部，随即到达外眼角，接足少阳胆经（图4-10）。

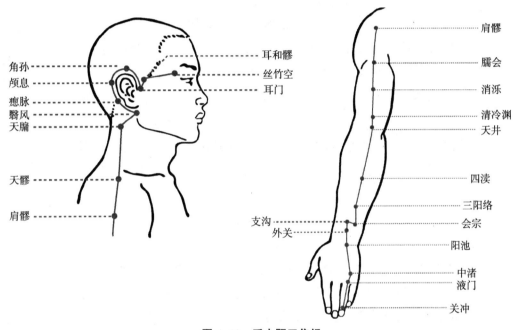

图4-10　手少阳三焦经

这条经络异常变动就会发生下列病症：耳聋，耳鸣，咽喉肿痛、闭阻不通。

这条经络主管气所生的病症，如汗出过多，外眼角疼痛，面颊肿胀，耳后、肩部、上臂、肘部、前臂外侧均可发生疼痛，无名指不能灵活运动。

（1）小指次指：紧挨小指的第二指，即无名指。

（2）两骨：尺骨、桡骨。

（3）膻中：指膻中穴，在体前正中线，两乳头连线之中点。

（4）三焦：头至心为上焦，心至脐为中焦，脐至足为下焦。

（5）颇（zhuō）：下眼眶骨。

（6）客主人：穴位名，又名上关穴，位于耳前颧弓的上缘凹陷处。

（7）浑浑焞（tūn）焞：听不清，伴有轰隆隆的打雷声。浑，混浊不清。焞焞，（声音）盛大，如霆如雷。浑浑焞焞是对耳鸣音的描述，意指耳鸣。

**【原文】手少阳之别，名曰外关，去腕二寸，外绕臂，注胸中，合心主。实则肘挛，虚则不收。取之所别也。**

**【解释】** 手少阳之别，即手少阳络脉，名字叫外关。从离腕 2 寸的外关穴处分出，在手臂外侧绕行，向上注入胸中，与手厥阴心包经会合。实证可见肘关节蜷曲不伸，虚证可见肘关节收缩无力。

挛：蜷曲不伸之状。常与拘、急并称，如拘挛、挛急，多属筋病。

**【原文】手少阳之正，指天，别于巅，入缺盆，下走三焦，散于胸中。**

**【解释】** 手少阳别行的正经在头顶上从手少阳经脉分出，向下进入缺盆，再向下经过上、中、下三焦，散布于胸中。

指天：手少阳经别起于巅顶，其部位在上，故称指天。

**【原文】手少阳之筋，起于小指次指之端，结于腕，上循臂，结于肘，上绕臑外廉，上肩走颈，合手太阳。其支者，当曲颊入系舌本；其支者，上曲牙，循耳前，属目外眦，上乘颌，结于角。**

**其病当所过者支转筋，舌卷。**

**【解释】** 手少阳经筋起始于无名指末端，向上结于腕背，沿臂上行结于肘尖部位，绕行上臂外侧，上到肩，走颈侧，会合手太阳经筋。

从颈部分出一支从下颌角进入（口腔），联系舌根。

上行的分支经过下颌（颊车穴），沿着耳廓前面，归属外眼角，乘势上至额头，结于额角。

本经筋发病，经筋所过之处可发生僵直和转筋，还可发生舌体卷缩。

（1）曲颊：下颌（骨）角，亦称曲牙。

（2）曲牙：此处指下颌颊车穴。

（3）舌卷：症名，舌体卷缩，不能伸出。

## 二、病症解析

**耳聋，浑浑焞焞**：浑浑焞焞的字义是听不清，伴有轰隆隆的打雷声，此处指耳鸣音。手少阳三焦经"从耳后入耳中"，经络可直达耳内，所以能引起耳聋和耳鸣。耳聋是指听力下降，三焦经气虚或气滞都可导致耳内气虚，耳内气虚则气体的振幅减弱，振幅决定音量，振幅减弱则音量下降，音量下降则听不清声音，形成耳聋。耳鸣是耳内自动发出响声，响声是气体波动产生的。注入耳内的气压增大或减弱都会导致耳内气体产生乱流，乱流引发气体波动就会自动发出响声，形成耳鸣，所以三焦经气盛可以引起耳鸣，三焦经气虚也可以引起耳鸣。

**嗌肿，喉痹**：嗌即咽喉，嗌肿就是咽喉肿胀，喉痹就是喉咙闭阻不通。三焦经虽然不直达咽喉，但三焦经接足少阳胆经，足少阳"以上挟咽"，经过咽喉部位。三焦经病邪可沿足少阳经络窜至咽喉，引起咽喉经络损伤，形成咽喉肿胀和喉咙闭阻不通，故三焦病可引起嗌肿、喉痹。

**是主气所生病者**：这条经络主管气所产生的病症。三焦经是分布在皮下脂肪组织中的经络（详见三焦解析），脂肪分解产生的气可以充实体内气量，维持各条经络中气的平稳运行，即"主持诸气"。三焦有主气之能，故三焦是"主气所生病者"。

**汗出**：汗出就是出汗过多，也就是自汗症，属卫气不足之症。三焦通过脂肪分解产热产气，三焦产气可以补充体内经气不足，经气即卫气，三焦产气不足可导致体内卫气不足，卫弱营强则自汗不止，形成自汗症。

**目锐眦痛，颊肿，耳后、肩、臑、肘、臂外皆痛，小指次指不用**：外眼角、脸颊、耳后、肩部、上臂、肘部、前臂、无名指等部位都在三焦经循行线路上，三焦经气滞可引起上述部位产生疼痛；经络气虚或气滞可导致无名指气血不足，气血不足则肌肉僵滞，不能灵活运动。

**舌卷**：三焦经筋发病，可发生舌体卷缩。三焦经筋"当曲颊入系舌本"，直达舌根。三焦经筋气滞可导致舌体气血阻滞，气血阻滞则舌肌收缩不能复位，舌体因而保持卷缩状态，形成"舌卷"之症。

# 第十一节　足少阳胆经辨证

## 一、原文解释

【原文】胆足少阳之脉，起于目锐眦，上抵头角，下耳后，循颈，行手少阳之前，至肩上，却交出手少阳之后，入缺盆。

其支者，从耳后入耳中，出走耳前，至目锐眦后。

其支者，别锐眦，下大迎，合于手少阳，抵于䪼，下加颊车，下颈，合缺盆，以下胸中，贯膈，络肝属胆，循胁里，出气街，绕毛际，横入髀厌中。

其直者，从缺盆下腋，循胸，过季胁，下合髀厌中。以下循髀阳，出膝外廉，下外辅骨之前，直下抵绝骨之端，下出外踝之前，循足跗上，入小趾次趾之间。

其支者，别跗上，入大趾之间，循大趾歧骨内，出其端，还贯爪甲，出三毛。

是动则病，口苦，善太息，心胁痛，不能转侧，甚则面微有尘，体无膏泽，足外反热，是为阳厥。

是主骨所生病者，头痛颔痛，目锐眦痛，缺盆中肿痛，腋下肿，马刀侠瘿，汗出，振寒，疟，胸、胁肋、髀、膝外至胫绝骨外踝前及诸节皆痛，小趾次趾不用。

【解释】胆足少阳正经，起始于外眼角，向上抵达额角，下行到耳后，沿颈旁，行于手少阳经之前，到肩上，（与手少阳经）交叉退至手少阳之后，进入缺盆。

它的（耳部）支脉，从耳后进入耳中，出来行至耳前，到达外眼角后。

它的（目部）支脉，从外眼角分出，向下至大迎穴的方向，会合手少阳三焦经，抵达下眼眶，向下经过颊车（下颌角），下至颈部，（与主干）在缺盆会合，由此向胸中下行，贯穿膈肌，联络肝脏，归属于胆。沿胁部里侧出行至气街，绕过阴部丛毛之际，横向进入髋关节内。

它的（躯体部）直行主干，从缺盆向下进入腋下，沿（腋下两侧）胸部，经过胁肋部，向下与（腹内支）会合于髋关节内。由此向下，沿大腿外侧，出膝外侧，下至外辅骨前，直下抵达绝骨端，向下出行外踝前，沿足背进入第四、五趾趾缝间（靠向四趾一侧）。

它的（足背部）支脉，从足背分出，进入大趾趾缝间，沿大趾歧骨内侧出足大趾末端，转回来贯穿趾甲，从甲后毫毛处穿出，交接足厥阴肝经（图4-11）。

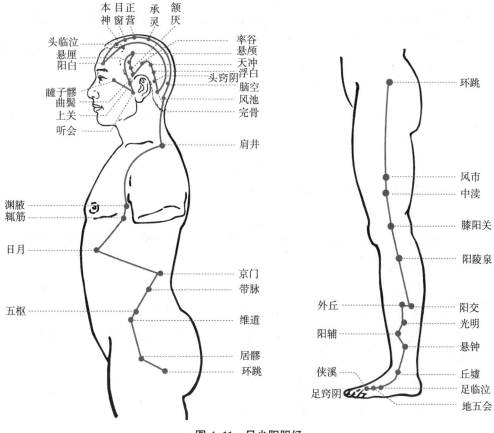

图 4-11 足少阳胆经

这条经络异常变动可产生下列病症：嘴里发苦，好叹气，心区和胸胁疼痛，不能转身和侧身，甚至面部似乎微微有一些尘埃，身体（皮肤）没有油脂光泽，足外侧反而生热，还可以因阳气不足发生厥证。

这条经络主管骨所生的病症，如（偏）头痛，下颌颈上疼痛，外眼角痛，缺盆中肿痛，腋下肿胀，"马刀侠瘿"证，自汗，寒冷战栗，疟疾，胸部、胁肋、大腿及膝部外侧至胫骨、绝骨外踝的前面以及各骨节的疼痛，小趾侧的次趾（足无名趾）不能灵活运动。

（1）头角：即额角，为额头两侧发际形成的夹角。

（2）髀厌：即髀枢，指髋关节，由股骨头与髋臼相对构成。髀，指大腿；枢，指转动之处。

（3）季胁：又称季肋，指人体最下面的小肋骨。季（jì），排行中次序最小者，如季弟（小弟）、季父（小叔叔）。胁（xié），从腋下到肋骨尽处的部分。

（4）髀阳：阳为外，髀阳指大腿外侧。

（5）绝骨：腓骨下段低凹处。

（6）歧骨：指第一、二跖骨互相交合的部分，状如分支，故名。

（7）爪甲：指（趾）甲的通称。

（8）三毛：指足大趾趾甲后方丛毛。

（9）膏（gāo）：肥肉，即脂肪。

【原文】足少阳之别，名曰光明，去踝五寸，别走厥阴，下络足跗。实则厥，虚则痿躄，坐不能起。取之所别也。

【解释】足少阳之别，即足少阳络脉，名叫光明。在距踝关节5寸的光明穴处，从足少阳正经分出走向足厥阴经脉，向下联络足背。实证可见气机闭阻引起的腿脚冰凉，虚证可见下肢萎缩跛足，坐着站不起来。可取光明穴治疗。

（1）痿：肌肉萎缩或失去机能。

（2）躄（bì）：跛足，腿瘸。

【原文】足少阳之正，绕髀入毛际，合于厥阴；别者，入季胁之间，循胸里属胆，散之上肝，贯心，以上挟咽，出颐颔中，散于面，系目系，合少阳于外眦也。

【解释】足少阳别行的正经绕行大腿（前部），进入阴毛覆盖区域（外阴部），同足厥阴经别会合；分支进入下端两根小肋骨之间，沿着胸腔里侧向腹部深入，归属于胆经，散开上入肝，从肝上行贯入心，再向上挟咽两侧浅出下颌中部，散布于面部，联系目系，在外眼角汇合足少阳正经。

（1）毛际：阴毛覆盖区域。

（2）季胁之间：两根小肋骨之间。

（3）颔额：颐即下颌角，额指颔下颈上柔软处，颐额合指下颌。颐额中为下颌中部。

【原文】足少阳之筋，起于小趾次趾，上结外踝，上循胫外廉，结于膝外廉。

其支者，别起外辅骨，上走髀，前者结于伏兔之上，后者结于尻。

其直者，上乘胁、季胁，上走腋前廉，系于膺乳，结于缺盆，直者上出腋，贯缺盆，出太阳之前，循耳后，上额角，交巅上，下走颔，上结于頄。支者结于目外眦，为外维。

其病，小趾次趾支转筋，引膝外转筋，膝不可屈伸，腘筋急，前引髀，后引尻，即上乘胁季胁痛，上引缺盆、膺乳、颈维筋急，从左之右，右目不开，上过右角，并跷脉而行，左络于右，故伤左角，右足不用，命曰维筋相交。

【解释】足少阳经筋起始于足第四趾（无名趾），上结于外侧踝部；再向上沿胫外侧结于膝外侧。其分支另起于腓骨部，上走大腿外侧，前面的（分支）结于股四头肌上（伏兔），后边的（分支）结于骶部。继续向上直行的经筋，经侧腹季胁，上走腋前方，联系胸乳部，结于缺盆。直行的部分上出腋部，贯穿缺盆，走向足太阳经的前方，沿耳后上绕到额角，（与诸阳）交会于头顶，下走下颌，上结于颧部。分支结于外眼角，成为"外维"。

足少阳经筋发病，可见足第四趾僵直转筋，并牵连膝外侧转筋，膝部不能随意屈伸，腘部的经筋拘急，前面牵引大腿（前部），后面牵引尾骶部，向上引起软腹及胁肋部疼痛。向上牵引缺盆、胸乳和颈部所维系的经筋发生拘急。从左侧行向右侧的经筋（拘急），则右眼不能张开，（此筋）上过右额角与跷脉并行，左右之筋交叉，左侧的络于右侧，所以左侧的额角受伤会引起

177

右足不能活动，这叫"维筋相交"。

（1）尻（kāo）：即尾骶部。尻字分解，"尸"指肉身，"九"是顺序最末的自然单数，"尸"与"九"联合起来表示"身体的末尾"，即尾巴根，尾巴根即尾骶骨处，故尻部即尾骶部。

（2）胁：肋下软腹部。

## 二、病症解析

**口苦：**感觉口腔发苦。现代研究证实，口苦是唾液中胆汁成分（胆汁酸、胆红素）含量升高所致，胆汁成分呈苦味，浓度越高则苦味越重。肝胆疾病可引起胆道堵塞，胆汁不能顺利从胆道排出，大量淤积在肝脏和胆管，经肝窦状隙被迫入血，造成血液中胆汁成分含量升高，胆汁随血液流经全身，遍布体液，唾液中胆汁成分含量随之升高。由于口腔味蕾对苦味感觉极其灵敏，能感受极其微量的苦味成分，所以肝胆病总会率先出现口苦症状。另外注射苦味药物也可以引起口苦，例如注射克林霉素引起的口苦。胆道瘀堵可引发分解产气，产气是为了打通瘀堵，产气必有产热，此热由胆道瘀堵引起，故称为郁而生热，所以口苦多伴有肝热或胆热，《素问·痿论》认为"肝气热则胆泄口苦"，《杂病源流犀烛》亦认为"肝移热与胆亦口苦"。总之，口苦是胆道瘀堵引起的，胆道瘀堵是胆经气虚或气滞所致。

**善太息：**经常发出长的叹息声，太息即长叹息。足少阳胆经循行胸膈（以下胸中，贯膈），注气于心（贯心，以上挟咽）。当胆经气滞时，可引发胸膈气滞和心经气滞，胸膈气滞则胸闷，心气不舒则心闷。叹息俗称叹气，是先有深吸气继而引发长呼气并伴有呼气发音的过程，呼气发出的声音就是叹息声。叹息的目的是通过大气量吸气带动大气量呼气，加大肺部气体交换量，拉动心胸气体流通，从而缓解心胸气滞。叹气是一种生理需要，能舒缓胆经气滞引起的心胸郁闷。胆病多经气郁滞，郁滞则频频叹息，故胆病"善太息"。

**心胁痛，不能转侧：**少阳胆经"贯心""循胸，过季胁"，胆经气滞可引起心区和胸胁经络气滞，气滞严重则引发心区和胸胁疼痛，形成"心胁痛"。胁肋疼痛则不敢做转身和侧身动作，形成"不能转侧"。

**甚则面微有尘：**甚至面似微微有一些尘埃，此处指脸上长了很多斑点，好似面有尘埃。皮肤斑点就是我们常说的皮肤色斑，色斑的形成原因很多，其中一个重要原因就是脂肪代谢异常。脂肪代谢异常会产生大量的脂质过氧化物，脂质过氧化物可导致细胞色素沉积，沉积在皮肤细胞中就会形成皮肤色斑。加热有助于脂质过氧化物的生成，加快细胞色素的沉积速度，所以肝胆经有热易造成细胞色素沉积而形成色斑。足少阳经"出颐颔中，散于面"，可直达面部，胆病易郁而生热，胆热沿经络窜至面部，可导致细胞色素沉积而形成色斑。色斑大大小小分布于面部，观之似有尘埃污面，此即"面微有尘"。

**体无膏泽：**膏即肥肉，亦即脂肪。足少阳胆经是分布在皮下脂肪中的经络，负责调节皮下脂肪的储存和利用。足少阳胆经贯穿胆腑，能促使胆管分泌胆汁，胆汁可使脂肪分解成极小的微滴，增加脂肪与酶的接触面积，有利于脂肪的分解和吸收，因此足少阳胆经有促进脂肪吸收的功能。胆病可导致胆汁分泌不足，胆汁不足则脂肪吸收困难，脂肪吸收困难则摄入不足，摄入不足会造成皮下储备的脂肪减少。皮肤分泌的油脂来源于皮下脂肪，皮下脂肪减少会导致皮肤油脂分泌减少；足少阳胆经还负责皮下脂肪的调动和利用，胆经气虚或气滞则无力调动和利用皮下脂肪，也会导致皮肤油脂分泌减少。皮肤分泌的油脂能在皮肤形成皮肤脂肪膜，皮肤脂肪膜是由汗液和油脂形成的混合物，相当于人工石蜡层，能填充皮肤凹陷，使皮肤油滑且充满光泽。胆经负责调节皮下脂肪的储存和利用，胆病可导致皮下脂肪组织向皮肤分泌的油脂减少，油脂分泌减少不能形成足够的皮肤脂肪膜就会使身体皮肤失去油滑和光泽，形成"体无膏泽"。

**是主骨所生病者：**这条经络可以主管骨所生的病症。"肾主骨"已成为定论，为何又言"胆主骨"，十分令人不解，所以必须搞清胆经与骨代谢的关系。

近来研究发现，脂溶性维生素缺乏可以影响骨健康。脂溶性维生素有A、D、E、K四种，均与骨代谢有关。维生素A缺乏可使破骨细胞减少，导致骨质过度增生，骨腔变小；维生素D缺乏影响钙磷吸收，形成佝偻病、成人骨软症和骨质疏松症；维生素E缺乏可引起维生素D浓度下降，导致钙磷代谢紊乱，影响骨骼发育；维生素K缺乏可使骨密度和骨强度下降，也会诱发

179

骨质疏松症。脂溶性维生素不溶于水而溶于脂肪，所以脂溶性维生素要经过脂肪溶解才会被人体吸收。胆汁帮助脂肪溶解，可促进脂溶性维生素的吸收，胆汁分泌不足会导致脂溶性维生素发生吸收障碍，形成骨质增生、骨质疏松、骨骼生长缓慢、骨萎软等多种骨病，而胆汁分泌是由胆经主导的，所以胆经可以影响骨代谢。肾经通过激素调控骨代谢，而胆经通过促进脂溶性维生素吸收，也可影响骨代谢，这就是肾主骨、胆亦能主骨的原因。

**头痛颔痛：**少阳经头痛为偏头痛，疼痛位置在太阳穴附近。阳明经疼痛位置在前额，太阳经头痛位置在头顶或脑后，肝经疼痛位置在头顶。颔痛即颔下颈上方疼痛。足少阳经"上抵头角……下加颊车，下颈"，经过头角，从颊车下入颈部，头角位于头侧太阳穴附近，颊车穴位于下颌角，颔下与颈上方属于颔部，由颊车下至颈须经过颔部，故少阳病可引起偏头痛和颔部疼痛。

**马刀侠瘿：**马刀侠瘿为病名，又称瘰病，指生于皮肉间大小不等的硬块，互相串连成串，质坚硬，或生于耳下、颈项，腋下，或生于肩上，其形长者称为"马刀"，生于颈部者称为"侠瘿"。瘿即颈瘤，指生长在脖子上的一种囊状的瘤，"侠"同"挟"，"侠瘿"即挟颈之瘤也，相当于西医学的颈部淋巴结核和淋巴结炎。硬块分布在胆经线路上，是由于胆经有热，煎熬组织液生成痰液，痰液被高度浓缩而生成硬块结节，硬块互相串连成串就形成"马刀侠瘿"。

**汗出、振寒、疟：**疟即疟疾，疟疾又名打摆子，汗出、振寒是疟疾的症状表现。疟疾发病先是骤感畏寒，四肢末端发凉，迅觉背部、全身发冷，进而全身发抖，牙齿打颤，盖几床被子亦不能制止，持续 10 分钟至 1 小时许，寒战自然停止，体温上升，此即"振寒"。冷感消失以后体温迅速上升，通常发冷越显著，则体温上升就愈高，体温可达 40℃以上，持续 2～6 小时，个别达 10 余小时。高热后期颜面手心微汗，随后遍及全身，大汗淋漓，衣服湿透，体温降至正常，此即"汗出"。此刻进入间歇期，间歇一段时间又重复上述过程。

寒冷和发热交替反复发作，形成寒热往来，这是疟疾的主要表现。我们来分析寒热往来是怎样产生的：

寒热往来是寒冷和发热交替进行。寒冷说明体内产热不足，产生的热量不足以维持体温，产热不足说明身体的产热机制出了问题。产热不足的形成有两个原因，一是缺乏足够的产热物质，二是缺乏诱发产热的激素。产热激素可由肾经提供，产热激素供应不足可以引起产热不足而形成寒冷，但产热激素不足形成的寒冷通常是持续性的，要冷就会一直冷下去，不会出现阵发性寒冷，而寒热往来中的寒冷具有明显的阵发性，因此产热不足形成的主要原因不是产热激素供应不足。从这个角度分析，可以排除激素不足这一因素，产热不足形成的主要原因只剩下一个，就是产热物质出了问题，要么是产热物质缺乏，要么是有产热物质却不能利用。

疟疾的另一表现是高热，高热可持续数小时甚至十几小时。高热时产热物质消耗巨大，这说明体内产热物质并不缺乏，甚至还极其充足，充足到能够支持数小时甚至十几小时的高热反应，从这个角度分析，产热不足的形成不是产热物质缺乏造成的，而是产热物质不能利用造成的。

明明有产热物质，但却不能利用，这说明产热物质在产热过程中受到了某种限制，是某种原因阻止了产热物质进行分解产热。

体内的产热物质是糖（碳水化合物）、脂肪和蛋白质，糖是第一产热物质，糖不够用了再分解脂肪，脂肪是第二产热物质，糖和脂肪都不够用了才会分解蛋白质，蛋白质是第三产热物质。正常情况下糖和脂肪就足以满足身体的产热需要，蛋白质更多的是作为结构物质而不是产热物质。糖是第一产热物质，率先进行分解产热，随着糖的不断消耗，糖产热越来越少，一旦糖产热不能满足身体需要，就会启用脂肪进行产热。脂肪是第二产热物质，脂肪和糖之间存在产热衔接，这种产热衔接是在身体没有感知的情况下自动完成的，只要脂肪和糖的产热衔接能顺利进行，一般不会出现产热不足的局面。

身体感觉寒冷，说明产热水平低于身体需要，出现了产热不足的局面。由于身体的产热物质并不缺乏，因此产热不足不是产热物质不足造成的，有产热物质但却不能充分产热，说明产热物质的产热过程受到了某种限制。寒热往来属于少阳病症，少阳是分布在皮下脂肪中的经络（详见三焦解析），少阳病势必会影响到皮下脂肪的调动和利用，脂肪又是衔接糖的产热物质，如果脂肪不能被正常利用，糖和脂肪的产热衔接就不能顺利完成，体内就会出现产热不足的局面，产热不足则身体感觉寒冷。

现在我们来看，寒冷是因为产热物质不能利用造成的，此类寒冷（有寒热往来）又属于少阳病症，少阳病势必会影响到脂肪的利用，而脂肪不能正常利用又恰好会造成产热不足，产热不足则感觉寒冷。按照这个逻辑分析我们可以推论，体内不能利用的产热物质应该是脂肪。

人体脂肪是以固态形式储存在皮下、内脏和肠系膜等部位，其中储存最多的是皮下脂肪。脂肪分解的过程首先是固态脂肪在脂肪酶的作用下分解生成液态脂肪（甘油和脂肪酸），液态脂肪随血液到达细胞，在细胞内氧化释放热量。脂肪必须由固态转为液态才能分解产热，如果固态脂肪不能顺利转化为液态脂肪，就会造成脂肪产热不足。少阳经络分布在脂肪组织中，在经络中经气的推动作用下，经络内的物质可以快速运动，各类物质只有在经络中运行才能顺利地进入组织内部。如果少阳经络不通，脂肪酶不能顺利地进入脂肪组织，固态脂肪就不能及时地转化为液态脂肪，不能转化就不能利用，这样就会造成脂肪产热不足。

现代研究已经证实，疟疾的病原体是疟原虫，疟原虫在寄生过程中对肝组织造成伤害，肝组织损伤会堵塞肝经造成肝经不通，肝胆经络互为一体，肝经不通则胆经亦不通，胆经不通可导致脂肪产热不足。要想恢复肝胆经畅通，就必须调动体内经气连续冲击肝经瘀堵处，只有冲开肝经瘀堵才能恢复肝胆经畅通，只有恢复肝胆经畅通，才能利用脂肪增加产热。由于肝经瘀堵严重，因此恢复肝胆经畅通不是一蹴而就的，需要持续一段时间才能完成，因此在这段时间内，身体始终处于产热不足的状态，这段时间就是"振寒"的时间。

肝经瘀堵被冲开，使得肝胆经运行恢复正常，脂肪产热也就恢复正常。疟原虫先后寄生在肝细胞和红细胞内，可造成肝细胞和红细胞的严重损伤，修复损伤的细胞需要营养，气是营养气，产气可以为细胞修复提供营养，大批量损伤的细胞引发剧烈的分解产气，气热并生，产气的同时一定会产热，随着产气的增加，体内热量逐渐增加，热量持续增加超过正常体温，人体就进入发热状态，此时就由"振寒"阶段转入"发热"阶段。

随着产气的进行，体内气量逐渐增加，此时虽然发热但不出汗，因为气随汗泄，出汗虽能散热降温但亦能泄气，体内气量一直在增加但尚未达到满足机体修复损伤的程度，此时泄气产生的危害要大于高热产生的危害，因此保气比散热重要，热虽盛但不得汗泄，故而无汗。当体内气量增加至一定程度，此时的气量不仅能满足机体修复损伤的需要，也能满足某种程度出汗散热的需要，即使通过出汗泄掉一部分气量也不会引发严重后果，此时泄气产生的危害已不再是最大危害，而高热产生的危害却变成了最大危害，为了消除这个危害，身体自动调整营气和卫气的运行，调动卫气入营使营压升高，营压高于卫压导致汗腺开放，形成遍体出汗，此即"汗出"。此证营卫并未受损，故能根据身体需要自行调整，不同于外感引起的营卫不和（伤营或伤卫）。出汗后热量随汗液散发，体温逐渐恢复正常。此时体内损伤基本修复，经络基本恢复畅通，症状几乎消失，病程进入发病间歇期。随着疟原虫的再次繁殖，肝脏再一次受损，肝胆经再一次堵塞，又开始新一轮的寒热往来。

**【总结】**

寒热往来的寒、热是产热不足和产热过度的两种症状表现。少阳是主要分布在皮下脂肪组织中的经络，少阳病会影响到脂肪的调动和利用，经络不通则脂肪不能利用，脂肪产热不足则形成"振寒"；通而不畅（肝伤未复）则引发产气产热，脂肪产热过多则形成"高热"（糖类不足以支持持续高热），"振寒"和"高热"交替进行就形成了寒热往来。寒热往来是脂肪产热不足或产热过多所致，而脂肪产热又受少阳经络调控，故寒热往来属少阳病症。疟疾可引起少阳病，少阳病发则有寒热往来，不独疟病，风寒引起的少阳病也同样会有寒热往来，如小柴胡汤证。

附：足阳明经和足太阳经疟症解析

足阳明胃经有疟症出现（是主血所生病者，狂，疟，温淫），足太阳膀胱经也有疟症出现（是主筋所生病者，痔，疟，狂）。足阳明经和足太阳经覆盖身前身后肌肉群，而肌肉组织是产热最多的组织，是产热的主要场所，因此足阳明和足太阳经是负责产热的主要经络。少阳经主要分布在脂肪组织中，脂肪是产热的能量物质，因此少阳二经是负责供能的经络。少阳负责供能，足阳明经和足太阳经负责产热，少阳供能不足则足阳明和足太阳产热不足，出现振寒症状；少阳供能太过则足阳明和足太阳产热太过，又会出现高热症状。疟症的主要表现就是寒热往来，无论振寒还是高热，都是通过足阳明经和足太阳经展现出来的，因此疟症虽病在少阳，但症在足阳明和足太阳，所以足阳明经和足太阳经均有疟症出现。

**实则厥，虚则痿躄，坐不能起：**少阳胆经穿行于下肢脂肪组织，下肢脂肪对下肢供热起重要作用，胆经气机闭阻可导致下肢脂肪产热困难，产热不足则下肢获得的热量偏低，热量偏低则腿脚冰凉。胆经引起的产热不足即胆火不足，胆火不足则腿脚冰凉形成厥症。气机闭阻不通就是气滞，气滞属实证，故"实则厥"。"痿"是肌肉萎缩或失去机能，"躄"是跛足、腿瘸，走路一瘸一拐；"坐不能起"是坐着站不起来。胆经气虚导致下肢脂肪产热下降，脂肪产热不能满足身体需要，被迫动用蛋白质分解产热，蛋白质是结构物质，蛋白质损耗造成下肢肌肉萎缩。肌肉萎缩就是"痿"，肌肉萎缩则牵引能力减弱，不支持下肢协调运动，走路就会一瘸一拐，一瘸一拐就是"躄"；胆经"是主骨所生病者"，胆经气虚影响骨代谢，导致骨质结构疏松，骨骼支撑强度下降，再加之肌肉萎缩没有力量，不能支持身体完成坐起运动，就会形成坐不能起。胆经气虚引起肌肉萎缩（痿）、跛足（躄）和坐不能起，气虚属虚证，故"虚则痿躄，坐不能起"。

# 第十二节　足厥阴肝经辨证

## 一、原文解释

【原文】肝足厥阴之脉，起于大趾丛毛之际，上循足跗上廉，去内踝一寸，上踝八寸，交出太阴之后，上腘内廉，循股阴，入毛中，环阴器，抵小腹，挟胃，属肝，络胆，上贯膈，布胁肋，循喉咙之后，上入颃颡，连目系，上出额，与督脉会于巅。

其支者，从目系下颊里，环唇内。

其支者，复从肝别，贯膈，上注肺。

是动则病，腰痛不可以俯仰，丈夫㿉疝，妇人少腹肿，甚则嗌干，面尘脱色。

是主肝所生病者，胸满，呕逆，飧泄，狐疝，遗溺，闭癃。

【解释】肝足厥阴正经，起始于足大趾后的丛毛处，向上沿着足背上缘，在离内踝1寸处（上行小腿内侧），在内踝向上8寸处交会出行足太阴经的后面，上行腘内侧，沿着大腿内侧进入阴毛中，环绕阴器，抵达小腹，挟胃，属肝，络胆，向上贯穿膈肌，分布在胁肋部，沿着喉咙的后边上行到鼻咽部，联系目系，上出前额部，与督脉交会于头顶。

它的支脉从目系下至面颊内里，环绕唇内。

它的另一支脉也是从肝脏分出，贯穿膈肌，向上注入肺，交接手太阴肺经（图4-12）。

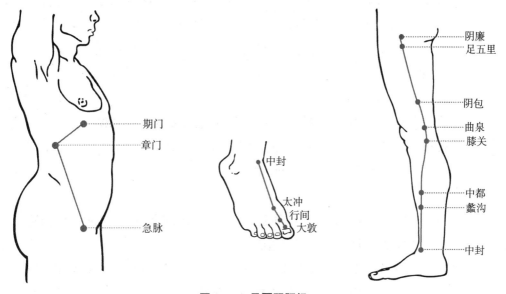

图 4-12　足厥阴肝经

这条经络异常变动就会产生下列病症：腰痛以致不能前俯后仰，男人阴囊肿胀下坠，妇人小腹肿胀，严重者则咽喉发干，面似有尘，没有血色。

这条经络主管肝所生的病症，如胸中满闷、呕吐、水泻完谷不化、遗尿或小便不通。

（1）颃颡（háng sǎng）：口鼻通气处，即鼻咽部。张志聪《灵枢集注》曰："颃颡者，腭之上窍，口鼻之气及涕唾，从此相通。"

（2）㿗疝（tuí shàn）：㿗亦作㿉，下坠之义。㿗疝指阴囊肿胀下坠，阴囊肿胀多伴有睾丸肿大。

（3）飧（sūn）泄：飧指晚上的饭食，飧泄指含有未消化食物的泄泻，即完谷不化之腹泻。

185

（4）狐疝：指腹腔内容物滑入腹股沟，时上时下，卧则入腹，立则复出。西医学称之为腹股沟疝。

**【原文】**足厥阴之别，名曰蠡沟，去内踝五寸，别走少阳。

其别者，循胫上睾，结于茎。

其病，气逆则睾肿卒疝，实则挺长，虚则暴痒。取之所别也。

**【解释】**足厥阴之别即足厥阴络脉，名叫蠡沟，从内踝上方 5 寸处的蠡沟穴与正经分开，走向足少阳胆经。它的支脉沿胫骨上至睾丸，结于阴茎。

足厥阴络脉病变，经气上逆则形成睾丸肿胀、疝气，实证见阴茎挺长不软，虚证见阴部剧烈瘙痒。可取蠡沟穴治疗。

**【原文】**足厥阴之正，别跗上，上至毛际，合于少阳，与别俱行。

**【解释】**足厥阴之别，也就是别行的正经，在足背上与正经分开，向上到达阴毛处，会合足少阳经，与少阳经别并行。

**【原文】**足厥阴之筋，起于大趾之上，上结于内踝之前，上循胫，结内辅骨之下，上循阴股，结于阴器，络诸筋。

其病，足大趾支，内踝之前痛，内辅痛，阴股痛，转筋，阴器不用，伤于内则不起，伤于寒则阴缩入，伤于热则纵挺不收。

**【解释】**足厥阴经筋起始于足大趾上，向上结于内踝前方，上沿胫骨内侧，结于膝内侧高骨下，再向上沿大腿内侧结于阴器，联络诸条经筋。

足厥阴经筋发病，可见大脚趾僵直，内踝前部疼痛，膝内侧高骨疼痛，大腿内侧疼痛，（大腿肌肉）转筋，生殖器不能正常使用，伤于内部则阴茎不能勃起，伤于寒邪则阴茎向内缩入，伤于热邪则阴茎放纵挺长不能收回。

## 二、病症解析

**腰痛不可以俯仰：**腰为肾之府，两肾紧贴后腰，故腰痛是肾病症状。俯仰动作涉及腰椎和腰部肌肉，足少阴肾经正经"贯脊属肾"，络脉"外贯腰脊"，经筋"循膂内挟脊"，主管腰椎和腰肌气血，故不可俯仰属肾病症状。

足少阴肾经上行穿过肝脏，"其直者，从肾上贯肝膈"，肝脏位于肾经上行线路上，肝脏瘀堵可导致肾气上行受阻，上行受阻就会引发肾经气滞，肾经气滞又可引起腰脊疼痛，故肝病可引起肾病，形成"腰痛不可俯仰"。

**丈夫㿗疝，妇人少腹肿：**足厥阴肝经"环阴器，抵小腹"，男人阴囊和女人宫巢都属于阴器。肝经气虚或气滞可引起阴器水肿，阴囊水肿则"㿗疝"，宫巢水肿则"少腹肿"（宫巢位于少腹）。肝经串联阴器，阴器包括生殖器官，故生殖疾病多从治肝入手，如月经不调、子宫肌瘤、阴道瘙痒、阴茎囊肿、阳痿等。

**甚则嗌干，面尘脱色：**嗌即咽喉，足厥阴肝经上至喉咙（循喉咙之后），所以肝经有热会导致咽喉发干。"面尘"是脸上有小斑点，面似有尘，与胆经"面微有尘"同理。足少阳胆经"出颐颔中，散于面"，直达面部，肝胆互为表里，肝经有热可沿胆经上至面部，致使面部生斑。面部斑点杂乱不一，观之似沾有尘埃，此即"面尘"。足厥阴肝经注气于肺（复从肝别，贯膈，上注肺），肝经气虚或气滞可引起肺经气虚或气滞，肺经气虚或气滞均可导致肺呼吸功能减弱，致使肺气摄入不足。肺气入营，肺气不足则累及营气不足，营气虚弱无力推动血液上行面部，面部血流量下降太过则失去血色，此即"脱色"。

**胸满：**胸满即胸部胀满，是一种自觉胸部闷胀及呼吸不畅的感觉。肝经"贯膈，上注肺"，肝经气滞可引起肺经气滞，肺经气滞则肺组织气血运行不畅，气体交换量下降，大量气体被阻于肺、心，肺、心在胸部，气阻于肺、心则感觉胸部胀满憋闷，此即"胸满"。

**呕逆：**呕逆就是呕而逆出，也就是呕吐。呕吐物来自胃内容物，因此呕吐的病位在胃，呕吐的病因是胃气不降，与肝脾有关，有脾病引起的胃气不降，也有肝病引起的胃气不降。呕吐的机制就像喷枪一样，必须有压缩气体才能喷出水液，同理，胃部要想喷出呕吐物，也必须有压缩气体才能完成，但胃部的压缩气体从何而来呢？气体是气的组成成分，压缩气体就是有压力的气，压力气的作用方向是向上的，压力气必须自胃下鼓动才能压迫胃内容物上冲，因此压力气来自胃下。阳明胃经"下挟脐，入气街中"，气街是经气汇聚的通道，因为气道宽敞，故称为气街。气街是胃下最大的"气站"，相当于喷枪中的气罐，因此是产生上逆之气的主气源。阳明经气下行是正途，当

187

经气下行受阻时，经气找不到下行出路，只好被迫改道上行。气街是胃下最大的"气站"，滞留的经气最多，疏散的难度最大，最易形成上冲之势。气街上冲之气经胃体进入胃腔，频频冲击水液，冲力小则上而不出，欲吐不能，形成恶心；冲力大则一涌而出，形成呕吐。气街不仅是胃经的下行通道，也是胆经的下行通道，少阳胆经"循胁里，入气街"，胆经气滞也可导致经气滞留于气街，形成胆胃合气上冲，故胆经气滞亦可引起恶心呕吐，医家谓"少阳胆经之病喜呕"就是此理。肝经"挟胃，属肝，络胆"，既挟胃又络胆，故肝经气滞易引发胃胆气滞，胃胆气滞又会引发呕吐，故肝病有"呕逆"之症。

**飧泄：** 指含有未消化食物的泄泻，即完谷不化之腹泻。腹泻为脾经病症，但亦可由肝病引起。从现代生理学的角度分析，肝脏是食物营养的加工和输散基地，脾消化的食物营养经肠道进入肝脏，在肝脏内进行加工处理，只有经过肝脏处理后的食物营养才能进入血液循环，并随血液循环被输送至全身，因此肝脏既是食物营养的加工基地也是输散基地。肝脏位于肝经上，肝经发病势必会影响到肝脏的功能，一旦肠道营养入肝的速度超过了肝脏的加工处理速度，肠道营养就会被肝脏拒收，因而滞留在肠道内，滞留过多就会形成腹泻。肠道营养因不能吸收，故有些食物不能被完全消化，所以泻中常伴有大量未消化食物，被称作"飧泄"。此即肝病引起的腹泻，症虽在脾，但病实在肝。

**狐疝：** 即小肠疝气。小肠坠入阴囊，时上时下，平卧或用手推时肿物可缩入腹腔，站立时又坠入阴囊，如狐之出入无常，故名狐疝。小肠从小腹坠入阴囊，阴囊属阴器，肝经"环阴器，抵小腹"，作用于小腹和阴囊，故小肠疝气病在肝经。肝经气虚可导致小腹和阴囊入口松弛无力，不能拦阻小肠坠入，致使小肠坠入阴囊内形成小肠疝气，即形成"狐疝"。

**遗溺、闭癃：** 遗溺又名遗尿，即尿失禁，其表现包括睡中尿床，或昏迷时小便自遗，或清醒时小便自出，或尿频难以自禁，均为尿失禁症状；闭癃即癃闭，闭是小便关闭，癃是小便不利，癃闭又称小便不通，即尿滞留。尿失禁和尿滞留均属膀胱病症。肝脏位于肾经上行线路上（从肾上贯肝膈），肝脏瘀堵可导致肾气不得上行，形成肾经气滞，肾经"络膀胱"，肾经气滞又会引起膀胱气血停滞，膀胱气血停滞就会产生尿失禁或尿滞留，故肝病可引起"遗溺"和"闭癃"。

**（络脉）气逆则睪肿卒疝：**卒即猝，突发之意。气逆指气行不顺，不顺即逆。睪丸肿大的发病部位在阴囊内，疝气的发病部位在阴囊和小腹，肝经络脉"循胫上睪结于茎"，经睪丸和阴囊进入阴茎，故络脉气滞可引起睪丸和阴囊气虚，睪丸气虚可发生水肿，阴囊气虚可发生疝气（小肠坠入阴囊）。气滞就是经气阻滞引起的气行不顺，气行不顺就是气逆，故络脉气逆可引起睪丸肿大和小肠疝气，此即"气逆则睪肿卒疝"。

络脉气逆属局部气逆，与一般意义上的气逆不同。一般意义上的气逆有肺气不降的肺气逆，有胃气不降的胃气逆，还有肝气不降的肝气逆。气逆的形成机制较为复杂，常涉及多经，下面就以肝气逆为例，对其形成机制进行分析。

肝气逆即肝经气逆，肝经气逆分为上逆和横逆，上逆症状是多怒、头痛、头胀、口苦、胁肋胀痛、眩晕、耳鸣、面赤、目赤、吐血、昏厥等，横逆症状是腹胀、腹痛、嗳气吞酸等。我们首先针对肝气上逆和横逆的症状特点进行分析：

肝气上逆的特点是腹部以上区域整体表现为气胀，气胀在肝则暴躁易怒，气滞在胆则口苦，气胀在头则头胀、头痛，气胀在胁肋则胁肋胀痛，气胀在心则面赤、目红，气胀在血管则出血、吐血。头胀附带脑、耳气胀，气胀在脑则眩晕、昏厥，气胀在耳则耳鸣。上逆的整体表现是气聚在上，气聚在上说明气的下行路径发生了障碍，气不得下行就只能聚集在上。气聚的部位是腹部以上，从上至下穿过整个腹部又继续下行的经络有足少阳胆经和足阳明胃经，足太阳膀胱经虽然也是下行经络，但其沿躯干后部下行，并未从上至下穿过整个腹部。足少阳胆经和足阳明胃经是气的下行经络，只要有一条保持通畅，就不会发生气的下行障碍，也就不会出现气聚在上的状况，除非两条下行经络都发生了堵塞，胆气不降再加之胃气不降，二气皆不降才会形成气聚于上的上逆之症。肝经气滞会引起胆气不降，但必须兼有胃气不降才会形成肝气上逆。

肝气横逆的特点是胃气不降，因为腹胀、腹痛、嗳气吞酸都是胃气不降的症状表现。胃气下行受阻，气阻于腹部则腹胀，腹部气滞不通则腹痛，胃气被迫上行则嗳气，食积于胃则吞酸。足厥阴肝经"挟胃、属肝"，肝经挟着胃腑，肝经气虚或气滞可引起胃腑气虚或气滞，气虚或气滞都会造成胃的蠕

189

动减缓，胃蠕动减缓则难以推动食物下行，食物被堆积在胃肠就会形成肠道堵塞，肠道堵塞则引起胃气不降，故肝病可引起胃气不降，形成肝气横逆。

将肝气上逆和横逆的发病特点进行比较分析，肝气上逆除胆气不降外，还兼有胃气不降，而胃气不降又代表着肝气横逆，因此上逆之中兼有横逆。肝经发病既可以引起胆气不降，亦可以引起胃气不降，胃气不降则横逆，胆胃二气皆不降则上逆，上逆和横逆都是肝经发病引起的气行不顺，故称为肝经气逆。肝经气逆的实质是胆胃二气不降导致气在体内下行困难，胆胃之上气量过多，形成相对气盛，胆胃之下气量不足，形成相对气虚。气盛于上，气虚于下，气盛属实证，气虚属虚证，此即中医的"上实下虚"证。肝经气逆的表现是气盛于上和气虚于下，故肝经气逆就是肝经发病引起的上实下虚证。现代的高血压病就多伴有肝经气逆的上实下虚证候，可通过降胆胃二气进行治疗，降一气即可，降二气更佳，因此恢复大便通畅（降胃气）可以有效地改善血压，例如补充膳食纤维可以有效地降低血压。

**实则挺长：**阴茎保持挺直伸长，是阴茎部位发生气胀所致，气胀导致阴茎充血，不能回收。肝经络脉"循胫上睾结于茎"，其经络直达阴茎，络脉发生瘀堵可出现气胀和气虚两种状况，瘀堵的一侧因经气阻力增大而产生气胀，另一侧因经气不至而产生气虚。络脉气滞必有瘀堵发生，故络脉气滞可引发气胀，气胀发生在阴茎部位就会引起阴茎气胀，气胀则阴茎充血保持挺长。络脉气滞属于实证，故"实则挺长"。

**虚则暴痒：**指虚证引起阴部瘙痒，瘙痒剧烈难忍就是暴痒。阴部瘙痒主要指阴道瘙痒和阴囊瘙痒，以阴道瘙痒多见。下面对瘙痒的形成机制进行分析：

中医认为瘙痒是因热所致，《类经·疾病类·一》注："热甚则疮痛，热微则疮痒。心属火，其化热，故疮疡皆属于心也。"《素问吴注·卷二十二》曰："热甚则痛，热微则痒。"生活中也有热能生痒的例证，比如接触热水或者烤火的第一时间往往有皮肤发痒的感觉，还有伤口愈合时也会感觉发痒，愈合部位发红发热，因此愈合发痒也是因热生痒。

既然热能生痒，因而只要有热滞留就会形成瘙痒，如果热滞留于皮肤，就会形成皮肤瘙痒。热随汗出，热滞留说明出汗发生困难，汗不出则热不散，热滞留于皮肤则生痒。出汗由营卫控制，卫强营弱就会导致出汗受限，所以皮肤瘙痒与营卫有关。

抓挠可以暂时缓解瘙痒，令人获得片刻舒适感。抓挠的作用是疏通皮肤气血，类似于轻度刮痧，喜欢抓挠皮肤说明皮肤不通畅，有瘀堵产生。皮肤只痒不疼，说明瘀堵不太严重，尚未达到疼痛的程度。营气虚弱可导致皮肤瘀堵，皮肤瘀堵则喜抓挠疏通，皮肤瘀堵又可导致散热困难，故营气虚弱可引起皮肤瘙痒。

形成热滞留的原因有两个，一是产热过多，产热大于散热；二是散热困难，散热小于产热。产热再多，只要皮肤的散热功能正常，产生的热量总会有散掉的时候，不会长久滞留于皮肤而形成热刺激，因此皮肤热滞留主要是皮肤散热功能失常所致。散热失常是营气不足造成的，热随汗出，营气不足则散热困难，故皮肤瘙痒属"营虚致痒"。黏膜部位不是散热的主要部位，热滞留于黏膜的原因主要是产热过多，超过了黏膜的散热能力，因此黏膜瘙痒主要是产热过多所致，故黏膜瘙痒属"热多致痒"。

中医认为"疮疡皆属于心"。心主血脉，负责血液在脉管中运行，血液在运行的过程中携带热量，热量可通过皮肤向外散发，如果皮肤散热困难，热量积聚在皮肤就会导致皮肤发生病变，轻则生痒，重则生疮。皮肤散热依赖营气推动，热随汗出，营强则出汗，营虚则无汗。营气不足可导致热量积聚在血液和皮肤，血热、皮肤热则易生疮疡，热甚则疮痛，热微则疮痒。心主血脉，营虚血热属于心病范畴，故营虚致痒符合"疮疡皆属于心"的中医理论。

我们可以用临床的例子来验证以上分析。麻黄汤是调和营卫的经方，因此理论上用麻黄汤加减可以治疗瘙痒症，实践中也证明了这一点。

[例证一]《伤寒论》第23条曰："太阳病……以其不能得小汗出，身必痒，宜桂枝麻黄各半汤。"由于皮肤瘀堵不严重，故用桂枝麻黄各半汤，小汗即可。

[例证二]张英栋记载数年前以经方治疗皮肤病，曾治一七八岁男童，皮肤瘙痒数月，无疹，无余症，试开两服桂枝麻黄各半汤，隔数日，路遇其家人，言一剂即效，两剂瘙痒除。

[例证三（胡希恕医案）]王某，女，13岁，2003年3月6日初诊。自感身痒1周多，自服阿司咪唑（息斯敏）效不明显，白天痒轻，晚上痒较重，用手挠之起小丘疹，白天却看不到，有时感面热，无汗出，口中和，别无所苦，舌苔薄白，脉细寸微浮。证属太阳表不解，营卫不和，湿郁皮肤，为麻黄桂枝各半加赤豆蒺藜汤：桂枝5克，麻黄3克，白芍3克，生姜2片，炙

甘草3克，赤小豆10克，白蒺藜6克，大枣2枚。结果：上药晚上服一剂，身见微汗，身痒未再发作。

肝经气虚（或血虚）则生热，生热的目的是为了改善气虚（或血虚）。肝经"环阴器"，肝经虚热可沿经络传导至阴器，由于产热大于散热，致使过多的热量滞留于阴器，引起阴道瘙痒或阴囊瘙痒，瘙痒剧烈难忍就会形成暴痒。肝经气虚必有其络脉气虚，因此络脉气虚亦可引起阴部剧烈瘙痒。络脉气虚属虚证，故"虚则暴痒"。

**（经筋）伤于内则不起，伤于寒则阴缩入，伤于热则纵挺不收：** 阴茎不能勃起为阳痿症，生殖器缩入为缩阴症，阴茎纵挺不收为阳强症。阴茎勃起是聚气充血的过程，只有聚气才能充血勃起；伤于内就是阴器内气损伤，内气损伤则不能聚气充血，阴茎不能聚气充血就不能勃起。伤于内的病因很多，例如房事频繁过度，房事频繁则射精频繁，射精的过程就是阴器内气强力推动精液喷射的过程，频繁的射精伴随着频繁的内气释放，所以房事过多会损耗阴器内气，阴器内气虚损到一定程度就会导致阴茎不能勃起形成阳痿。肝筋"结于阴器"，肝筋气虚或气滞可引起阴器气虚，阴器气虚不能充血就会导致阴茎不能勃起。肝筋注气于阴器，肝筋注气不足可引起阴器内气不足并形成阳痿，此即"伤于内则不起"。

生殖器缩入即缩阴症，表现为男性自觉阴茎变小或内缩，女性自觉阴户收缩内引。肝筋"结于阴器"，缩阴是经筋肌肉收缩后不能舒张复位造成的，类似于肌肉转筋。肌肉的收缩和舒张都是耗能的过程，如果肌肉收缩后所剩余的能量太低，低至不足以支持下一次舒张运动，肌肉就会被搁置在收缩状态，长时间搁置就会形成筋缩病症，筋缩发生在阴器部位，就会产生缩阴症。经筋的能量来自气血，气血不足则经筋能量不足，能量不足就会引发筋缩，筋缩发生在阴茎部位就会产生阴缩症。低温作用于肝筋可直接导致肝筋经络气滞，肝筋连接阴器，肝筋气滞可引发阴器气血停滞，一旦阴器发生气血停滞就会产生缩阴症，此即"伤于寒则阴缩入"。

肝筋注气于阴器，气虚则阴茎不能勃起，气胀则阴茎"纵挺不收"，"纵挺不收"指阳强不倒，即阴茎长时间勃起。肝筋连接阴器，肝筋有热可传至阴茎，热能增压，热盛可助阴茎产生气胀，气胀不消则阴茎勃起不解，形成阳强不倒，此即"伤于热则纵挺不收"。

# 第十三节　督脉辨证

## 一、原文解释

【原文】上循喉咙，入颃颡之窍，究于畜门；其支别者，上额，循巅，下项中，循脊，入骶，是督脉也。

【解释】上行沿着喉咙进入喉头鼻咽部，到达鼻后孔；另一支上至额部（神庭），沿头顶正中（百会），下向下至后顶中（风府），沿着脊柱（大椎）进入骶部（长强），这就是督脉（图4-13）。

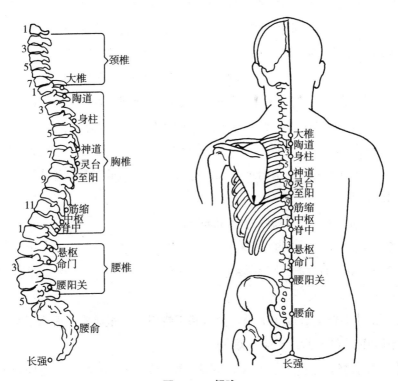

图4-13　督脉

畜门：即鼻孔，畜同臭（嗅），音 xiù。张志聪《灵枢集注》云："颃颡，鼻之内窍；畜门，鼻之外窍。"

**【原文】**颈中央之脉，督脉也，名曰风府。

**【解释】**颈中央的脉是督脉。其穴名风府。

**【原文】**督脉者，起于少腹，以下骨中央，女子入系廷孔，其孔，溺孔之端也，其络循阴器，合篡间，绕篡后，别绕臀，至少阴与巨阳中络者，合少阴上股内后廉，贯脊属肾，与太阳起于目内眦，上额交巅上，入络脑，还出别下项，循肩髆内，挟脊抵腰中，入循膂络肾；其男子循茎下至篡，与女子等；其少腹直上者，贯脐中央，上贯心，入喉，上颐，环唇，上系两目之下中央。

**【解释】**督脉起始于小腹部，向下进入骨盆的中央，在女子入内联系阴部的"廷孔"，这个廷孔就是尿道口的外端（出口）。由此分出络脉，循行外生殖器，会合于肛门之间（会阴），绕向肛门之后，它的分支绕行臀部到足少阴经（长强）与足太阳的经络分支，汇合足少阴经从股内后缘上行，贯通脊柱而归属肾脏。督脉又与足太阳经起于内眼角，上行至额头，交会于巅顶，进入颅腔联络大脑；从颈后复出，（左右两条经）分别从颈后下行，沿肩胛骨内侧，夹着脊柱抵达腰部，进入脊柱两侧的肌肉中，（向内）联络肾脏。在男子，则顺着阴茎下行至会阴部，与女子相仿。督脉另一支从小腹直上（同任脉），穿过肚脐中央，向上通过心脏，进入喉咙，上至下颌部环绕唇口，向上联系两目之下的中央位置。

（1）廷孔：指女子尿道口，亦称庭孔。

（2）篡（zuǎn）：指肛门。

（3）巨阳：即太阳，指太阳经。

**【原文】**督脉者，起于下极之俞，并于脊里，上至风府，入属于脑（上巅循额至鼻柱）。（《难经·二十八难》）

**【解释】**督脉（主干），（男女共同）起始于会阴部腧穴，（与少阴）并行于脊柱里，上行到风府穴，进入脑部（沿头部正中线，上至巅顶，经前额下行鼻柱至鼻尖，过人中，至上齿正中的龈交穴）。

下极之俞：下极指会阴部位，张介宾曰："下极，两阴之间，屏翳处也。"下极之俞即下极的腧穴，为会阴穴。

**【原文】督脉之别，名曰长强，挟膂上项，散头上，下当肩胛左右，别走太阳，入贯膂。实则脊强，虚则头重高摇之，挟脊之有过者，取之所别也。**

**【解释】**督脉的络脉，名叫长强，挟脊柱两侧肌肉上至颈项，散布于头上；向下行走于肩胛左右，分别走向足太阳经，贯入脊柱两侧肌肉。实证见脊柱强直，虚证见头重、摇头症，压迫脊柱。当取长强穴治之。

**【原文】督脉为病，脊强反折。**

**【解释】**督脉发生病变，可见脊柱强直和角弓反张。

**【原文】此生病，从少腹上冲心而痛，不得前后，为冲疝。其女子不孕，癃痔遗溺嗌干。**

**【解释】**督脉生病，症状是气从少腹上冲心而痛，大小便不通，称为冲疝，其在女子则不能怀孕，或为小便不利、痔疾、遗尿、咽喉干燥等症。

冲疝：中医疝证之一，症见少腹疼痛，痛引睾丸，其气上冲于心而痛，大小便不利等。

**【原文】此为督脉。腰脊强痛，不得俯仰，大人癫疾，小儿风痫疾。(《脉经》)**

**【解释】**这是督脉。（症见）腰部和脊柱僵硬疼痛，不能俯身和后仰，大人头部疾病，小儿癫痫。

## 二、病症解析

**实则脊强：**脊柱强直是脊柱关节病变造成的，脊柱关节融合呈竹节样发展，导致脊柱关节不能活动就形成脊柱强直。督脉"贯脊属肾""并于脊里"，既进入脊内，又挟脊而行，督脉气滞可引起脊柱僵直疼痛，气滞属实证，故

"实则脊强"。

**虚则头重，高摇之，挟脊之有过者：** 督脉入脑，督脉气虚可导致头部气虚，气虚不能承重，故而感觉头部重量增加，与脾经气虚引起的全身沉重是一个道理，沉重感的产生是源自气虚导致的承重力下降，其实头部重量并未增加。督脉气虚属虚证，故"虚则头重"。"高摇之"就是高频率摇头，是一种不自觉摇头的症状，患者自己感觉不到。当头部一侧气血不足时就会向此侧频频甩头，目的是利用甩头的力量向此侧倾注气血，用以弥补此侧气血的不足。甩头是大脑一侧气血不足时发生的自救行为，频频甩头就形成了摇头症。督脉夹脊，左右各有一支，分别从大脑左右进入，一侧督脉气虚可导致本侧气血不足，气血不足则摇头自救。督脉气虚属虚证，故虚则"高摇之"。

"挟脊之有过者"即挟持脊柱过度。督脉气虚则脊髓不充，不能正常营养骨骼，导致骨骼强度及韧性下降，在支撑力的压迫下脊柱骨发生变形移位，或内凹，或外凸，或侧弯，形成椎管狭窄、椎间盘突出、脊柱侧弯等症。肾经和督脉均穿行于脊柱内，所以治疗脊柱疾病多从"补肾益督"入手。督脉气虚不能营养脊柱骨可导致脊柱发生变形移位，观之似挟脊过度之故，实则气虚营养不充所致，气虚属虚证，故虚则"挟脊之有过者"。

**脊强反折：** 脊强即脊柱强直，反折即角弓反张。督脉"贯脊属肾""并于脊里"，"循肩膊内，侠脊抵腰中，入循膂络肾""与巨阳中络者合"，穿行于脊柱内外和项背肌肉，督脉气虚或气滞可导致脊柱和项背肌肉气血不足。脊柱气血不足则不能营养骨骼，骨骼缺乏营养可导致脊柱发生结构病变，严重者甚至产生脊柱畸形，脊柱因结构病变导致骨关节不能活动就会形成脊柱强直。督脉气滞可导致项背肌肉气血严重不足，项背肌肉收缩后不再舒张，保持全收缩状态，收缩后牵引头部和躯干向后弯曲，形成角弓反张。督脉气虚或气滞可导致脊柱不能活动和项背肌肉紧张收缩，出现"脊柱强直，角弓反张"的症状，故督脉为病，可现"脊强反折"。

**从少腹上冲心而痛，不得前后，为冲疝：** 冲疝的症状是少腹疼痛，痛引睾丸，感觉气从少腹向上冲撞心胸，以及大小便不利等，"从少腹上冲心而痛，不得前后"是冲疝的症状描述。督脉"其少腹直上者，贯脐中央，上贯心"，故督脉经气可由少腹直入心中。由少腹发出的气流比较强大，因此有气上冲心的感觉。体内不会无缘无故产生一股气流，气流的形成必有其原因。

少腹疼痛，睾丸疼痛，大小便不顺利，这都是经络气滞的表现，气滞则引发体内经气冲击经络堵塞部位。督脉从小腹一并发出两支经络，第一支由小腹下行，可称之为下行经络，下行经络联系阴器和肛门，在尾骨端与足少阴肾经、足太阳膀胱经会合，而向后进入行于腰背正中沿脊柱上行，经项后入脑；第二支由小腹上行，可称之为上行经络，上行经络直上贯脐，向上贯心，至咽喉与冲、任二脉相会合，到下颌部，环绕口唇，至两目下中央。少腹疼痛、睾丸疼痛、大小便不利的发病部位在少腹、阴器和肛门，这些发病部位都集中在第一支下行经络的循行线路上，因此经络气滞发生在第一支下行经络中。体内调集经气冲击堵塞的第一支下行经络，一时冲击未果，小腹内汇聚的经气无处可去就会主动寻找出路，被迫进入另一支上行经络中，使得上行经络气流增大，气流沿经络上冲，就会使人感觉有一股气流自小腹向上冲击心胸；督脉下行经络不通可引起少腹和睾丸疼痛，下行经络不通还可引起气上冲心，故"从少腹上冲心而痛"属督脉病症。

**其女子不孕，癃痔遗溺嗌干：**督脉"起于少腹……其络循阴器"，循行经过阴器（生殖器），故督脉病可引起女子不孕。癃闭即尿滞留，遗溺即尿失禁，痔疾即痔疮，嗌干即咽喉干燥。督脉"至少阴，与巨阳中络者合"，与肾和膀胱经连接，故督脉病可引起癃闭和遗溺。督脉"合篡间，绕篡后"，穿行经过肛门，故督脉病可引起痔疾。督脉"入喉，上颐"，循行经过咽喉，故督脉病可引起嗌干。

**大人癫疾，小儿风痫疾：**癫疾即巅疾，指头部疾病，"癫"同"巅"；风痫属于癫痫，是癫痫的一种。癫疾有多种，如痴呆、眩晕、癫痫等。

痴呆指精神错乱，言语行动失常，属于癫疾的一种。督脉入脑，督脉气虚可导致头部气虚，督脉有热可导致头部受热。气虚则营养不良，长期气虚可导致大脑长期营养不良，出现健忘、意识不清、精神错乱等症；督脉热传大脑，大脑受热则神昏，出现言语行动失常的症状。

眩即目眩，指眼前发黑；晕是头晕，指头脑发昏，有旋转的感觉。眩字分解，目为眼，玄为黑色，二者合起来就是眼睛视物发黑，是视力丧失的表现。督脉"与太阳起于目内眦"，又"上系两目之下中央"，起于内眼角，又上至眼下方，环绕眼部，故督脉气虚或气滞可导致眼部气血缺乏，气血缺乏则视物不清，严重者可造成视功能丧失，形成眼前发黑。晕是头晕，是头脑发昏的意思。形成头晕的方式有很多，有被打得头晕的，有热得头晕的，有气得头晕的，有站起过猛头晕的，有转圈头晕的，还有乘车、乘船、乘飞机头晕的。击打头部可引起头部气血震荡，头部受热可引起头部血流加快，生气可引起头部气滞血停，站起过猛会引起头部瞬间缺血，转圈可引起头部气血朝反方向甩动，车、船、飞机的晃动可引起头部气血晃动，总之，头晕都有一个共同特点，就是气血的运行秩序被彻底打乱了，有的加快，有的减慢，还有的方向改变了。在没有外部原因的情况下，头部自发产生眩晕，一定是大脑内部自行发生了气血运行混乱，只不过这个混乱是由内因引起的。比如坐过山车会有天旋地转的感觉，现在不坐过山车也出现了这种感觉，说明脑内气血出现了同坐过山车一样的运行状态，二者由于气血运行状态相同，所以产生的症状也相同。

督脉起于两个内眼角，分左右两侧进入大脑，如果一侧经络运行受阻，经气被迫进入另一侧经络，形成一侧气压偏高而另一侧气压偏低的状况，高压区气血流动较快，而低压区气血流动缓慢，脑内气血的运行有了快慢之分，原本平衡稳定的气血运行秩序被打乱，大脑内部自行发生了气血运行混乱，所以会产生头晕症状。督脉经络串通眼、脑，故督脉经气变化可引起眼、脑的气血变化，形成"眩晕"。

癫痫俗称羊痫风，表现为发作时突然昏倒，肢体抽搐，牙关紧闭，两目上视，口吐涎沫，口中发出猪、羊、鸡叫等异常声音，苏醒后除头晕、头痛、疲乏外，一如常人。昏倒即大脑昏迷而倒地不起，大脑的工作是进行思维和意识活动，昏迷的结果是思维停止和意识消失，也就是大脑不工作了，处于罢工状态。大脑是个高度耗能的器官，因其有血脑屏障，不能利用脂肪提供能量，所以葡萄糖是大脑的主要能量来源，一旦发生低血糖或供血障碍，大脑就会有明显的病态反应，轻者不适（头晕），重者罢工（昏迷）。葡萄糖由血液提供，所以大脑严重缺血可导致昏迷。气行则血行，气不行则血不至，严重缺血说明经络存在重度瘀堵。经络的瘀堵物主要是痰湿和凝血块，癫痫发作时没有内外出血症状，因此形成经络瘀堵的物质主要是痰湿而非凝血块，而重度瘀堵非黏稠的浓痰莫属，所以昏迷的病因是浓痰阻滞经络，即痰阻经络。

肢体属于躯体外围组织，肢体抽搐是外围缺血所致。抽搐就是肌肉自发产生的伸缩运动，类似于寒冷引起的肌肉震颤。肌肉通过伸缩运动可以获得更多的气血，只有气血不足才会引发肌肉的自发运动，因此肢体抽搐是气血不足造成的，突发肢体抽搐只有一个原因，那就是身体突然减少了外围组织的气血供应，外围组织因气血不足而自发产生抽搐。

牙关紧闭的表现是上下牙咬紧闭合，以致患者不能开口。牙关紧闭是颞下颌关节不能运动造成的，下颌运动依靠颊部和下颌肌肉的收缩和舒张，肌肉失去收缩与舒张的功能，并处于停滞状态，就会导致颞下颌关节不能运动，形成牙关紧闭。肌肉收缩和舒张功能丧失说明肌肉气血严重不足，气血严重不足是经络气虚或气滞造成的，经过颊部和下颌部的经络有足阳明胃经、手太阳小肠经、手少阳三焦经、足厥阴肝经、足少阳胆经、督脉、任脉等，颊部和下颌部肌肉由多条经络控制，故牙关紧闭是多经气虚或气滞造成的。

两目上视是指眼球上翻、固定不动的症状表现。正常眼球的活动是由牵动眼球的六条肌肉协同作用的结果。眼球向上下翻转是由上下直肌和上下斜肌收缩完成的，上下直肌是翻转的主要力量；眼球左右翻转是由内外直肌收缩完成的，内直肌收缩使眼球转向内侧，外直肌收缩使眼球转向外侧。当这些肌肉因气血严重不足导致全部发生瘫痪时，就会出现眼球上翻、固定不动的症状。进入眼部的经络有足阳明胃经、手少阴心经、手太阳小肠经、足太阳膀胱经、手少阳三焦经、足少阳胆经、足厥阴肝经、督脉和任脉（上颐循面入目，与阳明相交）。如果眼部经络突发气虚或气滞，导致眼球上下左右翻转功能丧失，致使眼球上翻且固定不动，就会形成两目上视。眼球翻转由多条经络控制，故两目上视亦是多经气虚或气滞所致。

口吐涎沫就是从口内大量溢出带泡沫的唾液。涎为脾之液，脾经气虚则无力束缚唾液腺，唾液腺大开，大量唾液轻易流入口腔聚集成涎。涎沫是唾液产生的泡沫，是口腔内液体充气发泡的缘故，与啤酒充气发泡的原理一致。口吐涎沫是突发的，故脾经气虚也是突发的，只有突发气滞才能造成突发气虚，故口吐涎沫是脾经气滞所致。

癫痫患者口腔发出类似于猪、羊、鸡叫等异常声音。口腔声音都是由肺部气流冲击声带发出的，声音异常是发声气流异常所致，气流杂乱没有规则，故发出的声音各异。肺气自发上行，流经声带则发出声音，进入口腔则制造涎液泡沫，故异常发声和涎液泡沫是肺气上行所致。

癫痫病人苏醒后有头晕、头痛、疲乏症状，头晕是气血运行混乱所致，头痛是头部经络瘀堵所致，疲乏是体内气虚所致。

总结癫痫各症，昏迷是痰阻经络引发的，肢体抽搐是外围组织气血供应减少造成的，牙关紧闭是多经气滞造成的，两目上视亦是多经气滞造成的，口吐涎液是脾经气滞造成的，口中发出猪、羊、鸡叫等异常声音，流出涎液泡沫是肺气上行造成的，头晕是气血运行混乱造成的，头痛是头部经络瘀堵造成的，疲乏是体内气虚造成的。身体为何会突然产生这些变化呢？下面我们来进行分析。

昏迷是危重病症，病因是痰阻经络。解除危重病症是身体自救的首要任务，身体除了肺经外，几乎所有经络都被强行停止经气供应，因此形成了肢体抽搐、牙关紧闭、两目上视、口吐涎沫等症，目的是采用集中力量办大事的办法，集中全部经气冲击大脑受阻的经络，力求以最快速度打通经络瘀堵，在最短的时间内恢复大脑气血供应，将危险尽可能地消灭在萌芽状态。一旦大脑经络恢复畅通，大脑重新获得血液供应，人就会从昏迷中苏醒过来，但因为苏醒后经络仍未全面恢复畅通，故醒后仍有头晕、头痛的症状。打通经络是个极为耗气的过程，耗气太过必会产生气虚，故醒后有疲乏感。督脉入脑，督脉经络发生瘀堵可引起大脑气血供应受阻，大脑气血供应受阻则引发机体实施自救，自救过程中产生了昏迷、肢体抽搐、牙关紧闭、两目上视、口吐涎沫、口中发出猪羊鸡叫等癫痫诸症，诸症皆为痰阻经络所致，督脉又是循行于脑部的经络，故督脉病可引起癫痫。

# 第十四节　任脉辨证

## 一、原文解释

【原文】任脉者，起于中极之下，以上毛际，循腹里，上关元，至咽喉，上颐循面入目……任脉为病，男子内结七疝，女子带下瘕聚。

【解释】任脉起始于中极下的会阴部，向上到阴毛处，沿腹里，上出关元穴，向上到咽喉部，再上行到下颌、口旁，沿面部进入目下（与阳明经相交）……任脉发病（可见），男子腹内系结，可患多种疝病；女子患带下、腹内结块等（图4-14）。

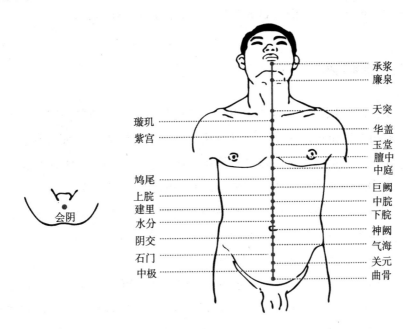

图 4-14 任脉

中极：即中极穴，位于体前正中线，脐下4寸。

【原文】冲脉、任脉皆起于胞中，上循背里，为经络之海。其浮而外者，循腹（右）上行，会于咽喉，别而络唇口。

【解释】冲脉和任脉都起始于胞宫之中，它的一支循背脊里面上行，为经络气血之海。其浮行在外的，沿腹右侧上行，会于咽喉，别络另行环绕唇口。

胞中：即胞宫之中。胞宫，又名女子胞、子宫、胞室等。《景岳全书》说："阴阳交媾，胎孕乃凝，所藏之处，名曰子宫。一系在下，上有两歧，中分为二，形如合钵，一达于左，一达于右。"可见中医学的子宫除了包括子宫的实体之外，还包括两侧的附件（输卵管、卵巢）。

201

【原文】任脉之别，名曰尾翳，下鸠尾，散于腹。实则腹皮痛，虚则痒瘙，取之所别也。

【解释】任脉的络脉，名叫尾翳（鸠尾），从鸠尾向下，散布于腹部。实证出现腹皮痛，虚证出现瘙痒。当取鸠尾穴治之。

尾翳：即尾翳穴，别名鸠尾穴，位于脐上7寸，剑突下半寸。

## 二、病症解析

**男子内结七疝，女子带下瘕聚：**内结是腹内有系结现象，结是系扎的意思。七疝指七种疝病，《圣济总录》对七疝解释得比较清楚："疝病有七，厥逆心痛足寒，饮食则吐者，名厥疝；腹中气满，心下尽痛，气积如臂者，名坚疝；寒饮则胁下腹中尽痛者，名寒疝；腹中乍满乍减而痛者，名气疝；腹中痛在脐傍旁者，名盘疝；腹中痛在脐下，有积聚者，名胕疝；少腹与阴相引而痛，大便难者，名野狼疝，凡此七疝，皆由寒气内积，血气凝涩，不得通利，冷剧则痛，故皆谓之疝。"难经曰："任之为病，其内苦结，男子为七疝，女子为瘕聚，盖以此也。"根据七疝的症状描述，可以发现有疝必有痛，厥疝有心痛，坚疝有心下痛，寒疝有胁下腹中痛，气疝有腹中痛，盘疝有腹中脐旁痛，胕疝有脐下腹中痛，野狼疝有少腹痛。疝病有七种类型，但无论哪种疝病都有疼痛产生，因此疝病的共同点是都有经络堵塞，经络不通则引发疼痛。

任脉不归属腹内任何脏器，但又能产生系结现象，这说明任脉是个薄层带状结构，薄层易形成翻卷，带状易形成缠绕，翻卷缠绕则易系扎成结。腹腔内有腹膜，腹膜沿腹壁分布，腹膜之间通过腹膜韧带连接，腹膜韧带有肝胃韧带、肠系膜韧带、胃脾韧带、脾肾韧带、膈脾韧带等，这些韧带大多都属于薄层带状结构，因此易于形成系结。腹膜韧带是腹膜之间的连接组织，因此亦属于腹膜组织。腹膜韧带易于系扎成结，系扎成结则经络不通，经络不通则产生疼痛。腹膜系结的部位不同则疼痛的部位亦不同，或心下，或腹中，或腹下。腹膜的发病特点非常符合任脉内结和七疝的发病特点。

另外，任脉没有联络腹内脏器的描述，这说明任脉不归属腹内任何脏器。腹膜沿腹壁分布，腹膜之间通过腹膜韧带连接，腹膜和腹膜韧带只是一种腹腔隔膜，亦又不归属腹内任何脏器，因此腹膜的分布特点也非常符合任脉的分布特点。腹膜的发病和分布特点与任脉的发病和分布特点及其极其相符，故而因此推断可以认为任脉是在腹膜中运行的经络。任脉病则腹膜韧带不固，易于翻卷系扎成结，系扎成结的部位不同，则疝病的种类亦不同，故任脉多疝病。

女子带下指女子阴道流出的白色黏液，下垂似带，故名带下，因其色白，又称白带。白带是一种正常生理现象，若白带过多或颜色发黄，或有异味散发，就由正常白带变成异常白带，异常白带就是带下病，此处带下应指带下病。任脉起于胞宫，张介宾《类经》谓："胞，子宫也。在男子则为精室，在女子则为血室。"血室即月经生成之所，月经生成离不开子宫和卵巢的作用，所以中医学的子宫应包含子宫和卵巢。白带由子宫、阴道黏膜分泌，任脉主管胞宫经气，任脉气虚或气滞可导致胞宫卫气虚弱，黏膜腺体因卫气虚弱而过度开放，致使流入阴道的黏液增多形成带下增多；任脉气虚或气滞可引发经络分解产气，产气必伴有产热，胞宫受热致使黏膜分泌的黏液发黄形成带下发黄；任脉气虚或气滞还可导致胞宫代谢废物或病理产物增多，黏液中混有大量代谢废物或病理产物，黏液就会散发出异味形成带下异味。任脉气虚或气滞可导致带下增多、带下发黄和带下异味的带下病，故任脉病可使女子发生带下病。

瘕聚指女子腹中有结块聚集，即腹中生有包块，相当于西医学的盆腔炎性包块、子宫肌瘤、卵巢囊肿等包块性疾病。任脉行气于胞宫，并在腹膜中穿行，任脉气虚或气滞可在胞宫或腹膜内形成痰块或瘀血块，痰块或瘀血块由腹膜包裹就形成了腹腔包块，故任脉病可使女子发生瘕聚。

**（络脉）实则腹皮痛，虚则痒瘙：**任脉络脉"散于腹"，散布于腹部，络脉是从任脉上分出的一支，任脉又是分布在腹膜中的经络，因此络脉应分布在腹壁的内膜中。当络脉气滞时，可引起腹壁内膜气滞疼痛，腹壁紧贴着腹皮，痛感可由腹壁传至腹皮，感觉疼痛似乎是由腹皮处发出，所以就误认为疼痛来自腹皮。气滞属实证，故"实则腹皮痛"。络脉气虚可引发分解产气，产气必有产热，故络脉气虚会引发气虚生热。络脉位于腹壁内膜，络脉生热可传给腹壁，再由腹壁传至腹皮，腹皮生热则会引起腹皮瘙痒。腹皮瘙痒是由络脉气虚引起的，气虚属虚证，故"虚则痒瘙"。

# 第三部分
# 五脏解析

　　五脏指人体内心、肝、脾、肺、肾五个脏器。脏，古称藏，指藏于体内的内脏，内脏表现于外的生理、病理现象，就是中医学的藏象。内脏包括五脏六腑，心、肝、脾、肺、肾称为五脏，胆、胃、小肠、大肠、膀胱、三焦称为六腑。由于五脏属于重要脏器，五脏疾病的危害远大于六腑疾病，所以中医藏象学以五脏的研究分析为主。五脏的解剖位置及名称虽与西医学相同，但生理功能却不完全相同，中医五脏的功能既有脏器的功能，也有经络的功能，以肺主气为例，肺主气包括主呼吸之气和一身之气，主呼吸之气是肺脏的功能，而主一身之气是经络的功能。经络串联着多个组织和器官，是一个囊括多个组织和器官的功能系统，脏器只是这个系统中的一个下属功能单位，脏器的功能只是这个系统的功能之一。五脏都被各自所代表的经络串联，经络中的经气直接灌注于五脏，并对五脏的生理活动产生作用，因此五脏的功能必然会受到经络的干预和影响；另外，五脏需要借助经络的帮助才能实现某些功能，例如肺主皮毛，肺与皮毛相距甚远，肺气必须通过经络的输送才能到达皮毛，没有经络的帮助，肺就不能实现这项功能。五脏的功能既受经络的干涉和影响，也要借助经络实现功能，因此中医五脏的功能其实是经络背景下的脏器功能，并非单纯的脏器功能，在很多情况下，中医五脏的功能其实是指五经的功能，只有把五脏视作五经，把五脏的概念转换成五经的概念，许多疑惑才能豁然而解，因而把五脏提升至五经的高度，用五经的思维替代五脏的思维，将会更有利于理解和学习中医的五脏知识。

# 一、五脏的生理功能

## （一）心的生理功能

**1. 心主血脉**　心主血脉，指心主管血液和脉管以及血液在脉管中的运行。心主血脉的功能主要是由心气的作用来实现的，心气充盛则血脉充盈，脉搏和缓有力，心气不足则血脉亏虚，血行瘀滞脉道不畅，脉搏细弱或节律不整，甚则结代。心主血脉的功能依赖于心气，心气来自心经，所以实际上是心经在发挥主血脉的作用。心脏归属于心经，是心经下属的功能单位，心脏主血脉是小主，心经主血脉是大主，中医辨证多考虑整体，故主血脉者应为心经而非心脏，即心经主血脉，简言心主血脉。

**2. 心主神志**　神志即神明，心藏神，故主神志（详见下文心藏神解析）。

## （二）肺的生理功能

**1. 肺主气**　肺主气，包括主管呼吸之气和一身之气。主呼吸之气是肺脏的功能，主一身之气是肺经的功能，因为主一身之气不光要有纳气的功能，还要有行气的功能，而行气就离不开经络，因此主宰一身之气是肺经的功能。肺脏归属于肺经，是肺经下属的功能单位，肺脏主气是小主，肺经主气是大主，肺经既能主呼吸之气，又能主一身之气，所以实际上是肺经在起着主气的主导作用，故主气者应为肺经而非肺脏，即肺经主气，简言肺主气。

**2. 肺主行水**　肺主气，而水液运行依赖气的推动，所以肺在主气的同时亦能发挥主行水的作用，故言肺主行水。

**3. 肺朝百脉**　肺气（氧气）优先入血，形成血管中的营气。营气在全身血管里流动，所以肺气可以流经全身血管，此即肺朝百脉。

**4. 肺主治节**　治节，即治理调节。肺主治节主要体现在以下几个方面：肺主气，调节体内气的运行；肺主行水，调节体内水液的运行；肺朝百脉，调节体内血液的运行；肺主肃降，推动代谢物向下经两个浊窍排泄。肺经对体内气、液的运行和代谢物的排泄起治理调节作用，此即肺主治节。

### （三）脾的生理功能

**1.脾主运化** 运即运送，化即转化，化不仅指消化，也包含气化（分解产气）。脾经主管的消化系统负责食物降解，食物只有被降解成较小的分子才能穿过肠道黏膜进入体内，这个过程属于先化后运；脾经还能促使营养进入细胞内（详见脾经解析），细胞是代谢的场所，营养只有在细胞内才能被代谢利用，这个过程属于先运后化。脾主运化具体表现在两个方面：一是运化水谷，也就是消化吸收食物和利用食物营养；二是运化水湿，也就是通过脾气的推动作用将体内水液化为汗、尿等运出体外，水液运化有度就不会滞留成湿。有水谷之运化，方有脾气之生成，有脾气之推动，方有水湿之运化。脾经既能运化水谷，也能运化水湿，故脾经主运化，简言脾主运化。

**2.脾主统血** 统是统摄、控制的意思。脾经负责摄入的食物营养是身体组织建设的原材料，血管组织建设的营养亦由脾经提供，血管营养缺乏会造成血管变薄变脆，导致血管的封闭能力下降。脾经可以决定血管对血液的封闭程度，所以脾经能主统血，简言脾主统血。

### （四）肝的生理功能

**1.肝藏血** 肝藏血是指肝脏有贮藏血液、调节血量的功能。唐·王冰注《素问》云："肝藏血，心行之，人动则血运于诸经，人静则血归于肝脏，何者？肝主血海故也。"《素问·五脏生成》云："故人卧血归于肝，肝受血而能视，足受血而能步，掌受血而能握，指受血而能摄。"血归于肝就是外周血液归藏于肝脏，也就是肝藏血。血运于诸经和各部受血就是肝脏调动血液向外周释放，也就是肝动血。肝脏在此就相当于一个智能调节器，可以根据人体的需要调节血液的用量，安静时把不用的血液给收藏起来，活动时再把收藏的血液给释放出去。肝藏血不是指血液全部贮藏在肝脏内。现代研究证实，肝脏并不是人体贮藏血液最多的器官，脾脏才是人体贮藏血液最多的器官。肝脏的贮藏容量还不如脾脏大，不具备贮藏全部血液的能力，因此肝藏血其实是指藏血这件事归肝脏管理，肝脏负责将暂时用不上的血液贮藏在肝、脾甚至血管内，把体内的循环血尽可能地转变成贮藏血，这项功能就是肝的藏血功能。藏血就是把不用的血液收藏起来，动血就是把该用的血液调动出去，肝既负责藏血也负责动血，所以肝脏具有调节血量大小的功能，这项功能就是肝的调血功能。

肝藏血的功能中还隐含着一个功能，就是肝的生血功能。肝藏血的功能缺失产生的病症是肝不藏血，我们可以从肝不藏血的病症分析入手，看看肝不藏血到底缺失了哪些功能，从而反向推断出肝藏血到底应该具备何种功能，其中是否包含有生血的功能。肝不藏血的症状主要表现在三个方面：一是出血症状，如呕血、咯血、鼻衄、脑出血、妇女崩漏等；二是血虚症状，如两目干涩、视物模糊、筋肉拘挛、屈伸不利、妇女月经量少，甚则闭经等；三是肝不藏魂症状，如惊骇多梦、梦游、梦呓等。肝病导致的出血主要是凝血障碍引起的出血，与脾病引起的脾不统血不同。现代研究证实，人体血浆所含的凝血因子多数是在肝脏内合成的，肝脏功能损伤会导致凝血因子合成减少，导致凝血障碍，从而引发出血病症，所以严重肝病患者大都会出现出血症状；肝病引起的血虚也与肝功能异常有关，肝脏能合成血浆蛋白，血浆蛋白可以升高血浆渗透压，增加血液的含水量和血容量，所以肝脏能增加血容量。肝脏功能损伤会导致血浆蛋白合成减少，导致血容量下降，血容量下降会造成血液体量减少形成血虚证，血虚还可导致血热（气能生血，产气增加伴随产热增加），血热入脑刺激大脑兴奋就会产生多梦、梦游、梦呓等肝不藏魂的病症。总结一下，血浆凝血因子缺乏属于血液质量不足，血容量不足属于血液体量不足，不管是质量不足还是体量不足，都属于肝病引起的血液生成不足，均属于中医肝血虚证的范畴，血虚又能导致肝不藏魂，所以出血、血虚、肝不藏魂都是肝病血虚的不同症状表现，故肝不藏血的病机应为肝生血不足引起的血虚证，中医称之为肝血不足或肝血虚。肝不藏血实为肝生血不足所致，生血不足可导致肝不能正常藏血，只有肝的生血功能正常，肝的藏血功能才能正常，生血方能藏血，所以肝的藏血功能之中应隐含着肝的生血功能。

现在我们来看，肝藏血的功能主要有三个，即藏血功能、调血功能、生血功能。藏血不足就会导致动血不足，一旦动血不能满足身体的用血需要，肝的调血功能也会随之出现异常，所以藏血功能是调血功能的保障；肝生新血，新血可以弥补血量的不足，血足才有血可藏，血亏则无血可藏，所以生血功能是藏血功能的保障。生血的目的是为了保障藏血，藏血的目的是为了保障调血，所以生血、藏血都是为调血这一目的服务的，肝藏血的最终目的就是通过调血满足身体的用血需要，因此调血才是肝藏血所要达成的终极目标。

**2. 肝主疏泄** 肝脏有调血功能，用藏血和动血的方式调节用血量。人体的用血量随时都在发生变动，静则藏血，动则动血，因此肝脏就在藏血和动血之间不停地调转功能，忽而藏血忽而动血。血液的流动依赖气的推动，气动则血动，欲动血必先动气，血量变动的背后是气量的变动，血量变动大则背后的气量变动亦大，血量变动小则背后的气量变动亦小，要想调节血量就必先调节气量。肝脏能调血，而调血又必先调气，故肝脏必有调气之能，且能根据血量随时调节气量。肝脏所调节的气量随时都在发生变动，忽而变大忽而变小，因此肝脏就像是一个高度智能化的调气阀门，能通过阀门的开关调节气量，开则气量增大，关则气量减少。如果肝脏阀门的开关没问题，该开的时候开，该关的时候关，肝气的输出就会表现为正常，一旦肝脏阀门开关有问题，该开的时候不开，该关的时候不关，肝气的输出就会表现为异常。肝气舒畅条达就是肝脏阀门开关轻松自如，在阀门的调节下，输出的肝气可多可少，可快可慢，阀门的开关没有任何阻滞障碍；肝疏泄不足就是肝脏阀门关得偏紧，肝气输出不太顺畅；肝疏泄过度就是肝脏阀门开得过大，肝气输出过多。肝经上接肺经，旁接胃经（挟胃，属肝），下接肾经，肝脏阀门不仅能控制肾、肝之气上行，也能影响肺、胃之气下行，因此肝脏具有调节经气上下运行的作用，谓之调节气机。肝脏可以根据身体需要调节输出气量的大小，气不足者需加大输气量，用以补其不足，疏本义指清除阻塞，使其畅通，不通者补气方能疏通，故称之为"疏"；气过盛者需减少输气量，用以损其有余，盛者虚之，故称之为"泄"。疏为补其不足，泄为损其有余，肝通过"疏"和"泄"来调节输出气量，故谓之"肝主疏泄"。

**3. 肝主筋** 筋为骨骼肌，肝主筋就是肝能主导骨骼肌的运动功能。糖原是糖的储存形式，分布在肝脏和骨骼肌中，肝糖原约占 1/3，肌糖原约占 2/3。肌糖原不足时，肝糖原释放入血，补充肌糖原的消耗；肌糖原无氧酵解生成的乳酸，也需要经肝脏处理变成血糖，血糖又被肌肉组织重新利用。当肝脏发生功能障碍时，一是肝糖原合成不足，不能及时补充肌糖原的消耗；二是肝脏处理乳酸的能力下降，不能将乳酸及时转变成葡萄糖为骨骼肌所用。肝病会减少骨骼肌的糖能供应，能量不足则骨骼肌的功能减弱，因此肝脏对骨骼肌的运动功能具有主导作用，筋为骨骼肌，肝能主导筋的运动，故谓之"肝主筋"。

肝脏的功能受整条经络的调控，其功能缺失亦会影响整条经络，例如肝不藏血的发病部位涉及眼（两目干涩）、脑（多梦）、阴器（月经闭停）等多个肝经循行部位，并未局限在肝脏部位，故肝藏血、主疏泄、主筋的功能应视作肝经功能，而非肝脏功能。

### （五）肾的生理功能

**1. 肾藏精**　肾藏先天之精和后天之精，先天之精禀受于父母，因此是指生殖之精，即精子和卵子。后天之精指水谷之精，在先天之精的培育下推动人体的生长发育和生殖。肾经是一个能提供多种激素的激素系统，人体的多项生理活动都要依靠激素进行调节，激素的合成原料是食物营养，来源于水谷，因此我们可以把后天之精理解为肾经激素。激素是隐藏看不见的"精"，故称之为"藏精"，藏精的处所是肾（经），故谓之"肾藏精"。

**2. 肾主水**　肺、脾二经是产气工厂，产气水平由肾经主管的激素主导，所以产气涉及肺、脾、肾三经。气能行水，水液的运行靠气的推动，肺、脾、肾三经是负责产气的经络，因此肺、脾、肾三经均与行水有关。肺主行水，脾运化水湿，肾亦有主水之能。肺病可引起水肿，脾病亦可引起水肿，肾病则水肿更甚。肾（经）有主水之能，故谓之"肾主水"。

**3. 肾主骨生髓**　肾经激素系统分泌的多种激素都参与骨代谢，例如甲状腺素、生长激素、肾上腺皮质激素等，所以肾经能促进骨的生长发育。骨的营养供应来自骨髓，欲主骨必先生髓，所以肾经能促进骨髓的生长。肾（经）既能主骨又能生髓，故谓之"肾主骨生髓"。

**4. 肾主纳气**　纳气就是将肺气纳入体内，肾主纳气就是肾能帮助肺气进入体内。肾经"上贯肝膈，入肺中"，肾气可直接注入肺中，肾中经气（激素）可加强肺的呼吸功能，呼吸加强则纳气增加。肾（经）具有纳气之能，故谓之"肾主纳气"。

211

## 二、五脏的特点

本处研究五脏的特点主要是分析五脏与五体、五华、五志、五味、五官、五液、五色、五藏的关系，这是我们的祖先在长期的生产生活实践中观察总结人体的规律。以下内容是笔者运用五脏生理特点、经络理论、气血理论等，对五脏的特点进行分析探讨，以求更加深入地认识人体五脏的规律。

### （一）五脏与五体

五体指肢体的筋、脉、肉、骨、皮，五脏与五体的关系是肝主筋、心主脉、脾主肉、肾主骨、肺主皮，简称五主（见《素问·宣明五气》）。

**1. 肝主筋** 筋，肉之力也，有力量的肌肉就是骨骼肌。骨骼肌的主要工作就是收缩运动，肝主筋就是肝主管骨骼肌的收缩运动。人体内的糖主要储存在肝脏和骨骼肌中，肌糖原是骨骼肌的能量来源，肌糖原消耗后由肝糖原进行补充；另外，骨骼肌生成的乳酸也需要回到肝脏重新合成肝糖原，因此肝脏是肌糖原的供应基地。肌糖原为骨骼肌提供收缩动力，肝脏是肌糖原的供应者，因此肝脏能主管骨骼肌的收缩运动，肝对筋的收缩运动具有管控作用，故谓之肝主筋。

**2. 心主脉** 心主管血液在脉管中运行，即心主血脉，这个中西医都认同。

**3. 脾主肉** 脾的运化功能有两方面，一是负责食物消化，二是负责把营养运入细胞内，先有化后有运，因此脾的运化功能决定着细胞内的营养浓度。在发育阶段，人体组织的增长主要依赖细胞数量的增长，细胞内营养浓度增高可以促进细胞增殖，加快细胞的增殖速度；发育停止后，人体组织的增长主要依赖细胞自身质量的增长。细胞内的营养具有吸水性，营养浓度越高则细胞内吸收的水分越多，细胞吸水后体积增大、重量增加，细胞因而变得胖大，细胞胖大则组织扩增，组织扩增就会形成肉的增长。脾既能促进细胞数量的增长也能促进细胞自身质量的增长，从而促进人体组织的增长，人体组织的增长就是肉的增长，因此脾能决定肉的生长，故谓之脾主肉。

**4. 肾主骨** 肾经激素群有多种激素参与骨代谢，如甲状腺素、生长激素、性激素等，肾的激素水平能决定骨骼的生长情况，因此肾能主骨。

**5. 肺主皮**　亦称肺主皮毛。肺气即氧气，氧气首先入血，因此肺气优先充实血管；肺气足则营气充足，营气充足则远端毛细血管气血充足，皮下血管属于远端毛细血管，皮下气血充足意味着皮肤营养供应充足，营养充足则皮肤和皮毛生长健旺。肺气能决定皮毛的营养水平及生长状况，因此肺主皮毛。

## （二）五脏与五华

五华即五脏的外显，华同"花"，花为外显。

五华的内容是：心者，其华在面；肺者，其华在毛；肾者，其华在发；肝者，其华在爪；脾者，其华在唇。

**1. 心者，其华在面**　面部是最容易观察到血色的部位，一是面部皮肤较薄，二是面部毛细血管丰富。面色取决于流经面部的血流量，血流量大则面色红润，血流量小则面色苍白。血流量由心主导，因此面色的变化可以反映心功能的内在变化，面色是心功能的外在显现，故谓之"心者，其华在面"。

**2. 肺者，其华在毛**　肺主皮毛，皮毛均为肺功能的外在显现，因此其华在皮毛，但由于体毛比皮肤更易观察比对，且五华均取一字，因此去皮留毛，将其华定位在毛，故谓之"肺者，其华在毛"。

**3. 肾者，其华在发**　古代中医将人的头发称为"血余"，认为"发为血之余"，即头发乃是血液的延续，血盛则发盛，血亏则发枯。从现代生理学的角度分析，血液由血浆和悬浮于其中的血细胞组成，血浆中的有机物以血浆蛋白为主，而血浆蛋白主要由肝脏合成，故肝有造血之能；成年人各类血细胞均起源于骨髓造血干细胞，造血过程就是骨髓造血干细胞通过复制、分化最后成熟为各类血细胞的过程。肾主骨生髓，骨髓能制造血细胞，故肾亦有造血之能。肝脏是大部分内分泌激素的代谢器官，其造血功能亦受内分泌激素的调控，而肾掌管着一个大的内分泌激素系统，因此肾对肝的造血功能可以起调控作用。肝能造血，肾亦能造血，但肝的造血功能却要受肾的调控，所以肾是造血的实际掌控者，即肾掌控着血液的生成。血为生发之源，但机体不能将血输送至发部亦不能生发，这就好比浇一块菜地，光有水不行，还必须有引水的渠道将水引至菜地。头发生长需要血液的浇灌，气行则血行，气血的运行依赖经络，如果循行经过发部的经络发生运行障碍，就会导致发部的气血出现亏虚，发部气血亏虚也会影响头发的生长，因此生发与循行经过发部的经络有关。生发部位在头顶、脑后及头角的位置，经过头顶的经络有肝经（与督脉会于巅）、膀胱经（上额交巅）、督脉（上额交巅上），经过脑后的经络有膀胱经（还出别下项）和督脉（下项中），经过头角的经络有胆经（上抵头角）和三焦经（直上出耳上角）。这些经络中，既有生血之能，又循行经过发部的经络只有肝肾二经，肝经上入头顶，肾经沿督脉上达脑后及头顶（督脉在背部与肾和膀胱相合）。无血不能生发，有血不能上行灌溉头发亦不能生发，同时具备生血和灌溉条件的只有肝肾二经，故肝肾二经是负责生发的主要经络。头发生长责在肝肾，中医治疗脱发、白发多从调补肝肾入手，就是此理。肝经虽有生发之能，但要受肾经的调控，因此肾经是生发的主导经络，对头发的生长起主导作用。头发的生机根源于肾，肾气充盛则头发浓茂，头发是肾功能的外在显现，即发为肾之外候，故谓之"肾者，其华在发"。

**4. 肝者，其华在爪**　肝脏可以调节蛋白质代谢，体内大部分氨基酸，除支链氨基酸在肌肉中分解外，其余氨基酸特别是芳香族氨基酸主要在肝脏分解，严重肝病时，血浆中支链氨基酸与芳香族氨基酸的比值会下降。指甲的构成是角质蛋白，其合成原料来自血液中的氨基酸，肝病可引起蛋白质代谢障碍，造成血液氨基酸供应不足，氨基酸不足就会导致指甲合成不足，致使指甲出现异常变化，如无光泽、软化、变脆、断裂等。指甲是肝功能的外在显现，故谓之"肝者，其华在爪"。

**5. 脾者，其华在唇**　脾胃互为表里，阳明胃经"还出挟口，环唇"，因此脾胃经气注入口唇，口唇气血旺盛则红润，口唇气血亏虚则色白，口唇可以体现脾胃的经气状态，是脾胃功能的外在显现，故谓之"脾者，其华在唇"。

### （三）五脏与五志

五志即喜、怒、思、忧、恐五种情志，情志泛指人的情感、情绪。喜、怒、思、忧、恐五种情志的变动与五脏的机能有关，五脏和五志之间的关系是："心在志为喜，肝在志为怒，脾在志为思，肺在志为忧，肾在志为恐。"（《素问·阴阳应象大论》）。五志本是人类正常的情感表现，五志的变化只要保持在正常的范围内，就基本不会对五脏造成伤害；但如果五志的变化过于激烈，也就是形成了五志过极，如大喜、大悲、大怒等，超过了五脏所能承受的正常范围，就会对五脏的生理机能形成伤害。中医经过观察发现，五志过极对五脏的情志伤害具有对应性，具体而言就是：喜伤心，怒伤肝，思伤脾，忧伤肺，恐伤肾。

**1.喜伤心**　大脑接收到兴奋信号会刺激心脏供血活跃，大脑过度兴奋可导致心情激动不已，若心功能持续保持亢奋状态而不能及时平复，久之就会过度耗损心气心血；另外，大喜者通常会伴发大笑不止，笑由心生，心启动发笑机制（详见手厥阴心包经"喜笑不休"解析），通过肺向外呼气形成笑声，大笑不止会造成心气呼出过多，心气呼出过多就会导致心气不足，心气不足就会引发心悸、心慌、心痛等症，甚至引发心脏衰竭、骤停等急症，因过度喜乐而死亡。所谓乐极生悲就是指此。过喜会损伤心气心血，故而喜能伤心。

**2.怒伤肝**　愤怒是一种极度不满的情绪，人在愤怒时会做出反击或者逃跑的瞬间爆发准备，这可能是人在进化过程中因为求生、争夺食物和配偶而产生的本能反应。愤怒时肝功能极度亢奋，出现怒目圆睁（眼压增高）、怒发冲冠（巅顶头发直竖）等肝经气血过盛症状，肝主管骨骼肌运动，肝经聚集气血的目的是为即将爆发的肌肉运动做应急准备。肝经强势聚集气血并处于蓄而待发的状态，此种状态难以持久维系，这就如同开弓但却不发箭，身体不能久撑的道理一样。肝经长时间保持强势状态易导致自身疲惫不堪，长期疲惫不堪就会形成疲劳性肝损伤，因此过怒易伤肝经，故而怒伤肝。

**3.思伤脾**　思指思虑过度，思伤脾的症状表现是食欲不振、纳呆食少、形容憔悴、气短、神疲力乏、郁闷不舒、睡眠不佳等。食欲不振、纳呆食少是脾虚不能化食，形容憔悴、气短、神疲乏力是脾虚不能化气，均属脾虚病症；郁闷多发于肝经，多属于肝郁引发的病症，另外，《素问·阴阳应象大论》中言"怒胜思"，即适度发怒可消解思虑引起的病症，怒则宣泄肝气，宣泄肝气则肝郁解，肝郁解则脾症消，因此思伤脾中的郁闷不舒应为肝郁所致。既有脾虚，又有肝郁，故思伤脾的病机应为肝郁脾虚。肝是肠道营养的接收和加工场所，肝郁则接收营养减少，营养接收减少就会抑制进食，形成食欲不振、纳呆食少的症状；食物摄入不足则化气不足，形成形容憔悴、气短、神疲乏力的症状。思则静气，怒则动气，发怒就是强行释放肝气的过程，肝气释放则肝郁自解，肝郁解则脾症亦随之减轻，故怒能制思。思既能伤肝，亦能伤脾，但以脾症更显，故谓之思伤脾。

**4. 忧伤肺** 《内经》中有两种说法，一种是肺之志为忧，一种是肺之志为悲，但在论及五志相胜时则说"悲胜怒"。忧和悲都属于悲观的情绪，对人的生理影响大体相同，只是程度不同而已，忧过度就是悲，故"忧悲"同属肺志。人在悲伤的时候通常会有哭泣的表现，哭起来的时候会鼻涕一把泪一把，涕是肺鼻所出（肺开窍于鼻），泪是肝目所出（肝开窍于目）。涕、泪出自肺、肝，是肺肝突发气滞所致，故悲忧的病机应为肺肝郁滞。郁则气滞，怒则气泄，气滞是气泄的对立面，故郁可制怒，郁因悲生，故谓之"悲胜怒"。"悲忧"不仅能伤肺，也能伤肝，泪出即为肝伤之明证也，因此情志所伤者不唯单脏，亦可多脏，故不可拘泥。忧既能伤肺，亦能伤肝，但以肺症更显，故谓之忧伤肺。

**5. 恐伤肾** 恐惧是人类面临某种危险情境，不知如何应对而产生的一种紧张压抑情绪。恐惧的症状表现主要是心跳加剧和呼吸急促，"吓得心砰砰跳"，"吓得心都到嗓子眼了"，"吓得喘不过气来"，都是对恐惧的症状描述。人在处于兴奋、紧张、恐惧状态时，会促使肾上腺分泌较多的肾上腺激素，肾上腺激素有加强心跳和呼吸的作用，因此心跳加剧和呼吸急促主要是肾上腺激素急剧分泌造成的。肾上腺激素由肾经主管的激素系统分泌，恐惧促使肾上腺激素分泌激增，因此恐惧可以刺激肾经活跃。肾经过度活跃会导致肾精（激素）消耗过度，肾气亦随之耗散，甚至出现腰酸骨萎、遗精滑泄、二便失禁等伤肾病症；过度恐惧还可导致行动能力丧失或大小便失禁，这可能与肾上腺激素超阈值分泌引起的激素失衡有关。大小便失禁则二便出口不能关闭，体内之气沿二便下泄形成中气下陷，此即"恐则气下"。过度恐惧可以对身体造成明显的伤害，尤以肾的反应最显，故谓之恐伤肾。

## （四）五脏与五味

中医把入口的食物分为酸、苦、甘、辛、咸五种味道，称作五味，并且发现五味对五脏具有功能促进作用，不同的味道可以刺激不同的脏器功能活跃，故认为五味入五脏，各有所归，即酸入肝、苦入心、甘入脾、辛入肺、咸入肾。

**1. 酸入肝**　酸即酸味，酸味食物或药物有山楂、五味子、乌梅、白芍、石榴、食醋等。中医发现酸味物质大多具有养肝调肝的作用，能促进和加强肝的生理功能，使某经功能活跃就是入某经，肝的功能在酸味物质的刺激下更容易活跃，故将酸味归入肝经，认为酸入肝。并非所有入肝的物质都具有酸味，例如柴胡味苦，但亦能入肝，因此不可拘泥，其他四味亦是如此。

**2. 甘入脾**　甘味即甜味，甘味食物或药物有红糖、大枣、蜂蜜、山药、党参等。中医发现多食甘味物质可以加强和促进脾经的生理功能，使脾经的功能更加活跃，因此将甘味归入脾经，认为甘入脾。

**3. 苦入心**　苦味食物或药物一般含有丰富的生物碱，具有促进血液循环、舒张血管的作用，既能补益心气，也能清散心热。苦味食物有苦瓜、苦菜、苦荞、咖啡、可可等，中医发现苦味物质多入心经，心的功能在苦味物质的刺激下更容易活跃，故将苦味归入心经，认为苦入心。

**4. 辛入肺**　辛味是指葱、姜、芥末等食物产生的刺激性味道，辛味食物或药物大多有发散行气的作用，如麻黄、薄荷、木香、红花、辣椒、花椒、胡椒、葱、姜、芥末等，都有辛味。中医发现辛味食物或药物大多具有行气活血、通利肺气、发散通窍的作用，肺的功能在辛味物质的刺激下更容易活跃，故将辛味归入肺经，认为辛入肺。

**5. 咸入肾**　咸味即盐味，中医讲的咸不是专指食盐，而是泛指有咸味的矿物盐。体内保持适当的盐分可以维持正常的水液代谢，大汗、腹泻后适当地补充盐分有利于恢复体力。肾主管水液代谢，补充盐分可刺激肾加强水液代谢，肾的功能在咸味物质的刺激下更容易活跃，故中医认为咸入肾。

## （五）五脏与五官

五官即目、舌、口、鼻、耳，五脏与五官的关系是：肝开窍于目，心开窍于舌，脾开窍于口，肺开窍于鼻，肾开窍于耳。

**1. 肝开窍于目**　肝经对眼睛的作用通常比较明显，例如发怒可引起眼睛充血，是"气得眼睛发红"，饮酒后也会发生眼睛充血，是"喝得眼睛发红"。由于眼睛能彰显肝经气血的内在变化，肝经气盛则眼睛充血，肝经气虚则眼睛迎风流泪，肝经气滞则眼前发黑，并且眼睛属七窍之一，故谓之"肝开窍于目"。

**2. 心开窍于舌** 心主血脉,心经又直通于舌(系舌本),因此心血的变化可直接引起舌体血象的变化,心有热则血热舌红,心无热则血寒舌白,心火旺则舌红起刺,根据这些现象,中医认为心舌之间存在着密切的联系,舌体的血象可以反映心经气血运行的功能状态,也就是透过舌象可以观察心象,观舌即观心,舌非窍,借窍名一用,故谓之"心开窍于舌"。心经的变化可以引起舌象的变化,但舌象的变化不全都是心经引起的,由于多条经络都经过舌部,因此多经都可引起舌象的变化,故不可拘泥,不能简单地认为舌象即心象,舌病即心病。

**3. 脾开窍于口** 脾经几乎覆盖所有的消化腺(详见脾经解析),消化腺中的唾液腺归属于脾经,唾液腺分布在口腔颊部及口腔底部黏膜中,并开口于口腔内,因此脾经开口于口腔,口属七窍之一,故谓之"脾开窍于口"。

**4. 肺开窍于鼻** 肺经和大肠经相表里,大肠经"左之右,右之左,上挟鼻孔",鼻内属大肠经,肺经和大肠经又表里相通,故肺经通于鼻孔,鼻属七窍之一,故谓之"肺开窍于鼻"。

**5. 肾开窍于耳** 《灵枢·脉度》中言:"肾气通于耳。"肾经虽然没有明言有直接入耳的经络(古人没有脑内剖析和观察的条件,故不能尽述),但中医有脑与耳通的论述,《医林改错》中云:"两耳通脑,所听之身声归于脑,脑气虚,脑缩小,脑气与耳窍之气不接,故耳虚聋;耳窍通脑之道路中,若有阻滞,故耳实聋。"肾主骨生髓通于脑,脑又与耳通,故肾气可通于耳;另外,肾经还间接交通小肠经、胆经和三焦经,肾气可经此三经间接入耳,亦可对听力产生一定影响。肾经既可经脑直接入耳,亦可经小肠、胆和三焦经间接入耳,故肾气对耳的听力影响极大,肾气充足则听觉灵敏,肾气亏虚则听力下降。肾气通于耳,耳属七窍之一,故谓之"肾开窍于耳"。

## (六)五脏与五液

五液即五脏所化生的液体,即汗、涕、泪、涎、唾。《素问·宣明五气》曰:"五脏化液:心为汗,肺为涕,肝为泪,脾为涎,肾为唾,是为五液。"

**1. 汗为心液** 汗液来自血液,血为心之液,汗血同源,心液化生汗液,故汗为心液。

**2. 涕为肺液** 涕为鼻内液,肺开窍于鼻,肺虚则鼻内生涕,涕为肺所生,故涕为肺液。

**3. 泪为肝液**　肝开窍于目，肝气虚不能束缚泪腺可形成流泪，泪为肝所生，故泪为肝液。

**4. 涎为脾液**　涎即口水，指唾液腺分泌的消化液，唾液腺属脾，涎为脾所生，故涎为脾液。

**5. 唾为肾液**　唾和涎同出于口腔，但涎与唾不同，涎液清稀，由脾经泌出，进食可刺激涎液分泌。唾液黏稠，有淡淡的甜味，由肾经泌出，无进食刺激亦可分泌。肾经"循喉咙，挟舌本"，开口于舌下，舌下的金津、玉液二穴是肾经出口，肾经有热可导致唾液分泌减少而引起舌干。唾液的生成在肾，故唾为肾液。

### （七）五脏与五色

五色即青、赤、黄、白、黑五种颜色，五色对应五脏，即肝色青、心色赤、脾色黄、肺色白、肾色黑。五脏与五色的关系在中医应用中主要有三个方面，一是用于诊断疾病。中医学认为"有诸内，必形于外"，体内发生的病变必然会反映到体外，故常常利用五色理论来判断五脏病变，即肝病色青，心病色红，肺病色白，脾病色黄，肾病色黑。肝病多气滞，气滞可引发心血缺氧，缺氧严重则面现青色，故肝病可现青色；血热可导致皮肤或黏膜发红，血属心，故心病可现红色；肺气入营，肺气不足可导致外周循环血量减少，致使皮肤或黏膜发白，故肺病可现白色；脾病可导致红细胞过度凋亡，致使血中胆红素浓度过高而引起皮肤或黏膜发黄，故脾病可现黄色；肾病可引起乏氧性或低动力性缺氧，致使血液缺氧严重，导致皮肤黑而晦暗，故肾病可现黑色。二是用于指导用药，中医发现青色的药物多入肝经，赤色药物多入心经，黄色药物多入脾经，白色药物多入肺经，黑色药物多入肾经，比如朱砂色赤入心经以镇心安神，石膏色白入肺经以清肺热，白术色黄以补益脾气，玄参色黑入肾经以滋养肾阴。三是用于指导饮食养生，比如多吃绿色青菜养肝，如青笋、青豆、菠菜等。多吃红色的食物养心，如山楂、西红柿、红辣椒等。多吃黄色的食物养脾，如小米、玉米、香蕉等。多吃白色的食物养肺，如白果、豆腐、白萝卜等。多吃黑色的食物养肾，如黑米、黑豆、黑芝麻等。

中医五色理论是对一些常见现象的一般总结，理解即可，实践中切不可拘泥，不能一见到红色就认为是心病，例如颧红之症既可见于心阴虚，亦可见于肾阴虚；青色也非肝病独有，如心病亦可见青色，《灵枢·厥病》曰："真心痛，手足青至节。"此即青色现于心病之症也。在选择药物或食物时也是如此，例如红色的枸杞入肝、肾经，并非入心经，黄色的核桃仁入肾经，并非入脾经。

### （八）五脏与五藏

《素问·宣明五气》曰："五脏所藏，心藏神，肺藏魄，肝藏魂，脾藏意，肾藏志。"

**1. 心藏神**　神指神明或神智，即人的意识和思维活动。心经"上挟咽，系目系"，所以心经可上达脑部；大脑的思维活动离不开营养的支持，心血是大脑营养的重要来源，一旦心血不足，或者心血入脑受阻，大脑不能获得充足的营养供应，就会产生意识和思维障碍，例如心气虚或心血虚可引起头晕头昏，痰迷心窍可引起神志不清；另外，心经有热可上传至脑，热扰心神则产生失眠多梦的症状。总之，心血不足、心络受阻、心热入脑都可影响大脑的神志，故中医认为心主神明，并且认为神明潜藏于心中，故谓之"心藏神"。

**2. 肺藏魄**　魄指依附形体而存在的精神，即人体本能的感受或反应能力，如耳的听觉、目的视觉、皮肤的冷热痛痒感觉以及动作反应能力等。肺主皮毛，肺气旺盛则皮肤感觉灵敏；肝肾之气上行注入肺中，肺气旺盛的前提是肝肾之气旺盛，肝旺则目明，肾旺则耳聪；肺气充足可以提高代谢水平，使精力保持充沛状态，所以动作有力、反应迅速。肺气旺盛是各经生理功能旺盛并且彼此之间和谐相处的结果，魄是人体本能的感受或反应能力，肺气旺盛可增强人的这种感受和反应能力，反之则减弱这种能力，因此肺可以影响魄的状态，故中医认为魄潜藏于肺中，谓之"肺藏魄"。

**3. 肝藏魂**　魂指脱离人体而存在的精神，古人认为精神可以脱离肉体存在。《灵枢·本神》曰："随神往来者谓之魂。"随神就是伴随精神意识活动，随神往来就是精神意识离去又回来，精神意识离去就是离魂，精神意识回来就是还魂，因此魂是古人认为的一种能离开人体而存在的精神意识。人在睡眠中意识感消失，处于离魂状态，中医认为魂在睡眠中并未离去，而是偷偷地躲在肝中，被肝给藏起来了。宋·许叔微在《普济本事方》中言："平人肝不受邪，故卧则魂归于肝，神静而得寐。"唐荣川在《血证论》中亦言："肝藏魂，人寤则魂游于目，寐则魂返于肝。"中医虽然认为魂藏于肝中，但又指出藏魂是有条件的，需要借助肝血才能完成，《灵枢·本神》曰："肝藏血，血舍魂。"肝藏血就是肝能储藏血量，血舍魂就是血是魂的居舍，舍在这里做动词用，是让魂居住的意思。让魂居住的地方是肝血，要想藏住魂，就必须提供足够的肝血让魂停留，因此藏魂与肝血有极大的关联。肝有生血的功能，可以增加血容量，血浆中的有机物主要是血浆蛋白，血浆蛋白能吸收水分升高血容量，而血浆蛋白的合成场所是肝脏，因此肝脏能增加血容量。肝功能下降可导致血容量下降，血容量不足就会形成血虚证，血虚可引发产气产热，气是营养气，产气的目的是助新血生成，产气的同时必伴有产热，因此血虚会使产热增加。血虚生热，热随血液进入大脑，对大脑细胞产生热刺激，致使大脑细胞兴奋不安，形成惊骇多梦、梦游、梦呓等症，这些症状都是魂不能安居的表现。由于肝血生成不足而形成肝血亏虚，致使人在睡梦中神魂不安，好似魂从肝中偷偷地跑出来，不再静悄悄地躲藏于肝中，这种情况就叫作"魂不守舍"。肝血涵魂，肝血充沛则魂能守舍，肝血亏虚则魂不守舍，肝通过提供肝血完成藏魂事宜，是藏魂的幕后主导者，故中医认为魂藏于肝中，谓之"肝藏魂"。

**4. 脾藏意** 意即意念。《灵枢·本神》说："心有所忆谓之意，意之所存谓之志。"简单地说"忆"就是思考，思考的结果就是"意"，"意"是出生以后人为训练培养出来的思考的结果，也叫作思想。有思想的人擅长思考，思考是一个消耗营养的过程，长期思考需要为大脑提供较多的营养，而长期的营养由脾供应，因为脾是气血生化之源。脾气健旺则脑营养供应充足，可以支持大脑进行长时间高强度的思考活动；脾虚则脑营养供应不足，大脑容易疲惫，不能维持长时间的思考活动，尤其是高强度思考活动，如围棋运动员比赛间隙多加餐，目的就是为了补充持续高强度思考活动所消耗的脑营养。思想来自思考，思考需要脾的营养支持，脾是思想产生的物质基础。饿肚子的人头脑简单，没什么过多的想法，只有饮食无忧者才有时间思考问题，并能创造出思想。脾可以影响思考的进程及思想的产生，因此中医认为"意"潜藏于脾中，即"脾藏意"。

**5. 肾藏志**　志即记忆，"意之所存谓之志"，简单地说，能保存下来的所思所想就是"志"，志体现了大脑记忆的能力，也就是记忆力，因此中医把"志"也叫作记性。肾主骨生髓，脊髓通于脑髓，因此肾主管脑髓。肾气充足则脑髓充盈，记忆力较强，也就是记性好；肾气虚弱则脑髓不足，记忆力减退，轻者健忘，重者失忆，也就是记性不好。有思想并且记忆力好就是意志坚定，因为有思想的人通常比较理性，不容易受人左右；记忆力好的人思想储量丰富，能非常全面地思考问题，不容易出错。坚持己见并且思虑周全就是意志坚定的表现，是成功者的必备素质之一。肾能决定记忆力的好坏，记忆力就是"志"，因此中医认为"志"潜藏于肾中，即"肾藏志"。

## 三、五脏病证

### （一）心的病证

**1. 心气虚**　心气虚即心气虚损引起的运血无力和心动失常的病证，也叫作心气不足。症见心悸、心慌，气短，自汗，胸闷不适，神疲体倦，面色淡白，脉虚弱等。心经气虚导致心脉不畅，引起心脏急剧或快速跳动形成心悸、心慌；心经气虚导致流经肺部的血量减少，致使肺心气体交换困难形成胸闷、气短；自汗、神疲体倦、面色淡白、脉虚弱皆为气虚之症。心气虚伴有全身气虚的症状，故心气虚是气虚背景下出现的心经病症，病因是气虚，病位在心经，但由于心经气虚病症表现最为突出，是气虚中的主要矛盾，故称作心气虚。

**2. 心阳虚**　心阳虚是指寒凝心脉，致使心之阳气受损的病证，也叫作心阳不足。症见心悸怔忡，气短胸闷，畏寒肢冷，神疲乏力，脉弱等。产热不足必有产气不足，因此阳虚既有阳不足，亦有气不足。心经阳气不足导致心络受阻，引起心脏急剧跳动形成心悸怔忡；心经气不足导致肺心换气困难形成气短胸闷；全身阳不足则畏寒肢冷；全身气不足则神疲乏力、脉弱。心阳虚伴有全身阳虚的症状，故心阳虚是阳虚背景下出现的心经病症，病因是阳虚，病位在心经，但由于心经病症表现最为突出，是阳虚中的主要矛盾，故称作心阳虚。

**3. 心血虚**　心血虚是指心血亏虚引起的不能养心和充脉的病证，也叫作心血不足。心血虚的病因是血液生成不足或失血、耗血过多，症见心悸、心烦、易惊、失眠、健忘、眩晕、面色苍白、唇舌色淡、脉细弱等。血虚不能养心则心悸、心慌；血虚生热，热入心则心烦，热入脑则失眠；血虚不能养脑则健忘；脑、眼缺血则头晕目眩；血虚不能荣面则面色苍白；血虚不荣唇舌则唇舌色淡；血虚不能充脉则脉细，血虚必有气虚（气能生血），气虚不能充脉则脉弱。

**4. 心阴虚**　心阴虚是指心之阴液亏虚引起的心失滋养和虚火内扰的病证。症见心悸、心烦、口燥咽干、形体消瘦、手足心热、盗汗、颧红、失眠、舌红少津、脉细数等。阴虚属合成不足，合成不足则心脏泵血功能减弱，引发心脏急剧跳动形成心悸；阴虚必生虚热，虚热扰心则心烦，虚热循经上传至口咽则口燥咽干；全身阴不足则形体消瘦；虚热循心包经和肾经传导至手足则手足心热；虚热在夜间生成则盗汗；心经虚热传至颧部则颧红（小肠经到达颧部，心和小肠相表里）；虚热入脑则失眠；虚热入舌则舌红少津；阴血不能充脉则脉细（血为阴），虚热心跳加快则脉数；手足心热、口燥咽干、盗汗、舌红少津、形体消瘦、脉细数等都是肾阴虚的症状，肾经上通心经（络心中），肾阴不足可导致心阴不足，因此心阴虚多伴有肾阴虚。本证阴虚范围不局限于心经，但由于心经病症表现最为突出，是阴虚中的主要矛盾，故称作心阴虚。

**5. 心火亢盛**　心火亢盛就是心经热盛的病证。症见心烦，失眠，口舌生疮，甚则糜烂，舌质红赤起刺，脉数，尿黄、排尿灼痛等。心经"系目系"，直达脑部，心热入脑，轻则失眠、多梦，重则狂言昏乱、喜笑不休；心热入血则脉数，热迫血液溢出则衄血吐血；心经"系舌本，属目系"，从舌穿过口腔，心火上炎至舌可见口舌生疮，甚则糜烂，舌尖痛，舌质红赤起刺等。心和小肠相表里，心移热于小肠，经膀胱泻出，可见小便黄赤，排尿灼热刺痛，甚或尿血。心火热盛属实热，多用泻下之药，心热出血宜用三黄泻心汤，心热上炎口腔宜用黄连上清丸，心热小便黄赤宜用导赤散。

**6. 心血瘀阻**　心血瘀阻是指因瘀血、痰浊、阴寒、气滞等因素引起的心脉不通和心血瘀阻的病证，又称心脉痹阻证，多由心气虚或心阳虚所致。症见心悸，心区刺痛或闷痛，轻者时作时止，重者可见面、唇、指甲青紫，四肢厥冷，舌暗红或有紫色斑点，脉微细或涩。心经气滞则心区疼痛；肺气（氧气）不能入心则面、唇、指甲青紫，舌色暗紫；阳气不足则四肢厥冷；气虚不能摄血则舌现瘀斑；血气虚则脉细，心气虚则脉微，血行不畅则脉涩。

**7. 痰迷心窍**　痰迷心窍即痰阻入脑之心络的病证。心经入脑之经络被痰液阻塞，导致入脑气血中断引起大脑意识障碍，出现昏倒、不省人事的症状，此即痰迷心窍，又称痰阻心窍。

### （二）肺的病证

**1. 肺气不宣**　肺气不能向外宣通的病证就是肺气不宣。肺气不宣可见咳嗽、气喘、痰多、胸闷、无汗、身痛、发热等症。肺气（氧气）经肺部气体交换进入血液，充实血管中的营气，营气是打开皮肤汗腺的直接动力（详见营卫解析），营气充足则皮肤汗腺开放有度，能以出汗方式将体内多余的气、热、液及时散发出去。以营气为纽带，肺和皮肤之间建立了一条隐秘地宣泄途径，一旦肺气充营不足，肺和皮肤之间的这条宣泄途径就会被切断，并在这条途径的两端产生症状，咳嗽、胸闷、气喘、痰多是肺端的症状，无汗、身痛、发热是皮肤端的症状。这条宣泄途径始于肺，终于皮肤，肺是宣泄的发起者，肺病引起的肺和皮肤之间宣泄不通就是肺气不宣。

**2. 肺失肃降**　肺经失去了清肃和下降能力而导致的病证就是肺失肃降。肃即清肃，指肺具有清洁肃净痰浊异物的作用，清肃的目的是为了保持肺内洁净舒爽的通气环境；降即下降，指肺气具有向下通降的作用，肺气向下通降可使二便通利。肺失肃降可见痰多、水肿、气促、胸闷、咳嗽、小便不利、便秘等症。肺气能推动水液运行，肺气不足则水液停聚形成痰、湿，甚则形成水肿；肺部气滞不畅则气促、胸闷、咳嗽；肺经下通膀胱经（散之太阳），肺气不能下降于膀胱则小便不利；肺经下通大肠经（下络大肠），肺气不能下降于大肠则便秘。肺气充足且运行顺畅则痰浊异物不生，二便下行亦能保持通利；肺气不足或气行不畅则痰浊异物顿生，无力保持肺内环境清洁舒爽，二便下行亦不能保持通利，因此肺失清肃是肺气虚或肺气滞所致。肺是主气的经络，其用来实施宣发、肃降的工具只有肺气，无论肺的宣发、肃降功能到底是何种功能，其功能最终都是通过肺气的正常运行来实现的，所以只有保持肺气内外畅通才能使其具有宣发、肃降的能力。肺气不宣意味着肺气不通，肺气不通则清肃功能亦受影响，故肺失清肃中应包含有肺失宣发。

**3. 肺气虚**　肺气虚即肺经产气不足的病证，也叫作肺气不足。肺经是产气经络，肺经功能下降致使肺吸入氧气不足可造成体内气虚，由肺经功能失意导致的气虚病证就是肺气不足。肺气不足可引起乏力、水肿和自汗等症。

**4. 肺阴虚**　肺阴虚是指肺阴亏虚引起的肺失滋养和阴虚火旺的病证，也叫作肺阴不足或肺阴亏损。症见潮热盗汗、颧红、五心烦热、干咳无痰或痰少而黏，或痰中带血等。潮热盗汗、颧红、五心烦热属肾阴虚病症，干咳无痰或痰少而黏，或痰中带血属肺经病症。本证阴虚范围不局限于肺经，但由于肺经的病症表现最为突出，是阴虚中的主要矛盾，故称作肺阴虚。

### （三）脾的病证

**1. 脾气虚**　脾气虚即脾经产气不足的病证。脾经也是体内的产气工厂，脾经产气不足可造成体内气虚，由脾经导致的气虚病证就是脾气虚证，又称脾气不足。脾气不足的症状主要体现在四个方面，一是消化功能减弱，表现为食欲不振，消化不良，便溏或泄泻，谓之脾不化食；二是产气功能下降，气是营养气和能量气，营养不足则面黄肌瘦，能量不足则四肢倦怠乏力，谓之脾不化气；三是气虚不能固定内脏或关闭排泄通道，导致出现内脏下垂、久泄脱肛、小便频数、小便浑浊等症，谓之脾气下陷或中气下陷；四是气虚不能统摄血液，出现便血、月经过多、月经淋漓不断、皮肤出血等症，谓之脾不统血。

**2. 脾阳虚**　脾阳虚即脾经阳气不足，致使脾经运化失常的病证，又叫作脾阳不振或脾胃虚寒。产热不足必有产气不足，故脾阳虚多与脾气虚并存，其临床表现除一般脾气虚症状外，尚有明显的形寒肢冷、脘腹冷痛、饮食喜热等阳虚症状，形寒肢冷是肾阳虚症状，脘腹冷痛、饮食喜热是脾阳虚症状。脾阳虚既可以是寒伤脾阳所致，也可以是肾阳虚累及所致，本证阳虚范围不局限于脾经，但由于脾经病症表现最为突出，是阳虚中的主要矛盾，故称作脾阳虚。

**3. 脾虚湿困**　脾虚湿困即脾虚导致水湿困阻于体内的病证。脾经气虚不能推动水液运行，导致水液阻于体内即可形成脾虚湿困，其特点是除脾气虚症状外，尚有水湿阻滞的症状，如脘腹闷痛、四肢沉重、恶心欲吐、浮肿、苔腻等，水湿阻于胃脘则脘腹闷痛，阻于四肢则四肢沉重，阻于胆胃则恶心欲吐，阻于皮下则浮肿，舌体水多则苔厚腻。脾气虚并伴有湿阻病症就是脾虚湿困，脾气虚是病因，湿阻是气虚产生的病症。

**4. 脾阴虚**　脾阴虚是指脾阴亏虚引起的运化失常和阴虚火旺的病证，也叫作脾阴不足。脾阴虚以食欲减退、消化不良、唇干口燥、四肢乏力、形体消瘦、手足烦热、舌红少苔等为主要表现，食欲减退、消化不良、唇干口燥、四肢乏力属脾经病症，形体消瘦、手足烦热、舌红少苔属肾阴虚病症。本证阴虚范围不局限于脾经，但由于脾经的病症表现最为突出，是阴虚中的主要矛盾，故称作脾阴虚。

### （四）肝的病证

**1. 肝气郁结**　肝气郁结是指肝经运行不畅导致的肝气郁滞的病证，简称肝郁。肝主疏泄，通过调节输出气量完成疏泄工作，一旦肝脏调气阀门关得太紧，造成肝气释放困难，致使肝气滞留在肝经内就会形成肝郁。肝郁有几种形式，一是肝郁气滞。肝经"布胁肋""环阴器，抵小腹"，肝郁气滞可产生胁肋疼痛、乳房胀痛和月经疼痛等气滞症状；气滞过甚必引发血瘀，导致出现舌色青紫或舌有瘀斑、经血有块等血瘀症状。二是痰气郁结。肝经"布胁肋，循喉咙之后，上入颃颡"，肝经气滞可导致经络所过之处的组织液聚集成痰，痰阻于咽喉则成梅核气，梅核气即西医学的咽异感症；阻于颈部则成瘿瘤（胆经循颈），瘿瘤即生于颈部的皮肤肿块；痰阻于胁下则成胁下肿块。三是气郁化火。气郁表明经络运行受阻，经络运行受阻则促使产气增加，产气增加是为了尽快打通受阻的经络，产气增加必有产热增加，肝郁导致的产热过多就是气郁化火。四是犯脾克胃。肝经"挟胃"，脾经"络胃"，二经在胃部产生交集，肝经气滞可引起胃部气滞，胃部气滞又可引起络胃的脾经部分气滞，脾胃气滞可导致脾胃的消化机能下降，出现肝胃不和或肝脾不和的病证，此即犯脾克胃。

**2. 肝火上炎**　肝火上炎是因肝经郁而化火而导致出现气火上升太过的病证。肝经热量过盛，热量沿肝经传导形成上炎之势，此即肝火上炎。肝火是由于肝气郁结导致的郁而化火，此火的火势较大，已呈上炎之势，因此肝火上炎是肝郁化火的重度体现。肝火上炎症见头晕胀痛，耳鸣，目赤肿痛，急躁易怒，心烦不眠或多梦，口苦口干，便秘，尿短黄，或胁肋灼痛，衄血吐血，月经量多、超前，舌红苔黄，脉弦数等。肝经上至巅脑，肝火循经上至头部则头晕胀痛；胆经入耳，肝火循胆经窜入耳中则耳鸣；肝经开窍于目，肝火窜入眼睛则目赤肿痛；肝火过盛则急躁易怒；肝热入心则心烦，肝热入脑则失眠多梦；肝胆气滞则口苦，肝热入口则口干；肝经气滞引发胃经气滞，胃经气滞不降则便秘；肝热循经上传至肺、心，肺热心热则血热，血热汗出过多则尿液浓缩，尿液浓缩则小便短黄；肝经循行胁肋，肝火烧灼胁肋则胁肋灼痛；肝热入肺，肺开窍于鼻，肺热灼伤鼻络则衄血；肝经"挟胃"，肝热循经灼伤胃络则吐血；肝经"环阴器"，阴器受热则血流量增大，血流量增大则月经量大、超前；肝经络舌本，肝热入舌则舌红苔黄；弦为肝脉，数为脉热，肝热则脉弦数。

**3. 肝阴虚**　肝阴虚是指肝阴亏虚引起的肝失滋养和阴虚火旺的病证，也叫作肝阴不足。症见头目眩晕、目睛干涩、两胁隐痛、面部烘热、口燥咽干、五心烦热等。头目眩晕、目睛干涩、两胁隐痛均属肝经病症，面部烘热、口燥咽干、五心烦热属肾阴虚病症。本证阴虚范围不局限于肝经，但由于肝经的病症表现最为突出，是阴虚中的主要矛盾，故称作肝阴虚。

**4. 肝血虚**　肝血虚是指肝病导致血液出现亏虚，致使筋脉、头目、爪甲失去濡养的病证，又称肝血不足。症见眩晕耳鸣，爪甲不荣，失眠多梦，目干，肢体麻木，关节拘急，手足震颤，月经量少，甚则经闭，口唇、指甲、面色、舌质淡白，脉弦细。肝经"连目系"，目系为连接眼脑的经络，眼部气血不足则目眩，脑部气血不足则头晕；肝其华在爪，肝血不能濡养爪甲则爪甲不荣；血虚生热，热入脑则失眠多梦，热入眼则眼干；肝主筋，筋为骨骼肌，骨骼肌血液亏虚则肢体麻木、关节拘急、手足震颤；月经由血所化，血虚则月经减少，甚则经闭；血虚导致外周循环血量减少，外周血少则口唇、指甲、面色、舌质淡白；肝病则脉弦，血虚不能充脉则脉细。眩晕耳鸣，失眠多梦，爪甲不荣，目干、脉弦属肝经病症；肢体麻木，关节拘急，手足震颤，月经量少，甚则经闭，口唇、指甲、面色、舌质淡白属血虚病症；肝经是生血的经络，肝经发病可直接导致血液生成不足，因肝病导致血液出现亏虚就会形成肝血虚证。

**5. 肝阳上亢**　肝阳上亢又称肝阳上逆、肝阳偏旺，是肾虚引起的肝阳上升太过的病证。症见眩晕耳鸣，头目胀痛，面红目赤，急躁易怒，失眠多梦，腰膝酸软，口苦咽干，舌红，脉细数。肝经上入眼脑，肝热可引起眩晕和头目胀痛；胆经入耳，肝热循胆经入耳可引起耳鸣；肝热上传肺心，肺热心热则血热，血热则面红；肝经络舌本，肝热入舌则舌红；肝开窍于目，肝热则目赤；肝火过盛则急躁易怒，肝热入脑则失眠多梦；肾经（膀胱经）过腰膝，肾虚导致腰膝气血不足则腰膝酸软；胆滞则口苦，肝热则咽干；肝病不能生血养血，血虚则脉细，血虚生热则脉数。总结上述症状，肝阳上亢病在肝肾，肝阳偏盛则头热眼热心热，肾虚则腰膝酸软，因此肝阳上亢属肝实肾虚之证。

**6.肝风内动** 肝风内动是指临床出现肢体摇动、震颤、抽搐、眩晕等症状的病证。肢体的摇动、震颤、抽搐等运动类似于刮风时的树枝摇动，所以称为风动，风动多因肝病而起，此风又属于看不见的"内风"，因此把此类病证称作肝风内动。肝主筋，肝病则导致骨骼肌供能不足，出现不自主的肌肉收缩运动，目的是为了获得更多的气血供应，肌肉因收缩而产生了肢体摇动、震颤、抽搐等各种筋病症状；只要是肝病就有可能引起筋病，筋病就会产生风动症状，因此各种肝证都可以引起肝风内动，如肝阴虚、肝血虚、肝阳上亢、肝火上炎等证，故肝风内动有肝阳化风、热极生风、阴虚生风、血虚生风等多种证型。肝病引起筋动，筋动类似于风动，此风看不见，故称作内风，此即"肝风内动"。

### （五）肾的病证

**1.肾精亏虚** 肾精亏虚是指因肾精空虚导致出现发育迟缓、生殖功能减退、早衰等症的病证。肾精有先天之精和后天之精，先天之精禀受于父母，主生育繁殖，又称生殖之精；后天之精是水谷所化生，主生长发育，又称水谷之精。生殖之精即精子和卵子，后天之精与肾经激素的特征极其相符，一是二者皆来源于水谷（食物营养），二是二者都有主生长发育的功能，三是二者皆出自肾中，二者的来源、功能皆具有一致性，因此水谷之精应为肾精激素。肾精指的是激素和精卵，故肾精亏虚所表现的症状应为激素不足或精卵不足的症状。肾精亏虚常见的症状有儿童发育迟缓，囟门迟闭，身材矮小，智力低下，骨骼萎软，动作迟钝；男子精少不育，女子经少经闭，性功能减退；成人早衰，脱发齿松，耳鸣耳聋，腰膝酸软，神情呆钝，健忘，舌瘦，脉细无力。肾经激素不足可导致儿童发育不良，例如生长激素不足可导致儿童身材矮小，甲状腺激素不足可导致儿童智力低下；成人生殖激素不足可导致生殖能力下降，出现精液量少、精子数量不足、精子活力下降，不排卵、经少经闭等不育之症；成人合成激素不足可导致人体组织老化、衰弱、萎缩，出现早衰、脱发、舌瘦等症；肾精不足必有肾气不足（气能生精），肾气不足可导致腰膝酸软、耳鸣耳聋、脉细无力等症；肾主骨生髓，肾气不足可导致骨软髓空，骨软则齿松，髓空则呆钝、健忘。精卵由肾经激素促生，故生殖亦由肾经激素主导，因肾经激素缺乏导致的生长发育或生殖障碍、早衰等症就是肾精亏虚。

**2. 肾气虚**　肾中经气亏虚，致使肾经功能发生异常的病证就是肾气虚，也叫作肾气不足。症见面白神疲，听力减退，腰膝酸软，小便频数而清，或尿后余沥不尽，或遗尿，男子滑精早泄，女子带下清稀，或胎动不安，舌淡苔白，脉沉弱。肾是主导肺脾产气的经络，肾气虚致使肾经功能减弱，肾经功能减弱可导致肺脾产气不足形成全身气虚，全身气虚则面白神疲；肾开窍于耳，肾气虚则听力减退；经过腰膝的经络有肾和膀胱经，肾经气虚则所过之处气血皆不足，腰膝部位气血不足则酸软无力；肾和膀胱相表里，肾气虚则膀胱气虚，膀胱气虚导致尿后余沥不尽、尿频或遗尿；肾经经筋“循阴股，结于阴器”，肾气虚可导致阴器气虚，阴器包括阴囊和子宫，阴囊气虚则滑精早泄，子宫气虚则带下清稀或胎动不安；肾经“挟舌本”，其气上注于舌，气虚不能行血则舌淡，气虚无热则苔白；肾气虚则尺脉沉弱。肾经是主导产气的经络，肾气虚可导致脾肺产气不足，因此肾气虚不仅有本经气虚，亦有全身气虚。

**3. 肾阳虚**　肾经自身阳气亏虚导致出现的阳虚病证就是肾阳虚，也叫作肾阳不足。症见腰膝酸软，阳痿早泄，宫寒不孕，畏寒肢冷，肢体浮肿，面色苍白，头晕目眩，小便频数，舌淡胖苔白，脉沉弱而迟。肾经提供产热激素，肾经阳气不足则产热激素合成不足（阳能化阴），产热激素不足则身体产热不足，身体产热不足则畏寒肢冷；肾经循行腰膝，肾经阳气不足则腰膝酸软；肾经“结于阴器”，阴器阳气不足则阳痿早泄和宫寒不孕；身体产热不足则产气不足，气虚不能行水则肢体浮肿，气虚不能行血则面色苍白；肾经"上贯肝膈"，肾气不足可导致肝气疏泄不足，肝气疏泄不足则头晕目眩；肾经络膀胱，膀胱阳气不足则小便频数；肾气上注于舌，气虚不能行血则舌淡，气虚不能行水则舌胖，舌无热则苔白；肾气不足则尺脉沉弱，肾气注于心，心无热则脉迟。肾经是主导产热的经络，因此肾阳虚不仅有本经阳虚，亦有全身阳虚。

**4. 肾阴虚** 肾经阴液亏虚导致出现的阴虚病证就是肾阴虚，也叫作肾阴不足。症见腰膝酸软、眩晕耳鸣、盗汗遗精、骨蒸潮热、手足心热、舌红少苔、脉细弱。气能生阴，肾阴虚必伴有肾气不足，肾气不足可导致腰膝酸软、眩晕耳鸣；阴虚生内热，内热迫使人在睡中出汗就会形成盗汗；肾经"结于阴器"，虚热循肾经传至阴器，阴器受热迫使精液溢出就会形成遗精；潮热是指如潮汐一样有定时的发热，一般多在下午或者午后发生，骨蒸是指感觉潮热自骨内向外蒸腾散发，是对潮热的感受性描述。潮热说明体内有热，并且是定时生热，阳虚、阴盛是无热，阳盛是持续生热而不是定时生热，所以阳虚、阴盛、阳盛都不具备生成潮热的条件，因此潮热属于阴虚生热；肾经下接足心，上接心包经，心包经接手心，故肾经生热可导致手足心热；肾经至舌，肾热则舌红少苔；肾气不足则尺脉弱，肾气入心可助心行血，心血不能充脉则脉细。盗汗、潮热属全身阴虚病症，腰膝酸软、眩晕耳鸣、遗精、手足心热、舌红少苔、尺脉细弱属肾经病症。肾主全身真阴真阳，《景岳全书·命门余义》言："五脏之阴气，非此不能滋；五脏之阳气，非此不能发。"肾经是主阴的经络，通过释放合成激素主导全身的合成代谢，肾经激素不足可引起全身阴虚，包括五脏阴虚，因此肾是各类阴虚之源，凡阴虚者，无不关乎肾，心阴虚、肺阴虚、脾阴虚、肝阴虚中均伴有肾阴虚，就是此故。肾经主全身之阴，因此肾阴虚不仅有本经阴虚，亦有全身阴虚。

## 四、五脏与五行

五行就是木、火、土、金、水，代表五种属性，中医用五行来描述五脏系统（肝、心、脾、肺、肾）的功能和关系，用五行中的木、火、土、金、水来对应五脏中的肝、心、脾、肺、肾，木对应肝，火对应心，土对应脾，金对应肺，水对应肾，五脏冠以五行称作肝木、心火、脾土、肺金、肾水。

## （一）五行解析

**1. 木** 五行中的木对应五脏中的肝。中医认为肝有类似于木的属性，所以把肝也称作肝木。木和肝的属性有相似之处，木从土中收集营养，肝也从土中（脾胃）收集营养，木中营养能催发树木生长，肝中营养也能催发人体生长，木中的物质能生火取暖，肝中的营养也能提供能量。由于木和肝属性相似，取类比象，所以用五行中的木来对应五脏中的肝。

**2. 火** 五行中的火对应五脏中的心。中医认为心有火的属性，所以把心也称作心火。火即热也，心与火有关联是因为心有两个热量属性，一是载热散热的属性，二是制热的属性。心主血液运行，心血通过出汗散热保持体温，因此心血有载热散热的功能，一旦心血散热困难就会导致心血积热过多，心血热多就会形成心热，也叫作心火旺，中医临床所言的心火多指此火；心负责向全身输送血液，血液自身产热不多（血液不是产热的主要组织），但血液中载有大量的产热物质，产热物质能给身体制造热量，所以心有制热的属性。心既能制造热量，也能运载和散发热量，热量生成的前后都有心的身影，心是整个热量旅程的参与者，始终都在与热量打交道，因而具有明显的热量特征，所以心有温热的属性。火和心具有相似的温热属性，取类比象，所以用五行中的火来对应五脏中的心。

**3. 土** 五行中的土对应五脏中的脾。中医把脾也称为脾土。土和脾有着相似的属性，土为万物生长之源，能滋生万物；脾为营养生化之源，能滋生亿万个体细胞，二者皆具有滋养、化生的相似属性，取类比象，所以用五行中的土来对应五脏中的脾。

**4. 金** 五行中的金对应五脏中的肺。中医把肺也称为肺金。肺具有清肃、收敛的功能，肺气既可以吸收热量（气是能量载体），也可以散发热量（可借营气和皮肤散热），肺是主气的经络，肺的清肃、收敛功能无论是何种功能，最终都是要通过肺气的运行来实现，因此肺的清肃、收敛功能之中应包含有敛热和散热的功能。金指金属物质，金属是导热性能比较好的物体，具有较好的敛热和散热的特点，这一点与肺的功能很相似，因此中医所言的肺有金性，应该是指肺有金属敛热和散热的特性，否则二者之间很难找到共性的地方。肺有金性，取类比象，所以用五行中的金来对应五脏中的肺。

**5. 水** 五行中的水对应五脏中的肾，中医把肾也称为肾水。肾主水，负责水液代谢；水液的运行及排放需要气的推动，肺、脾、肾是产气系统，但产气的主导权在肾。《素问·逆调论》曰："肾者水脏，主津液。"肾有司水之能，所以被称为水脏，并用五行中的水来对应五脏中的肾。

### （二）五行（五脏）相生

五行相生是指木、火、土、金、水之间存在着相互资生、助长和促进的关系，五行相生的次序是：木生火、火生土、土生金、金生水、水生木。中医用五行相生说明五脏之间的资生关系。

**1. 木生火** 在五行相生的关系中，木能生火。古人通过钻木取火，观察到用木头可以生火，因此古人认为木头中含有生火的物质，所以木头能生出火来，基于这种认识就把二者之间的关系定义为木生火。中医运用取类比象的思维方式，认为肝有木的属性，心有火的属性，木生火就是肝木能资生心火。从现代生理学的角度分析，肝脏是产热物质的供应基地，肝脏不仅能提供肝糖原供身体利用，还能将乳酸、丙酮氨基酸和甘油等转化为葡萄糖供身体利用，因此肝是心血生热的能量来源。从中医的角度分析，肝有藏血的功能，肝血源源不断供心血，心因供血增加而产生活力（火），所以心火生成的源头在肝，因此二者存在相生关系。肝能促心火生成，故谓之木生火。

**2. 火生土** 火生土就是心火能资生脾土。在刀耕火种时代，古人通过观察发现，烧尽的草木可以化成灰土，并且灰土还可以滋养土壤，因此古人认为火既能生土也能养土，故谓之火生土。中医运用取类比象的思维方式，认为心有火的属性，脾有土的属性，火生土就是心火能滋生脾土，也就是说心能滋养和促生脾的功能。心的功能是主导供血，血液是体内所有组织器官都需要的，就供血而言，心不仅能生脾，亦能生肾、生肝、生肺，但为何只言心生脾呢？这就要分析脾和心血之间的关系。脾负责消化食物，消化过程需要保持适宜的温度，只有在适宜的温度消化酶才能发挥最大作用，温度过高会使消化酶丧失活性，所以发热的人没有食欲；温度过低，达不到酶发挥催化作用的最适宜温度，导致酶的作用还不能完全发挥，所以温度过高或过低都会降低消化酶的作用，导致脾的消化功能下降。血脉具有自动调节体温的功能，体温高则出汗散热降温，体温低则止汗聚热保温，除了高烧和运动之外，血温和体温基本都保持在一个正常的范围内，这个正常的温度对于脾的消化非常重要，只有在这个温度，脾的消化功能才能正常发挥。要想脾的功能正常发挥，就必须控制体温。在五脏中具有控温能力的只有心，心主血脉，心血有热就出汗降温，心血无热就止汗保温，所以心能控制血温和体温的恒定。心火能满足脾对消化的控温要求，因而对脾的消化功能有助长和促进作用，二者之间存在相生关系，故谓之火生土。

**3. 土生金**　土生金就是脾土能资生肺金。古人发现从土里能出产金、银、铜、铁、锡等金属物质，故谓之土生金。中医运用取类比像的思维方法，认为脾有土的属性，肺有金的属性，土生金就是脾土能资生肺金。脾、肺经都是产气的经络，脾负责食物产气（脾气），肺负责摄入氧气（肺气）。脾功能旺盛能增加食物产气，食物分解产气需要消耗氧气，脾气生成增加可以促使肺呼吸功能增强，肺呼吸功能增强则补益肺气，因此健脾可以益肺。脾对肺的纳气功能有促进作用，二者之间存在相生关系，故谓之土生金。

**4. 金生水**　金生水就是肺金能滋生肾水。古人将金属加热，主要是熔点比较低的金属，发现坚硬的金属可以融化成液体，液体在五行中属水，故谓之金生水。肺为金，肾为水，中医运用取类比像的思维方法，认为肺金能生肾水，也就是肺能促进和增强肾的功能。肺的功能是提供肺气，肺气主要是氧气，肺功能增强可以加大氧气的摄入。人体含氧量适当增加可以加强有氧氧化反应，提高人体代谢水平，临床上已经证实，使用氧疗可以提高基础代谢水平；经常做深呼吸（吸氧增加）可以强身健体，强身健体会使新陈代谢增强。古代道家养生讲究吐纳，吐纳就是一种深呼吸，现代风靡全球的瑜伽健身，也非常强调深呼吸的健身方式；有长期吸烟史的人在戒烟后，往往都有食欲、精力增加的感觉，这是因为戒烟后肺的呼吸功能得到增强，导致吸氧增多和代谢水平提高。体内氧气增加可以提高代谢水平，代谢水平提高可以刺激和推动体内激素水平相应提高，肾经主管着一个大的激素系统，激素水平提高意味着肾经整体功能的提高。肺气增加可以提高体内的代谢水平和激素水平，因此肺气增加可以增强肾经的功能，或者说益肺可以强肾。肺气增加可以促进和增强肾的功能，二者之间存在相生关系，故谓之金生水。

**5. 水生木**　水生木就是肾水能资生肝木。古人通过观察自然现象，发现有水灌溉的花草树木会生长的枝繁叶茂，没有水的灌溉，花草树木会枯萎死亡，水能促使花草树木的生长，故谓之水生木。在中医的五行中，肾为水，肝为木，水生木就是肾能促进和加强肝的功能。从中医经络角度分析，肾经"上贯肝膈"，肾气直接注入肝脏和肝经，故肾经可以直接调控肝脏和肝经的功能；从现代生理学角度分析，肝脏是大部分内分泌激素的代谢器官，肝脏功能受大部分内分泌激素的调控。肾经掌管着一个大的内分泌激素系统，可通过释放激素促进和加强肝脏的代谢功能，所以中医常常用滋养肾阴的方法治疗肝病，并把此法称为滋水涵木法。肾（经）能促进和加强肝（经）的功能，二者之间存在相生关系，故谓之水生木。

**（三）五行（五脏）相克**

五行相克是指木、火、土、金、水之间存在相互克制、制约的关系，五行相克的次序是：木克土、土克水、水克火、火克金、金克木。中医用五行相克说明五脏之间的制约关系，一脏功能对另一脏功能有抑制作用，防止另一脏功能过于亢奋而保持平衡状态。简而言之，相生是助长有益的功能，相克是制约有害的作用，相生是使之变得更好，相克是制止坏事发生，二者都属于正常的生理作用，二者的作用都是使五脏保持和谐平衡的状态。

**1. 木克土**　古人观察到繁茂的树木可以防止水土流失，认为树木有克制土壤变坏的作用，然后总结为木能克土。在中医五行中，肝为木，脾为土，木克土是指肝气疏泄得当可防止脾气发生壅滞，脾气壅滞的症状是腹部胀满、嗳气呃逆、恶心呕吐、食少等。从现代生理学的角度分析，肝脏是食物营养的加工和输散基地，脾消化的食物营养经肠道进入肝脏，营养经肠道入肝的速度一旦超过了肝脏的加工处理速度，就会被迫滞留在肠道内，滞留在肠道内就会产生脾气壅滞的症状，因此肝脏的加工处理能力决定着脾气壅滞的现象能否发生。肝气旺盛之人，肝脏具备较强的加工处理能力，脾气壅滞的现象就很少发生，暴饮暴食后，有的人食积腹胀，有的人却无大碍，这不仅与脾的功能强弱有关，与肝的功能强弱也有很大关系。总之，肝气旺盛可以制止脾气壅滞的发生，肝对脾的这种制约作用，就是肝木能克制脾土，谓之木克土。

**2. 土克水** 古人发现可以利用土壤来修筑水坝，以防止水灾泛滥，古代传说中大禹用息壤治水，息壤是传说中可以自动生长的土，土能拦水截水，所以古人认为土能制水，谓之土克水。在中医五行中，脾为土，肾为水，土克水的意思就是脾气健旺可防止肾水泛滥。肾水泛滥也叫肾虚水泛，就是肾阳虚衰引起的全身浮肿，浮肿以下身为甚，伴有畏寒肢冷。脾负责体内的营养供应，脾功能下降可导致营养不良的状况发生，长期营养不良会引起内脏萎缩和功能低下，垂体、甲状腺、性腺等内分泌器官也会出现萎缩和功能低下，肾经串连着垂体、甲状腺、性腺、肾上腺等内分泌器官，内分泌器官萎缩和功能低下会导致肾经系统分泌的激素出现严重不足。激素是调节生理代谢极为重要的物质，激素缺乏易率先引起病变并产生病证，即率先产生肾经虚衰的病证，肾虚不能行水就会引起水肿，所以营养不良可引起全身浮肿，例如大饥荒年代在饥饿人群中所发生的大面积水肿，主要就是营养不良引起的肾虚水肿。脾气虚衰会引起肾虚水泛，脾气虚衰是起因，肾虚水泛是后果，如果没有脾气虚衰这个起因，肾虚水泛这个后果就不会产生。脾气虚衰的对立面是脾气健旺，脾气健旺意味着没有了脾气虚衰这个起因，没有起因就不会有肾虚水泛这个后果，因此脾气健旺可以防止肾虚水泛的发生。脾具有防止肾水泛滥的作用，所以中医认为脾土能克制肾水，谓之土克水。

**3. 水克火** 火遇水便熄灭，水能灭火，古人便认为水能克火。在中医五行中，肾为水，心为火，水克火就是肾水能防止心火生成太过。肾主水液代谢，负责水液的摄入、输布和排泄，输布就是推动水液进入组织内形成阴液的过程，故肾能主阴液生成。心火无论是实火还是虚火都会伴发心液亏虚，实火则蒸发心液，虚火则因液亏而生，故心液充盈意味着心火不生，肾主阴液生成，阴液包含心液，故肾能制止心火的形成，此即肾水能制心火。正因为肾具有制约心火太过的作用，所以中医认为肾水能克制心火，谓之水克火。

**4. 火克金** 古人发现烈火能融化金属，所以认为火能克金。在中医五行中，心为火，肺为金，火克金就是心火能制约肺金。肺气入血，心血是肺气的运行载体，心有热则血液循环加速，血液循环加速会带动肺部气体交换加速，使得肺部的气体运行更加顺畅，避免肺气壅塞形成气胀；肺热随气体交换入血，可借心血散热途径将肺热散发出去，避免肺热在肺部蓄积形成热胀。心火既能制止肺部气胀也能制止肺部热胀，所以心火能制止肺气盛的形成，肺气盛就是肺气太过。心火有抑制肺气太过之能，故中医认为心火能克制肺金，谓之火克金。

**5. 金克木** 金属制成的刀斧能砍毁林木，古人根据这种现象认为金具有克制木的属性，谓之金克木。在中医五行中，肺为金，肝为木，金克木的意思就是肺的宣降能抑制肝阳的上亢。肝气上升，肺气下降，肝经借肾经入肺（上贯肝膈，入肺中），故肝气可上行注入肺中，肝火（阳）上升至肺，小火为上炎，大火为上亢，只要肺气宣降通达顺畅，就可在宣降的过程中将肝火带走并徐徐散发掉，使上亢变上炎，上炎变小火，不至酿成大碍。肺能通过宣降克制肝阳的上亢，就是肺金克制肝木，谓之金克木。

### （四）五行相乘、相侮

五行相乘是指五行之间过度相克，超过了正常的制约力量，从而使五行的结构关系失去了正常的协调，发展成了一种病理现象，又称"倍克"，乘是乘势的意思。五行相乘的次序与五行相克的次序相同，即木乘土、土乘水、水乘火、火乘金、金乘木。五行相克与五行相乘虽然次序相同，但二者作用机理却完全不同，如木克土是利用肝的正常功能去制约脾产生有害的影响，是正常的生理现象；而木乘土却是利用肝的病态作用去克制或削弱脾的正常功能，是反常的病理现象，二者不应混同。

五行相侮是指五行克制双方互相换位，形成了反向克制，即被克方强于克方，而反过来对克方产生克制，又称"反克""反侮"，"侮"是恃强凌弱的意思。五行相侮的次序是：木侮金、金侮火、火侮水、水侮土、土侮木。与五行相乘一样，五行相侮反映的也是病理现象。

五行相乘和相侮在临床上应用例证较少，故不作详解，只对临床常用的情况进行举例说明。

**1. 木乘土**　因肝太过强势或脾太过弱势，导致肝过度克制脾的功能，就是木乘土。强势是一种病态强势，强势一方是疾病的首要方。木乘土有"木旺乘土"和"土虚木乘"两种情况。由于肝气郁结或肝气上逆，影响脾胃的运化功能而出现胸胁苦满、脘腹胀痛、泛酸、泄泻等症，称为"木旺乘土"。反之，先有脾胃虚弱，不能耐受肝气的克伐，出现了头晕乏力、纳呆嗳气、胸胁胀满、腹痛泄泻等症时，称为"土虚木乘"。

2. **木侮金**　即金克木的反向克制，原本是金克木，现在是木反过来克制金，形成了木侮金。木侮金就是肝旺反而克制或制约肺的功能。肝经上行交接肺经，正常时肝火可沿经络上行传导至肺，肺通过宣降肺气的方式清肃肝火，肝火可随宣降的肺气徐徐散发；如果肝火生成太多，超过肺的清肃能力，多余的肝火就会烧灼损害肺脏，中医称作"肝火犯肺"或"木火刑金"。

# 第四部分
## 辨证方法

# 一、关于辨证的思考

中医的辨证过程就是对疾病的诊断过程，疾病诊断是中医最难学习和掌握的，只要诊断准确，治疗就相对简单了。很多人不能成为好的中医，就是因为背了很多年中医书，但一遇到病人就发现这个症状似乎哪本书都没有提到过，无论如何都对不上号，这是因为没有掌握认识疾病的普遍性原理，不能融会贯通，做不到以不变应万变。

如果按照中医的辨证原则，用八纲辨证、经络辨证、脏腑辨证、三焦辨证、营卫气血辨证方法来诊断疾病，繁杂无比。比如一个肝病，就有肝气虚、肝阳虚、肝阴虚、肝血虚、肝阳上亢、肝风内动、肝郁气滞、肝经湿热、肝火上炎等诸多分型，一是不容易记忆，再者实际诊断过程中典型的症状并不多见，大都有所变化。这一变化就跟书上所说的典型症状对不上号了，使大家对病症无从判断，心中无底，所以说中医很难学就在这里。能否找到一种无须死记硬背也能轻松学会的辨证方法呢？这就需要我们对疾病和辨证的关系加以分析。

辨证的目的就是对生命状态进行准确评价，生命状态包含健康和疾病两种状态。气是生命状态的体现，气和，生命状态体现的就是健康状态，气病，生命状态体现的就是疾病状态。因此任何疾病都可以归结于气病。《素问·举痛论》谓："百病生于气也。"张介宾注："气之在人，和则为正气，不和则为邪气。凡表里虚实，逆顺缓急，无不因气而致，故百病皆生于气。"

气的状态产生了异常变化就是气病，气在体内不管如何变化，其异常变化只有三种，一是气过多（气盛），二是气不足（气虚），三是气受阻（气滞）。有的气病听着挺复杂，其实还是这三种形式的体现。比如气逆证，是气滞引起的上实下虚，气盛在上，气虚在下，形成了气滞、气盛和气虚共存的局面。百病生于气，对疾病的诊断过程其实就是对气的诊断过程，因此辨证的实质就是辨气。

气在体内的运行通道是经络和血管，经络中的气就是经气，也叫作卫气；血管中的气叫作血气，也叫作营气。人体内90%以上的组织都属于经络组织，因此人体内绝大多数的气都在经络中运行，经络畅通不仅能保证经气的运行，也能促进血气的运行，血气即使偶有受阻，也可以就近利用经络绕行。所以只要保持经络畅通就基本不会发生气的运行障碍，故中医认为"经络通则百病不生"。

气在经络中运行，气的变化代表着经络的变化，气的状态代表着经络的状态。百病生于气，气病则有经络病，因此对气的辨证就是对经络的辨证，辨气就是辨经络。

任何疾病都有与其对应的发病经络，只要找出这些经络就可以对疾病做出进一步诊断。要想找出发病的经络，首先要圈定经络的发病范围，其次是结合病症缩小范围，最后确定发病经络。例如对足大趾疼痛进行诊断，首先要确定有哪些经络经过足大趾：肝经"起于大趾丛毛之际"，脾经"起于大趾之端，循趾内侧白肉际"，胃经"入大趾间，出其端"，胆经"循大趾歧骨内，出其端，还贯爪甲，出三毛"。肝、脾、胃、胆经都串连足大趾，因此可以将发病经络圈定在这四经范围内。其次是结合病症缩小发病经络范围，没有消化不良的脾经病症，可排除脾经；没有口臭、牙疼、腹胀等胃经病症，可排除胃经；没有胁肋胀痛、急躁易怒等肝经病症，可排除肝经；没有口苦、寒热往来、喜呕等胆经病症，可排除胆经。最后是根据实际病症确定发病经络，假如实际病症为胁肋胀痛、急躁易怒等症，可确定肝经发病。

有些病证涉及多经发病，例如气虚证，气虚涉及肺、脾、肾三经，肺、脾是产气工厂，肾是主导者，决定肺、脾的产气水平；有咳喘等呼吸症状的可确定肺经发病，有食少、便溏等消化症状的可确定脾经发病，有腰膝酸软、夜尿频多等症的可确定肾经发病。

找到发病经络后，根据经络状态可以确定病因。产热过多就是阳盛，产热不足就是阳虚，虚热内生就是阴虚，虚弱无力就是气虚，憋闷疼痛就是气滞等。中医的病因不一定都是真正的致病因素，有时会把当前的疾病形态作为病因，疾病形态就是中医的病证，例如在寒邪束肺证中，寒邪是病因；而在肺阴虚证中，阴虚是病证，至于造成阴虚的病因可能并不清楚，但这没有关系，因为中医针对这种病证已经有了成熟的临床解决方案，只要能够将病证分辨清楚，同样可以达到诊断和治疗的目的。病证不一定是真正的病因，因此中医的诊断不叫辨病而叫辨证。

对辨证的原理及方法进行总结如下：

**任何疾病都属于气病，辨证就是辨气。**

**对气的辨证就是对经络的辨证，辨气就是辨经络。**

**任何疾病都有与其对应的发病经络。**

**找出发病经络。**

**确定经络病因。**

**得出辨证结论。**

以经络为辨证主线，根据经络的分布及发病特点，利用逻辑推理的方式对发病经络进行推断和定位，这样的辨证方式可称为经络定位辨证。经络定位辨证具有一定的逻辑性，也具备一定的程序化，而逻辑性和程序化恰恰是西医学的特点，所以大家都感觉学习西医比学习中医容易。经络定位辨证更符合现代人的思维习惯，因此易于学习和掌握。

经络定位辨证仍然属于经络辨证，只是在经络辨证基础上更加细化。

## 二、各种中医辨证方法与经络辨证的关系

**1. 脏腑辨证**　十二脏腑其实是代指十二经络，不是指单一的脏腑器官，因此脏腑辨证的实质是经络辨证。

**2. 六经辨证**　将十二经合并成六经进行辨证，其实质还是经络辨证。

**3. 八纲辨证**　八纲的内容是表里、寒热、阴阳、虚实。表里是指体表或内里，代表发病部位。全身内外密布经络，任何发病部位都有经络通过，因此表里代表的发病部位与部位所属的经络有关；寒热是致病因素，可以影响经络的运行状态，因此寒热与经络状态有关；阴阳的本质是人体代谢，经络是代谢物质的运输通道，维持经络畅通是确保代谢正常进行的必要条件，因此阴阳也与经络运行状态有关。虚实就是气在经络中的充实状态，气的虚实就是经络的虚实，因此虚实也与经络有关。表里、寒热、阴阳、虚实都与经络密切相关，因此八纲辨证贯穿着经络辨证。

**4. 三焦辨证**　三焦是经络之一，因此三焦辨证可归属经络辨证。

**5. 卫气营血辨证**　营气、卫气涉及肺、脾经，营血涉及肾、脾、心、肝经，肝、肾主导造血，脾提供造血原料，心负责行血。卫气营血辨证同样贯穿着经络辨证。

**总结**：经络辨证、脏腑辨证、六经辨证、八纲辨证、三焦辨证、卫气营血辨证都贯穿着经络辨证，经络定位辨证是更加细化的经络辨证，仍属于传统经络辨证的范畴，因此用经络定位辨证作为辨证手段并无不妥，其与传统辨证方法并不矛盾。

## 三、经络定位辨证程序设定

疾病的诊断就像案情侦破一样，要收集各种案发证据，分析证据背后的原因，再逐步缩小侦查范围，最后确定犯罪事实。

经络定位辨证的程序就是先确定经络发病范围，然后再逐步缩小范围，直至锁定发病经络，最后再根据经络的运行状态确定病因。

### （一）确定发病经络范围

根据发病部位及病症特点列出可能涉及的全部经络，先将这些经络都列为可疑经络，可疑经络的范围就是发病经络的范围。

局部病症容易确定涉病经络，因为发病部位或症状通常具有经络专属性，例如有呼吸困难、咳嗽痰喘等症，发病部位在肺，症状是肺经专属病症，故定位病在肺经；有心悸、心慌、心痛等症，发病部位在心，症状又是心经专属病症，故定位病在心经；有食少、便溏、腹泻等症，发病部位在胃肠，但症状是脾经专属病症，故定位病在脾经；有急躁易怒、两胁胀痛、眼睛干燥、失眠多梦等症，发病的胁肋、眼、脑等部位均在肝经线路上，急躁易怒又是肝经专属病症，故定位病在肝经。

全身病症比较复杂，往往兼有局部病症。全身病症有全身发热、全身水肿、全身出汗等，可涉及多条经络，例如全身发热涉及胃经、膀胱经和肾经，胃经和膀胱经覆盖身前、身后肌肉群，而肌肉组织是产热的主体组织，因此胃和膀胱经是产热最多的两条经络。肾经是分解产热的激发者，通过释放激素参与产热并决定产热水平。膀胱经在背部体表，不直接作用于脏腑，因此症状不显，其与胃经连通，其热灌注胃经使胃热更盛，故发热多表现为阳明热盛；发热过程中，肾经消耗大量的分解激素（肾阴），发热时肾阴虚症状可能不显，但治疗时需考虑滋补肾阴，故白虎汤中要加知母，因为知母能滋肾阴。

全身水肿属于重度气虚，气虚不能向外排水，水液蓄积在体内就会形成水肿。水肿是气虚所致，全身乏力也是气虚所致，但水肿气虚远比乏力气虚严重，因为水肿的危害高于乏力。气虚涉及肺、脾、肾三经，肺、脾是产气主体，肾经是产气主导，气虚可由其中任一经发病引起，故水肿亦可由其中任一经发病引起。

全身出汗涉及营卫，营强卫弱则出汗，营弱卫强则无汗。营卫之气来自肺脾，肺气优先入血充实营气，故营气以肺气为先；营养在组织细胞中产气优先充实组织中的卫气，故卫气以脾气为先。

将全身及局部病症所涉及的经络都划入可疑经络范围内，这个范围就是发病经络的范围。例如气虚乏力兼有心慌症，气虚乏力属气虚，病在肺、脾、肾三经，心慌为心经专属症状，病在心经，本证共涉及肺、脾、肾、心四条经络，因此将发病范围确定在肺、脾、肾、心四经范围内。

### （二）确定发病经络

将发病范围内的经络逐个排除，直至锁定发病经络。例如舌根僵硬、水肿、腹泻的病症，经过舌部的经络有很多，手少阴之别系舌本，足少阴之脉挟舌本，足太阴之脉连舌本，足厥阴之脉络舌本，足太阳之筋结于舌本，手少阳之筋入系舌本，足少阳之筋入系舌本。因此可导致舌根僵硬的经络有心、肾、脾、肝、膀胱、三焦和胆经。能引起水肿的经络有肺、脾、肾经，同时符合舌根僵硬和水肿条件的只有脾、肾经。能引起腹泻的有脾经（溏瘕泄）、肾经（肠澼）和肝经（飧泄），同时符合舌根僵硬、水肿和腹泻三个条件的只有脾、肾经，因此将发病经络范围缩小至脾、肾二经，再结合脉诊，确定到底是脾经还是肾经发病。

### （三）确定病因

病因包含致病因素和病证两个方面。

首先，确定经络致病因素，如寒热、痰、血瘀、食积等。

其次，确定经络病证，如阴虚、阳虚、阳盛、气盛、气虚、气滞等。

### （四）得出辨证结论

判断是某病因或某病证引起的某种后果，例如寒邪引起的感冒，或胃经气滞引起的胃脘疼痛。

## 四、经络定位辨证应用举例

为了让大家详细了解经络定位辨证的方式方法，下面就举一些应用的例证进行辨证分析。因为是例证分析，所以分析过程按照辨证设定的程序一步步进行，目的是为了让大家尽可能地领会这种方式方法，更详细地了解辨证的思维过程，故略显机械和繁琐，实际应用中可灵活掌握，不必生搬硬套。

【例1】症状：**面色淡白，语音低微，气短乏力，食少便溏，舌淡苔白，脉虚弱。**

**1. 症状分析**

（1）面色淡白：血色为红，血多则面红，血少则面白。血液的多寡取决于血流量，血液靠能量推动，能量足则血液流速加快，单位时间内流经面部的血流量增加，面色表现红润，反之则面色淡白。阳虚和气虚都属能量不足，都可导致血流量不足。本病无畏寒症状，故排除阳虚可能，确定为气虚。

**分析：气虚。**

（2）语音低微：声音大费气，声音小省气，气少不够用时，人会选择省气的方式说话，故语音低微。

**分析：气虚。**

（3）气短乏力：气短就是气不够用，动一动就喘，气不够用属气虚。没有能量支持则疲倦乏力，能量随气而至，无气则无力，故乏力亦属气虚。

**分析：气虚。**

（4）食少便溏：食少就是吃得少。吃的问题归属于消化系统，消化能力不足，身体给出的信号就是少进食，因为吃多了身体无法处理。食少是消化能力减弱的表现，消化能力减弱属于脾虚病症。脾虚还会导致食物消化不彻底，未吸收的食物增加了肠道内渗透压，致使肠道内保水量增加，轻者引起便溏，重者引起泄泻，故便溏亦属脾虚病症。食少便溏都属于脾经病症，故病在脾经。

**分析：病在脾经。**

（5）舌淡苔白：舌色即血色，舌色淡即血色变淡，是血流量减少的缘故，同面白原理一致，也是气虚所致；苔白说明体内无热，是正常苔色。

**分析：气虚。**

（6）脉虚弱：按之空空则脉虚，脉动无力则脉弱。营气虚则血管不充，按之空空，故脉虚；卫气虚则脉动无力，故脉弱。营卫合为体内之气，营卫俱虚属体内气虚。

**分析：气虚。**

**2. 辨证**

（1）确定发病经络范围：面色淡白、语音低微、气短乏力、舌淡苔白、脉虚弱均为气虚症状，气虚涉及肺、脾、肾经；食少便溏属脾经病症，病在脾经。发病经络涉及肺、脾、肾三经，故将发病经络范围确定在肺、脾、肾三经。

（2）确定发病经络：本证没有咳、喘等肺经病症，故排除肺经；也没有腰膝酸软、夜尿频多等肾经病症，故排除肾经；食少便溏为脾经专属病症，故确定脾经发病。

（3）确定病因：本证气虚症状明显，发病经络是脾经，故气虚是脾经产气不足所致。脾经气虚、阳虚、阴虚都可导致脾经产气不足（虚证只有阴虚、阳虚、气虚、血虚四证，经络行气不行血，故无血虚证），阳虚则不敢食冷，阴虚则有内热，本证无此二症，故排除脾经阳虚、阴虚，确定病因为脾经气虚。脾经气虚可导致产气不足形成脾气不足，脾气不足又称脾气虚，脾气虚是先有本经气虚，后有产气不足，因此中医所言的脾气虚既指脾经气虚，又指脾经产气不足引起的气虚。

（4）辨证结论：脾经气虚则消化功能减弱，引起食少便溏；脾经产气不足则引起体内气虚，气虚不能行血则面色淡白、舌淡苔白，气虚不敷使用则语音低微、气短，气虚能量不足则乏力，气虚不能充实营卫则脉虚弱。

**3. 治疗方案**

（1）治法：健脾益气。

（2）方剂：四君子汤。

（3）方药：人参、白术、茯苓、甘草。

（4）方解：人参补脾肺益气，改善体内气虚；白术、茯苓、甘草健脾益气，改善脾经气虚。

【例2】**症状：面色淡白，语音低微，气短咳嗽，肢倦乏力，食少溏泄，舌淡苔白，脉虚弱。**

**1. 症状分析**

（1）面色淡白：能量推动不足，单位时间内流经面部的血流量减少，面色就会呈现淡白。能量不足属阳虚或气虚，本病无阳虚症状，故面色淡白是气虚所致。

**分析：气虚。**

（2）语音低微：体内气少不够用时，人会主动选择省气的方式说话，故语音低微。

**分析：气虚。**

（3）气短咳嗽：气短指呼吸短促，感觉吸气不够用，呼吸比较费劲，是肺功能下降的表现；咳嗽是气道异物诱发的迅猛呼气，目的是清除气道内的异物。肺经气虚导致肺组织卫气不固，分泌物大量流入气道内，在分泌物刺激下爆发咳嗽。气短咳嗽均属肺症，故病在肺经。

**分析：病在肺经。**

（4）肢倦乏力：能量随气而至，无气则无力，故肢倦乏力属气虚症状。

**分析：气虚。**

（5）食少溏泄：食少溏泄属脾虚病症，病在脾经。

**分析：病在脾经。**

（6）舌淡苔白：舌淡同面色淡白机理一致，也是气虚的缘故；白苔属正常苔色，说明体内无热。

**分析：气虚。**

（7）脉虚弱：按之空虚则脉虚，属营气不足；脉动无力则脉弱，属卫气不足；营卫俱虚属气虚。

**分析：气虚。**

**2. 辨证**

（1）确定发病经络范围：面色淡白、语音低微、气短、肢倦乏力、舌淡苔白、脉虚弱均为气虚病症，气虚病在肺、脾、肾经；咳嗽病在肺经，食少溏泄病在脾经。发病经络总计涉及肺、脾、肾三经，故将发病经络范围确定在肺、脾、肾三经。

（2）确定发病经络：本病有咳嗽的肺经病症，也有食少溏泄的脾经病症，故确定肺、脾二经发病。

（3）确定病因：本证气虚症状明显，发病经络为肺脾二经，故气虚是肺脾产气不足所致。肺脾经气虚、阳虚、阴虚均可导致产气不足，本证没有阳虚的畏寒症状，也没有阴虚的内热症状，故确定病因为肺脾经气虚。

（4）辨证结论：肺脾经气虚引起体内气虚，气虚不能行血则面色淡白、舌淡苔白，气虚乏力则语音低微，气虚能量不足则肢倦乏力，气虚不能充实营卫则脉虚弱；肺经气虚则气短咳嗽，脾经气虚则食少溏泄。

**3. 治疗方案**

（1）治法：健脾益肺、宣肺止咳、祛湿止泻。

（2）方剂：参苓白术散。

（3）方药：白扁豆、白术、茯苓、甘草、桔梗、莲子、人参、砂仁、山药、薏苡仁。

（4）方解：人参、茯苓、白术、甘草、山药健脾益肺，桔梗宣肺止咳，白扁豆、砂仁、薏苡仁健脾祛湿，莲子止泻。

【例3】症状：饮食减少，体倦乏力，少气懒言，面色萎黄，大便溏泄，舌淡，脉虚弱；以及伴有脱肛、子宫脱垂、久泻久痢、崩漏等。

**1. 症状分析**

（1）饮食减少：人体如同一部精密计算机，如果感觉脾的运化能力不足，就会自动设定较低的进食量，故饮食减少是脾经虚弱的表现，病在脾经。

**分析：病在脾经。**

（2）体倦乏力：身体没有能量支持则体倦乏力，能量随气而至，无气则无力。

**分析：气虚。**

（3）少气懒言：说话耗气，懒言说明体内气虚。

**分析：气虚。**

（4）面色萎黄：面色即血色，血液中黄色物质增多，面部就会呈现黄色。血液中的黄色物质主要是胆红素，胆红素是红细胞破裂死亡的产物。气虚不能生新血，导致红细胞老化死亡的数量增多，大量胆红素释放入血就会引起面色发黄，因此面色萎黄者多有气虚病史。红细胞生成不足会导致红细胞总数减少，红细胞总数减少就是血虚，故面色萎黄是气虚引起的血虚证。

**分析：气虚、血虚。**

（5）大便溏泄：大便溏泄属脾虚病症，病在脾经。

**分析：病在脾经。**

（6）舌淡、脉虚弱：本病无阳虚症状，故舌淡是气虚所致；营气不足则脉虚，卫气不足则脉弱。

**分析：气虚。**

（7）脱肛、子宫脱垂：肛门和阴道是对外的两个通道，直肠从肛门向外脱出就是肛脱，子宫从阴道向外脱出就是子宫脱垂。气虚则无力固定直肠和子宫，直肠和子宫固定不住就容易形成脱肛和子宫脱垂，因此气虚可导致脱肛和子宫脱垂。气随脱泄，久脱会加重气虚。

**分析：气虚。**

（8）久泻久痢：脾虚则泄泻，气随泻散，久泻亦会加重气虚。

**分析：脾虚、气虚。**

（9）崩漏：气虚不能摄血，经血外流不止则成崩漏。崩则气泄，久崩亦会加重气虚。

**分析：气虚。**

**2. 辨证**

（1）确定发病经络范围：体倦乏力、少气懒言、舌淡、脉虚弱均为气虚病症；脱肛、子宫脱垂、崩漏均为气虚引发的病症，中医叫作"气虚不固"；面色萎黄是气虚引发的血虚病症；食少便溏、久泻久痢属脾虚病症；气虚涉及肺、脾、肾三经，血虚涉及肝、肾、心、脾经（《伤寒论纲目》言："肝藏血，肾生血，心主血，脾统血。"）气虚、血虚加脾虚总计涉及心、肝、脾、肺、肾五经，故将发病经络范围圈定在五经之内。

（2）确定发病经络：只有食少、便溏、泄泻的脾经症状，无心、肝、肺、肾经病症，因此确定发病经络为脾经。

（3）确定病因：本证以气虚和气虚不固为主要表现，发病经络是脾经。脾经气虚引起体内气虚，气虚不能固摄就会形成中气下陷，因此确定病因为脾经气虚引起的中气下陷，中医称之为脾虚气陷证。

（4）辨证结论：脾经气虚则食少便溏、久泻久痢；脾经产气不足引起体内气虚，气虚则体倦乏力、少气懒言、舌淡、脉虚；气虚不能生血则面色萎黄，气虚不能固摄则脱垂和崩漏。

**3. 治疗方案**

（1）治法：补中益气，健脾益气，升提举陷，生血补血。（内气亏虚，故需补中益气；脾经气虚，故需健脾益气；中气下陷，故需升提举陷；气虚引起血虚，故需生血补血）

（2）方剂：补中益气丸（汤）。

（3）方药：黄芪、党参、甘草、白术、当归、升麻、柴胡、陈皮、生姜、大枣。

（4）方解：黄芪入脾、肺经，补中益气；党参、白术、甘草、生姜、大枣健脾益气；升麻疏通肺胃经，柴胡疏通肝经，陈皮疏通脾经，肝脾之气上行，肺胃之气下行，上下畅行带动全身经气流转，经气所过之处见虚补虚，见滞除滞，虚滞除则经气运行各归本位，经气归位则中气自升、下陷自停；黄芪、当归生血补血。


**【例4】症状：发热，恶风，无汗，或喘，项背僵直，或下痢，苔薄白、脉浮紧。**

**1. 症状分析**

（1）无汗：风寒伤营导致卫强营弱，卫强营弱则皮肤汗孔关闭，致使水液不能外流，所以无汗。

**分析：卫强营弱。**

（2）发热：产热大于散热导致体温升高就会形成发热。散热涉及营卫，卫强营弱则皮肤汗孔关闭，热量无法通过汗液散发，滞留在体内积聚升温，温度超过正常值就会形成发热。本证有卫强营弱的无汗症，故发热主要是卫强营弱所致。

**分析：卫强营弱。**

（3）恶风：恶风就是遇到气流感觉不舒服。卫强营弱时皮肤处于关闭状态，气流无法经皮肤进入体内，不能对身体直接造成伤害，但气体流动会带走热量，当皮肤热量不足时，最怕的就是热量散失，自然不喜气流带走热量，所以恶风。造成皮肤热量不足的原因是皮下水液瘀堵，水液瘀堵可以阻止体内热量向皮肤传导，这与水暖导热原理一致，水液畅通暖气片就热，水液不通暖气片就不热。皮下瘀堵阻止了体内向体表散热，形成了内有高热但体表无热的局面，这个局面是卫强营弱造成的，故恶风的病因是卫强营弱。

**分析：卫强营弱。**

（4）喘：肺呼吸加快表现为喘，喘说明肺呼吸功能下降，要靠加快呼吸频率才能尽量满足身体需要。寒气经肺入营，先伤肺后伤营，肺伤则呼吸功能下降，导致呼吸加快。喘为肺症，病在肺经。

**分析：病在肺经。**

（5）项背僵直：项就是颈后，背就是背部，项背属于膀胱经。如果肌肉组织内的气不足，肌肉就会通过主动收缩来升高气的密度和压力，目的是确保组织内经气的正常运行。气不足就是气虚，气虚引起肌肉主动收缩，致使肌肉体积缩小，密度增大，体积缩小则肌肉紧张，密度增大则肌肉僵硬，肌肉紧张僵硬就是僵直，故项背僵直是气虚所致。风寒可以损伤项背阳气并导致项背僵直，项背属于膀胱经，故项背僵直病在膀胱经。

**分析：病在膀胱经。**

（6）下痢：风寒经口进入胃肠（随吞咽进入）可导致胃肠受寒，胃肠受寒会引起下痢腹泻。胃肠多从脾胃论治，这是因为脾和小肠关系比较密切，胃和大肠关系比较密切。脾有主运化的功能，主运就必须主管小肠的吸收，不吸收就运无可运，因此脾的主运功能其实包含了小肠的吸收功能，故而小肠吸收不良属脾病。小肠吸收不良则有肠鸣泄泻，《素问·脏气法时论》言："脾病者……虚则腹满肠鸣，飧泄食不化。"虽言脾病，但实为肠症；胃和大肠同属阳明经，故可一体通治。小肠症的病因在脾，故治脾即可治小肠，胃与大肠一体通治，故治胃即可治大肠，因此治脾胃即可治整个胃肠。下痢属胃肠病症，但治脾胃即可治胃肠，故可视下痢为脾胃病症，即视下痢病在脾、胃经。

**分析：病在脾、胃经。**

（7）苔薄白：水湿生苔，苔薄说明湿气不重；苔白说明内热不重，热量尚未传导至舌。

**分析：无湿、无热。**

（8）脉浮紧：血管气多血少则脉浮，血管收束绷紧则脉紧。卫强营弱则皮肤关闭，营卫皆不得外泄，营卫被迫充实血管，血管充气过多则脉浮；为了限制血管过度扩张，血管收束绷紧则脉紧。脉浮紧是寒气伤营的脉象，营伤则卫强营弱。

**分析：卫强营弱。**

**2. 辨证**

（1）确定发病经络范围：发热、恶风、无汗、脉浮紧是卫强营弱所致，肺气充营，脾气实卫，肺伤则不能充营，故卫强营弱涉及肺经。喘症病在肺经，项背僵直病在膀胱经，下痢病在脾、胃经，故将发病经络范围确定在肺、脾、胃、膀胱四经。

（2）确定发病经络：喘为肺症，下痢属脾胃症，项背僵直属膀胱症，故确定肺、脾、胃和膀胱四经发病。

（3）确定病因：肺、脾、胃、膀胱经均为寒气所伤。

（4）辨证结论：寒气伤营导致发热、无汗、恶风、脉浮紧等症，寒气伤肺、膀胱和脾、胃经，导致喘、项背僵直、下痢等症。中医把此证定为"太阳伤寒证"，太阳伤寒即伴有膀胱太阳经病症的风寒感冒。

**3. 治疗方案**

（1）治法：宣肺调营，疏经散寒，解痉止痛。

（2）方剂：葛根汤。

（3）方药：葛根、麻黄、生姜、桂枝、白芍、大枣、甘草。

（4）方解：葛根入阳明经和太阳经，疏散胃经、膀胱经寒气；麻黄、桂枝宣肺调营，疏散肺营寒气；芍药养肝荣筋，与甘草合用解痉止痛；生姜、大枣、甘草温脾胃，疏散脾胃经寒气。

【例5】症状：恶寒发热，无汗，痰饮喘咳，肢体疼痛，浮肿，舌苔白滑，脉浮。

**1. 症状分析**

（1）恶寒发热：身体感觉非常怕冷就是恶寒，热量积聚导致体温升高就是发热。发热说明热量过多，怕冷说明热量不足，热量过多和热量不足同时存在，这是个很矛盾的现象。身体直接感受冷热变化的是体表皮肤，当体表缺乏热量时就会对寒冷表现得非常不适，因为低温会使体表温度下降更快，形成更大的热量缺口，所以恶寒是体表热量不足的表现。寒气伤营导致卫强营弱，皮肤关闭，水液聚集在皮下形成皮下水液瘀堵，水液瘀堵可以降低体内热量向皮肤传导的速度（类似水暖管道关闭），体表皮肤因热量传导不足而产生恶寒症状；皮肤关闭导致皮肤散热困难，热量在体内积聚升温，温度超过正常值就会产生发热症状。恶寒和发热都是寒气伤营所致，是卫强营弱的不同症状体现，故恶寒和发热可同时存在。

**分析：卫强营弱。**

（2）无汗：皮肤卫强营弱，汗孔关闭，水液不出，故无汗。

**分析：卫强营弱。**

（3）痰饮喘咳：痰饮属于津液（组织液），浓稠者为痰，清稀者为饮。痰饮源于气虚，气虚则水停，水停则积水成饮，水饮浓缩则成痰，因此痰饮的成因是气虚。寒气经肺入营，故寒气先伤肺后伤营，寒气伤肺可导致肺气不足，肺气不能满足呼吸则成喘，肺气不能行水则聚液生痰，痰阻气管则诱发咳嗽。寒气伤肺不仅能生痰，还能引发气喘和咳嗽，痰、喘、咳均属肺症，故病在肺经。

**分析：病在肺经。**

（4）肢体疼痛：卫强营弱则皮肤关闭，水液因不能外流而积聚在皮下，在皮下形成经络瘀堵，经络瘀堵不通则引发疼痛。

**分析：卫强营弱。**

（5）浮肿：水液积聚引起的皮肤肿胀就是浮肿。水液排泄需要气的推动，气虚不足则水液滞留形成积聚，少聚成饮，多聚成肿。气虚与肺、脾、肾有关，肺、脾负责产气，肾主导产气水平，故浮肿涉及肺、脾、肾三经。

**分析：涉及肺、脾、肾经。**

（6）舌苔白滑：苔白说明体内无热，苔面湿滑称为滑苔，说明体内有水湿停聚。

**分析：无热、有湿。**

（7）脉浮：卫强营弱则皮肤关闭，皮肤关闭则营卫不得外泄。肺气不足可引起体内气虚，虽然身体总体处于气虚状态，但卫强营弱导致皮肤关闭，血管内营气因不得外泄而累积增多，故表现为脉浮。

**分析：卫强营弱。**

**2. 辨证**

（1）确定发病经络范围：恶寒发热、无汗、肢体疼痛、脉浮是卫强营弱所致，属营卫不和之症，肺气充营，寒伤肺则不能充营，故卫强营弱涉及肺经；浮肿、苔滑属气虚水停之症，涉及肺、脾、肾经；痰饮喘咳属肺症，病在肺经。涉病经络只有肺经、脾经和肾经，故将发病经络范围确定为肺、脾、肾三经。

（2）确定发病经络：本证只有痰、喘、咳的肺部病症，无脾、肾病证，故确定肺经发病。

（3）确定病因：寒气经肺入营，先伤肺后伤营。

（4）辨证结论：寒气伤营导致恶寒、发热、无汗、肢体疼痛，寒气伤肺导致痰饮喘咳及浮肿，中医把此证定为"风寒束表、水饮内停证"。

**3. 治疗方案**

（1）治法：宣肺调营、利水消肿、止咳化痰平喘。

（2）方剂：小青龙汤。

（3）方药：麻黄、五味子、细辛、芍药、甘草、干姜、半夏、桂枝。

（4）方解：麻黄、桂枝宣肺调营，细辛温肾，干姜温脾，五味子纳气平喘；半夏燥湿化痰，芍药养血调营。全方重在宣肺调营，肺气宣通则寒气散、咳喘消，再辅以温脾肾、纳肺气，提高全身产气能力，产气足则水湿自散，无湿亦无痰。

【**例 6**】症状：发热，有汗，头痛鼻塞，咽喉肿痛，咳嗽，痰黏或黄，舌红，苔薄白微黄，脉数。

**1. 症状分析**

（1）发热：散热受阻或者产热过多，热量积聚在体内导致体温升高而形成发热。本证有出汗症状，说明散热没有受阻，因此发热是产热过多所致。产热涉及胃、膀胱和肾经。

**分析：涉及胃、膀胱和肾经。**

（2）有汗：皮肤内外畅通，卫弱营强则汗出。

**分析：卫弱营强。**

（3）头痛鼻塞：头痛指头颅上部疼痛，即眉上、耳上和后项枕骨以上部位疼痛。头痛包括脑部疼痛，进入头痛区域的经络有膀胱经（上额，交巅）、胃经（循发际，至额颅）、胆经（起于目锐眦，上抵头角）、三焦经（指天，别于巅）、心经（上挟咽，系目系）、肝经（连目系，上出额，与督脉会于巅）、肾经（贯脊属肾，经脊髓入脑）、督脉（上额交巅上，入络脑），共涉及八经。鼻塞的起因是鼻内肿胀，入鼻的经络有大肠经（上挟鼻孔）、胃经（下循鼻外）、小肠经（上𫠜，抵鼻），另外，肺和膀胱经虽不直接入鼻，但肺经与大肠经相接，并开窍于鼻，膀胱经与胃经相接（旁约太阳之脉），且膀胱经又是所有经络中独有鼻塞病症的经络（实则鼽窒），故将肺和膀胱经亦视作入鼻经络。头痛涉及膀胱经、胃经、胆经、三焦经、心经、肝经、肾经和督脉，鼻塞涉及大肠经、胃经、小肠经、肺经和膀胱经，既能引起头痛又能引起鼻塞的经络只有胃和膀胱经，故头痛鼻塞涉及胃和膀胱经。

**分析：涉及胃、膀胱经。**

（4）咽喉肿痛：咽喉经络气虚则肿，经络不通则痛。咽喉有多经通过，经过咽喉的经络有肺经（上出缺盆，循喉咙）、大肠经（上循喉咙，出缺盆）、胃经（循喉咙，入缺盆）、脾经（上结于咽，贯舌中）、心经（上挟咽，系目系）、小肠经（入缺盆，络心，循咽）、肾经（循喉咙，挟舌本）、心包经（别属三焦，出循喉咙）、胆经（贯心，以上挟咽）、肝经（循喉咙之后，上入颃颡）、任脉（上关元，至咽喉），三焦经虽不直络咽喉，但专有"嗌肿，喉痹"病症，故可视为入咽经络。咽喉肿痛总计涉及肺、大肠、胃、脾、心、小肠、肾、心包、胆、肝、任脉、三焦十二条经络。

**分析：涉及肺、大肠、胃、脾、心、小肠、肾、心包、胆、肝、任脉、三焦经。**

（5）咳嗽：咳为肺症，肺伤则咳，故病在肺经。

**分析：病在肺经。**

（6）痰黏或黄：痰由肺部咳出，痰液受热浓缩则变浓稠，浓稠则黏性增加形成黏痰。痰黄也是肺中痰液受热煎熬所致，痰黏色黄表明肺部有热。

**分析：肺部有热。**

（7）舌红：舌色即血色，血液遇热则血流量增加，舌体血流量增加则舌红，故舌红是血热所致。

**分析：血热。**

（8）苔薄白微黄：苔薄白说明体内无湿，苔黄属热证，是代谢加快导致色素沉积的缘故，热越盛，舌苔颜色越深。苔薄白微黄表明体内无湿有热。

**分析：无湿有热。**

（9）脉数：脉数是心跳加快，血热可导致脉数，结合营热出汗症状，脉数是血热所致。

**分析：血热。**

**2. 辨证**

（1）确定发病经络范围：发热涉及胃、膀胱和肾经；出汗涉及营卫，卫弱营强则汗出，结合肺热病症，营强是肺热所致，病在肺经；咽喉肿痛总计涉及肺、大肠、胃、脾、心、小肠、肾、心包、胆、肝、任脉、三焦经；咳嗽、痰黏或黄是肺经病症；头痛、鼻塞涉及胃和膀胱经；涉病经络有胃、膀胱、脾、小肠、心包、任脉、三焦、肾、肺、胆、心、肝和大肠经，故暂将发病经络范围确定在上述十三经。

（2）确定发病经络：本证有明显的肺经咳、痰病症，还有头痛鼻塞的胃和膀胱经病症。胃和膀胱经同为产热的经络，发热时二经多共病，故将发病经络定为肺、胃和膀胱经。

（3）确定病因：风热伤肺。

（4）辨证结论：风热伤肺即中医的风热感冒，俗称"热伤风"。风邪入肺损伤肺组织导致肺部生热，肺热入营致使营压升高形成营强卫弱，营强卫弱则汗出。肺热不除则汗出不止，气随汗散，汗出不止就会形成体内气虚（主要是卫气虚，营气因有热助故不显），气虚则引发身体分解产气，产气必有产热伴随。产气产热的主要部位是胃和膀胱经主管的肌肉组织，胃和膀胱经产热过多就会引起身体发热；热入头鼻则引起头部胀痛、鼻孔干塞，热入血液则引起血热、舌红、苔黄、脉数。

**3.治疗方案**

（1）治法：清散肺热、胃热（胃和膀胱经共热，清胃热即能清膀胱热）。

（2）方剂：银翘解毒丸（片）。

（3）方药：金银花、连翘、薄荷、荆芥、淡豆豉、牛蒡子、桔梗、淡竹叶、甘草。

（4）方解：金银花、牛蒡子、淡豆豉清散肺热、胃热，荆芥、薄荷发散肺热，连翘清肺热、心热，竹叶清心热，热从血散，清心热亦助清肺热；桔梗宣肺益肺气，甘草补脾益脾气，以防散气太过。各药共奏清散肺热、胃热之功。

【例7】症状：身热不解，咳嗽喘逆，气急鼻扇，口渴，有汗或无汗，舌苔薄白或黄，脉浮而数。

**1.症状分析**

（1）身热不解：指身体持续发热而不得解脱。散热困难或者产热过多都可导致体温升高形成发热，本证既有风寒感冒的无汗症状，也有伤风感冒的有汗症状，因此发热既可能是风寒感冒引起的，也可能是伤风感冒引起的。风寒感冒和伤风感冒均属营卫病证，营卫之气来自脾、肺，故身热不解涉及脾经、肺经。

**分析：涉及脾经、肺经。**

（2）咳嗽喘逆：肺伤则咳，肺气纳入不足则喘，故咳喘均属肺症，病在肺经。

**分析：病在肺经。**

（3）气急鼻扇：气急是指呼吸急促，鼻扇是指鼻孔扇动。体内产热需要大量的氧气参与，产热的同时又生成大量的二氧化碳，致使肺鼻通气量增大，通气量增大的表现是呼吸频率加快和气流量增大，呼吸频率加快则呼吸急促，表现为气急；气流量增大导致鼻孔大幅度的扩张和收缩，形成鼻扇。产热过多导致肺鼻通气量增大，肺鼻通气量增大又导致气急鼻扇，因此气急鼻扇是产热过多所致。产热与肾经、胃经和膀胱经有关，肾经所主管的激素是分解产热的激发者，胃经和膀胱经主管的肌肉组织是产热主体，故产热过多涉及胃经、膀胱经和肾经。

**分析：涉及胃经、膀胱经和肾经。**

（4）口渴：体内有热逼迫组织液丢失大量水分，导致组织细胞脱水而形成口渴。

**分析：体内有热。**

（5）有汗或无汗：有汗无汗涉及营卫，营卫之气来自脾、肺，故有汗无汗涉及肺、脾经。

**分析：涉及肺、脾经。**

（6）舌苔薄白或黄：舌苔薄白是无内热，或内热尚未传导至舌，表明内热不重；苔黄是有内热。

**分析：有内热或内热不重。**

（7）脉浮而数：寒热均可导致脉浮，风寒伤营，营卫困而不出，被迫充实血管，血管气多故脉浮；风热助营，营气因受热导致气胀，气胀鼓充血管亦可形成脉浮；心血有热则脉数。肺热入营，营热则脉浮，血热则脉数，故脉浮而数属肺热病症，病在肺经。

**分析：病在肺经。**

**2. 辨证**

（1）确定发病经络范围：身热不解、有汗无汗属营卫病证，涉及脾、肺经；气急鼻扇、口渴均为产热过多所致，产热涉及胃、膀胱、肾经；脉浮而数病在肺经；咳喘属肺症，亦病在肺经。总计涉及脾、胃、膀胱、肾、肺经，故将发病经络范围确定为上述五经。

（2）确定发病经络：本病无脾、胃、膀胱、肾经病症，只有明显的肺经咳喘病症，故将发病经络定为肺经。

（3）确定病因：风寒或风热伤肺。

（4）辨证结论：寒邪或热邪均可伤肺，寒邪伤肺是直接损伤肺经阳气，热邪伤肺是直接消耗肺经卫气，故寒邪、热邪均能导致肺经气虚。气有防御作用，肺经气虚则不能制止病邪（诸如病原微生物）在肺部发作，病邪发作后可造成肺组织损伤并形成肺部经络瘀堵。为了控制病情进一步蔓延，肺部加强了分解产气，产气的目的有二，一是利用气的防御作用对抗病邪，二是利用气的推动作用疏通瘀堵的经络。产气的同时必伴有产热，肺部产气产热过多就会形成肺部热症，此热症即类似西医的炎症。如果病邪产生的危害较大，单凭肺自身产气已无力对抗病邪或疏通瘀堵的经络,此时就会调动全身进行分解产气,全身产气产热过多就会形成身热。寒邪热邪均可引起肺热和身热,只不过寒伤肺是先寒后热,热伤肺是先后俱热。病邪伤肺则引发肺热,肺热不能制邪则引发身热,身体产热过多则气急鼻扇,热迫组织失水则口渴,热入舌则舌黄,热入血则脉数。不管本证的病因是风寒还是风热,当前的病证表现主要是肺热和身热,肺热是主证,身热是兼证,故中医定义此证为"邪热壅肺证"。

**3. 治疗方案**

(1)治法:宣肺调营、清肺热身热。

(2)方剂:麻杏石甘汤。

(3)方药:麻黄、杏仁、石膏、甘草。

(4)方解:麻黄、杏仁宣肺通络,肺气宣通则热泄,肺络通畅则病除;石膏清肺热和胃热,清胃热即清身热,石膏清热,麻黄泄热,一清一泄则热解;甘草补脾益气,防散气太过。麻黄泄气功能较强,故此方专用于气实者,气虚者需在方中加补气药。

【例8】症状:腰膝酸软,阳痿早泄或宫寒不孕,畏寒肢冷,肢体浮肿,面色苍白,头晕目眩,小便频数,舌淡胖苔白,脉沉弱而迟。

**1. 症状分析**

(1)腰膝酸软:肌肉酸软是气血不畅的表现,一般疲劳过度就会产生酸软的感觉,疲劳过度是耗气太过的缘故,气虚则血行无力。按摩可以缓解肌肉酸软,按摩的作用是促进气血循环,这说明肌肉酸软是气血不畅造成的。腰膝既是支撑部位,也是运动部位,担负支撑和运动双重职能,所以腰膝是气血消耗大户,一旦气血供应不足,最容易受到影响的也是这两个部位。既经过腰部又经过膝关节的经络只有肾和膀胱经,肾经"外贯腰脊""出腘内廉",膀胱经"夹脊抵腰中""循髀外后廉下合腘中",故腰膝酸软涉及肾和膀胱经。

**分析:涉及肾和膀胱经。**

(2)阳痿早泄或宫寒不孕:阳痿涉及阴茎,早泄涉及精室,宫寒涉及子宫。男子阴茎、精室和女子胞宫都属于阴器,经过阴器的经络有肾经、肝经、脾经、督脉和任脉，肾经"循阴股，结于阴器"，肝经"环阴器，抵小腹"，脾经"上循于阴股，结于髀，聚于阴器"，督脉"络循阴器"，任脉起于胞中（在男子则为精室，在女子则为血室）；督脉从肾而治，任脉从肝肾而治，可将督脉、任脉并入肝、肾经，合并后只余肝、肾、脾经，故"阳痿早泄或宫寒不孕"的发病范围缩小至肝、肾、脾三经。

**分析：涉及肝、肾、脾经。**

（3）畏寒肢冷：分解产热不足则畏寒，热量不能维持体温则肢冷，此为阳虚之症。

**分析：阳虚。**

（4）肢体浮肿：水肿是体内气虚所致，气虚源于脾、肺、肾三经，脾、肺产气，肾提供产气激素，可以促进产气进程，直接影响脾、肺的产气水平，所以肾亦主气，故肢体浮肿涉及肺、脾、肾三经。

**分析：涉及肺、脾、肾经。**

（5）面色苍白：面部无血色，故面色苍白。血无气则不行，血不能行则面无血色，阳虚或气虚均可导致血不能行，故病属阳虚或气虚。

**分析：阳虚或气虚。**

（6）头晕目眩：头晕指大脑发晕，脑部气血不稳则头晕，眼部气血不足则目眩。同时与脑部和眼部连接的经络有肝经、膀胱经、肾经、心经、胃经、督脉。肝经"连目系，上出额，与督脉会于巅"；膀胱经"起于目内眦，上额……从巅入络脑"；督脉"与太阳起于目内眦，上额交巅上，入络脑"；肾经"主骨生髓，通于脑"，其经气可借多条经络（肝经、心经、膀胱经和督脉）到达眼部，故将肾经视作与脑、眼一并连接的经络；心经"上挟咽，系目系"，胃经经别"还系目系，合于阳明也"，目系为眼、脑结合部，与眼、脑相接。督脉从肾而治，故将督脉并入肾经，合并后涉及的经络有肝、肾、心、胃、膀胱经。

**分析：涉及肝、肾、心、胃、膀胱经。**

（7）小便频数：体内水液主要以汗、尿的方式排泄，体内热量不足则出汗减少，出汗减少致使排尿量增多。

**分析：阳虚。**

（8）舌淡胖苔白：舌色淡白与面白原理一致，都属气热不足；舌体胖大是气虚水肿所致，苔白表示无热。阳虚或气虚都可出现气热不足。

**分析：阳虚或气虚。**

（9）脉沉弱而迟：脉沉是营气不足，气少血多则脉沉；脉弱是卫气不足，脉动无力则脉弱；脉迟是心无热，心无热则跳动迟缓。脉象显示气热不足，定为阳虚或气虚。

**分析：阳虚或气虚。**

**2. 辨证**

（1）确定发病经络范围：腰膝酸软涉及肾和膀胱经；阳痿早泄或宫寒不孕涉及肝、肾、脾经；畏寒肢冷、小便频数属阳虚，肢体浮肿属气虚，面色苍白、舌淡胖苔白、脉沉弱而迟皆属阳虚或气虚，阳虚是产热不足，产热涉及胃、膀胱、肾经，气虚涉及肺、脾、肾经；头晕目眩涉及肝、肾、心、胃、膀胱经。全部病症共涉及心、肝、胃、脾、肺、肾、膀胱七经，故将发病经络范围确定为上述七经。

（2）确定发病经络：本证无心悸、心慌等心经病症，故排除心经；无咳喘等肺经病症，故排除肺经；无消化不良的脾经病症，故排除脾经；无口苦、易怒、胁痛等肝经病症，故排除肝经；无腹胀、口臭、便秘的胃经症状，故排除胃经。只余肾和膀胱经的症状，肾和膀胱互为表里，标在膀胱，本实在肾，故本证的发病经络定为肾经。

（3）确定病因：本病既有畏寒的阳虚症状，也有水肿的气虚症状，阳虚必有气虚，气虚未必阳虚，因此确定本证为肾病引起的阳虚证。

（4）辨证结论：肾经主管着一个能提供多种激素的激素系统，肾主管的激素不足可导致分解代谢不足，分解代谢不足则全身阳气生成不足，阳不足则畏寒肢冷、小便频数，气不足则肢体水肿；生殖器官阳气不足则阳痿早泄或宫寒不孕；舌体阳气不足则淡胖苔白，肾脉阳气不足则沉弱而迟，脑、眼阳气不足则头晕目眩。分解代谢是生"阳"的过程，由肾经主管的激素调控，肾主管的激素不足引起的阳虚证就是中医定义的"肾阳虚证"。

**3. 治疗方案**

（1）治法：温补肾阳、利水消肿。

（2）方剂：金匮肾气丸。

（3）方药：地黄、山药、山茱萸、茯苓、牡丹皮、泽泻、桂枝、附子、牛膝、车前子。

（4）方解：桂枝、附子温补肾阳，地黄、山药、山茱萸滋补肾阴，有阴
（激素）方能化阳（分解）；牛膝活血通经，增加肾经气血，助肾滋阴化阳；
牡丹皮凉血化瘀，合桂枝化血分之滞，助肾行血；山药、茯苓补益肺脾，助
肾化气行水；泽泻、车前子利尿消肿。

【例9】症状：神疲乏力，畏寒肢冷，腰膝软弱，阳痿遗精，食少便溏，
小便自遗，舌淡苔白，脉沉而迟。

**1. 症状分析**

（1）神疲乏力：神情疲惫，全身没有力气。神疲是机体细胞缺乏活力的
表现。保持细胞活力需要足够的能量和合成原料，能量提供细胞动力，合成
原料维持细胞结构和功能。气是功能气，携带着能量和小分子合成原料，气
虚则不能为细胞提供能量及合成原料，机体活力下降则表现神疲，因此神疲
是气虚的外在体现。乏力是身上没劲，也就是没有力气，无气则无力，因此
乏力也是气虚的缘故。

**分析：气虚。**

（2）畏寒肢冷：是身体产热不足的体现，产热不足属阳虚。

**分析：阳虚。**

（3）腰膝软弱：腰膝气血缺乏则软弱无力，既经过腰部又经过膝关节的
经络只有肾和膀胱经，故腰膝软弱涉及肾和膀胱经。

**分析：涉及肾和膀胱经。**

（4）阳痿遗精：阳痿就是阴茎不能充血勃起，遗精就是夜间精液自行溢
出。阳痿的发生部位是阴茎，遗精的发生部位是精囊，阴茎及精囊同属阴器，
阴器涉及肝、肾、脾三经，因此可确定阳痿遗精涉及肝、肾、脾三经。

**分析：涉及肝、肾、脾经。**

（5）食少便溏：食少便溏属脾经病症。

**分析：病在脾经。**

（6）小便自遗：小便不受控制，清醒时小便自出不觉，或小便频数难以
自制，称为小便自遗或小便失禁。气虚则膀胱括约肌松弛无力，导致小便失
禁。膀胱气虚与肾和膀胱经有关，症虽在膀胱，病其实在肾，故小便自遗涉

及肾和膀胱经。

**分析: 涉及肾和膀胱经。**

（7）舌淡苔白: 舌淡是阳虚或气虚所致, 苔白是正常苔色。

**分析: 阳虚或气虚。**

（8）脉沉而迟: 脉沉是营气虚, 气少血多; 脉迟是无热, 血行迟缓。

**分析: 气热不足。**

**2. 辨证**

（1）确定发病经络范围: 本证有乏力、畏寒的全身症状, 表现为气虚加阳虚, 气虚涉及肺、脾、肾经, 阳虚涉及胃、膀胱、肾经。腰膝酸软涉及肾和膀胱经, 阳痿遗精涉及肝、肾、脾经, 食少便溏涉及脾经, 小便自遗涉及肾和膀胱经, 因此发病经络范围定在肺、脾、肾、肝、胃、膀胱六经。

（2）确定发病经络: 本证没有喘咳等肺经病症, 故排除肺经; 没有口苦、易怒、胁痛等肝经病症, 故排除肝经; 没有腹胀、便秘、口臭等胃经病症, 故排除胃经。余下肾、脾和膀胱经, 肾和膀胱相表里, 标在膀胱, 本实在肾, 所以再将膀胱经排除, 只余脾、肾二经, 故确定发病经络为脾、肾经。

（3）确定病因: 肾虚引起的产热不足, 就是肾阳虚证, 脾虚引起的产气不足, 就是脾气虚证, 故确定病因为肾阳虚兼有脾气虚, 肾经主管脾经产气, 肾阳虚为主证, 脾气虚为兼证。

（4）辨证结论: 肾阳虚引起畏寒肢冷、腰膝软弱、阳痿遗精、小便自遗; 脾气虚引起神疲乏力、食少便溏; 气阳不足引起舌淡苔白、脉沉而迟。由于阳痿、遗精属阳虚重症, 故本病属于较为严重的肾阳虚证, 不仅外阳不足, 内阳亦不足。

**3. 治疗方案**

（1）治法: 峻补肾阳、健脾益气、填补肾精（精泄必亏）。

（2）方剂: 右归丸加党参、白术、甘草。

（3）方药: 熟地黄、附子、肉桂、山药、山茱萸、菟丝子、鹿角胶、枸杞子、当归、杜仲、党参、白术、甘草。

（4）方解: 以附子、肉桂峻补肾阳; 以熟地黄、枸杞子、山茱萸、杜仲、山药滋补肾阴, 滋阴方能壮阳; 以鹿角胶填补肾精, 菟丝子固精止泄, 当归养血生精; 以党参、白术、甘草健脾益气。

264

【例 10】症状：腰膝酸软，眩晕耳鸣，盗汗遗精，骨蒸潮热，手足心热，舌红少苔，脉细弱。

**1. 症状分析**

（1）腰膝酸软：既经过腰部又经过膝部的经络只有肾和膀胱经，故腰膝酸软涉及肾和膀胱经。

**分析：涉及肾和膀胱经。**

（2）眩晕耳鸣：眩晕即头晕目眩，头晕指大脑发晕，脑部气血不稳则头晕，眼部气血不足则目眩。同时与脑部和眼部连接的经络有肝经、膀胱经、肾经、心经、胃经、督脉，督脉并入肾经，合并后只考虑肝、肾、心、胃和膀胱经。耳鸣就是耳内自动发音，是注入耳内的气流不稳，产生了类似音频的气体波动；入耳的经络有三条，即手太阳小肠经、手少阳三焦经、足少阳胆经，肾经虽然没有明言有入耳的经络，但肾经开窍于耳，对耳内听力的影响最大，故亦视作入耳经络。引起眩晕的有肝、肾、心、胃和膀胱经，引起耳鸣的有小肠、三焦、胆和肾经，既能引起眩晕又能引起耳鸣的只有肾经，故眩晕耳鸣病在肾经。

**分析：病在肾经。**

（3）盗汗遗精：盗汗就是夜间出汗，盗汗多属于阴虚出汗，阴虚证只见于心、肝、脾、肺、胃、肾六经，阳虚、气虚、血虚等证亦有盗汗发生，阳虚涉及胃、肾、膀胱经，气虚涉及肺、脾、肾经，血虚涉及心、肝、脾、肾经，各证所涉经络均在阴虚所见六经的范围内，故盗汗最多涉及阴虚所见的六经；遗精就是夜间精液从精囊内自行溢出，精囊属阴器，阴器涉及肝、肾、脾三经。既能引起盗汗又能引起遗精的只有肝、肾、脾三经，因此可确定盗汗遗精涉及肝、肾、脾三经。

**分析：涉及肝、肾、脾经。**

（4）骨蒸潮热：骨蒸是对潮热的描述，指热量向外散发，感觉像从骨头里蒸出来一样。潮热是定点发热，像海潮一样准时，一般多在下午或者午后发生。疾病若以阴阳进行划分，只有阳虚、阳盛、阴虚、阴盛四种单一形式，阳虚和阴盛（阳虚）是不发热，不但不发热还有外寒；阳盛虽然发热，但其特点是持续发热，不是定点发热。潮热既不属于阳虚和阴盛，也不属于阳盛，逐一排除后，潮热只能归属于阴虚，因此潮热属于阴虚病症。人身全部脏腑中，只有肺、脾、心、胃、肝、肾六个脏腑有阴虚病证，其他脏腑均不见阴虚病证，故将阴虚范围定在此六个脏腑代表的六经。

**分析：涉及肺、脾、心、胃、肝、肾经。**

（5）手足心热：手心为心包经，足心为肾经，手足心热涉及心包经和肾经。

**分析：涉及心包经和肾经。**

（6）舌红少苔：血热或舌热可导致舌红，舌热或气虚可导致少苔。苔有水则生，水多则苔厚，水少则苔薄。清代《察舌辨歌》作者吴坤安说："舌之有苔犹地之有苔，地之苔湿气上泛而生"。舌体受热则加快舌体水分蒸发，体内气虚则无力推动水液至舌，故舌热或气虚均可导致舌体水分减少，水少则苔薄。既能引起舌红也能引起少苔的只有舌热，故舌红少苔是舌热所致。舌热可由多经引起，经过舌部的经络有心经（手少阴之别系舌本），肾经（足少阴之脉挟舌本），脾经（足太阴之脉连舌本），肝经（足厥阴之脉络舌本），膀胱经（足太阳之筋结于舌本），胆经（足少阳之筋入系舌本），因此舌红少苔涉及心、肾、脾、肝、膀胱、胆六经。

**分析：涉及心、肾、脾、肝、膀胱、胆经。**

（7）脉细弱：脉细是血管收缩导致的管径变细。体液、血液浓缩可导致血流阻力增大，血流阻力增大迫使血管收缩增压，血管收缩则脉细，故细脉主阴虚、血虚。本证有阴虚症状，阴虚可见细脉，故细脉在此反映的是阴虚。脉弱是卫气不足，卫气不足属经络气虚，气虚未必阴虚，但阴虚必有气虚。

**分析：阴虚。**

**2. 辨证**

（1）确定发病经络范围：腰膝酸软涉及肾和膀胱经，眩晕耳鸣病在肾经，盗汗遗精涉及肝、肾、脾经，骨蒸潮热涉及肺、脾、心、胃、肝、肾六经，手足心热涉及心包和肾经，舌红少苔涉及心、肾、脾、肝、膀胱、胆经，脉细弱涉及心、肝、肺、脾、肾经，总计涉及肺、脾、心、心包、胃、肝、肾、膀胱、胆九经，故将发病经络范围确定为上述九经。

（2）确定发病经络：根据发病症状，将涉病经络逐个排除。此病例没有肺的呼吸类症状，排除肺经；没有脾的消化不良症状，排除脾经；没有心慌、心烦、心悸症状，排除心和心包经；没有胃胀、胃痛、便秘症状，排除胃经；没有口苦、易怒、胁痛等肝胆经症状，排除肝胆经，只余肾和膀胱经症状，膀胱为标，本实在肾，再排除膀胱经，故确定发病经络为肾经。

（3）确定病因：结合虚热症状，确定为肾阴虚。

（4）辨证结论：肾阴虚（激素缺乏）则不能化气，因此肾阴虚必伴有肾气不足，肾气不足可导致腰膝酸软、眩晕耳鸣、遗精、脉弱；阴虚生内热，内热可导致骨蒸潮热、手足心热、盗汗、舌红少苔、脉细。

**3. 治疗方案**

（1）治法：滋补肾阴。

（2）方剂：六味地黄丸（汤）。

（3）方药：熟地黄、山茱萸、牡丹皮、山药、茯苓、泽泻。

（4）方解：熟地黄、山茱萸、山药滋补肾阴，山药补脾肺益气，茯苓健脾益气，益气方能助肾生阴；虚热沿经络上下传导，牡丹皮凉血清肝热心热，泽泻利尿下泻肾热，上清下泻，肾经虚热得解。

【例11】症状：头晕目眩，腰膝酸软，遗精滑泄，自汗盗汗，口燥舌干，舌红少苔，脉沉细尺部细弱。

**1. 症状分析**

（1）头晕目眩：头晕指大脑发晕，脑部气血不稳则头晕，眼部气血不足则目眩。同时与脑部和眼部连接的经络有肝经、肾经、心经、胃经、督脉和膀胱经，督脉并入肾经，合并后只考虑肝、肾、心、胃和膀胱经。

**分析：涉及肝、肾、心、胃和膀胱经。**

（2）腰膝酸软：既经过腰部又经过腿部的经络只有肾和膀胱经，故腰膝酸软涉及肾和膀胱经。

**分析：涉及肾和膀胱经。**

（3）遗精滑泄：夜间溢精叫作遗精，遗精又分梦遗和滑精，有梦而遗者名为"梦遗"，也称之为"跑马"；无梦而遗，甚至清醒时精液自行滑出者为"滑精"，又称"滑泄"，属遗精重症。精液由精囊滑出，精囊属阴器，阴器涉及肝、肾、脾三经，因此可确定病在肝、肾、脾经。

**分析：涉及肝经、肾经和脾经。**

（4）自汗盗汗：自汗是主动出汗，盗汗是夜间睡中出汗。气虚自汗，阴虚盗汗（阴虚涉及经络最全，故以阴虚论之），气虚涉及肺、脾、肾三经，阴虚涉及肺、脾、心、胃、肝、肾六经，共涉及肺、脾、心、胃、肝、肾六经。

**分析：涉及肺、脾、心、胃、肝、肾六经。**

（5）口燥舌干：口舌干燥是水液缺乏造成的，口舌受热导致水分蒸发过快可形成口舌干燥，体内气虚不能推动水液进至口舌也能形成口舌干燥。结合舌红少苔的舌热症状，口舌干燥是受热所致，表明体内某经有热。经过口腔的经络有手阳明大肠经（贯颊进入下齿）、足阳明胃经（贯颊进入上齿）、足太阴脾经（开窍于口）、手少阴心经（上挟咽，系目系，从咽到目系穿过口腔）、足少阴肾经（循肝经下至颊里）、足厥阴肝经（下至颊里），经过舌部的经络有心、肾、脾、肝、膀胱、胆经，既经过口腔又经过舌部的经络有手少阴心经、足太阴脾经、足厥阴肝经、足少阴肾经，因此引起口舌干燥的经络有心经、肝经、脾经和肾经。

**分析：涉及心、肝、脾、肾经。**

（6）舌红少苔：舌红少苔属舌热所致，经过舌部的经络有心、肾、脾、肝、膀胱、胆经，故舌红少苔涉及此六经。

**分析：涉及心、肾、脾、肝、膀胱、胆经。**

（7）脉沉细尺部细弱：脉沉是营气不足，脉细是营气不足或阴液不足，脉弱是卫气不足。脉沉、脉细、脉弱均为虚弱不足的脉象。尺部为肾脉，尺部细弱表示肾脉虚弱不足，肾脉虚弱不足就是肾虚。

**分析：肾虚。**

**2. 辨证**

（1）确定发病经络范围：头晕目眩涉及肝、肾、心、胃和膀胱经，腰膝酸软涉及肾和膀胱经，遗精滑泄涉及肝、肾、脾经，自汗涉及肺、脾、肾经，盗汗涉及肺、脾、心、胃、肝、肾六经，口燥舌干涉及心、肝、脾、肾经，舌红少苔涉及心、肾、脾、肝、膀胱、胆经，尺部细弱涉及肾经，共涉及肺、脾、心、胃、肝、肾、膀胱、胆八经，因此将发病经络范围确定在上述八经。

（2）确定发病经络：根据症状，排除肺、脾、心、肝、胃、膀胱、胆经，将发病经络定在肾经。

（3）确定病因：本证既有自汗的气虚病症，也有盗汗、内热的阴虚病症，肾虚引起的气虚病症就是肾气虚证，肾虚引起的阴虚病症就是肾阴虚证。肾阴虚（激素缺乏）则不能化气，化气不足就会形成气虚证，因此肾阴虚可引发肾气虚，阴虚是起因，气虚是后果，故确定病因为肾阴虚。

（4）辨证结论：肾阴虚可引发肾气虚，肾病首先是引起本经气虚，继而牵累脾、肺引起全身气虚，气虚轻者仅限于本经，气虚重者可扩至全身，故肾气虚包括肾经气虚和全身气虚。肾经气虚则有腰膝酸软、遗精滑泄、脉沉细尺部细弱等症，全身气虚则有头晕目眩、自汗等症；阴虚生内热，内热可引起盗汗、口燥舌干、舌红少苔等症。由于有全身气虚和遗精滑泄症状，故本病属阴虚重证。

**3. 治疗方案**

（1）治法：峻补肾阴、填补肾精。

（2）方剂：左归丸。

（3）方药：熟地黄、菟丝子、牛膝、龟板胶、鹿角胶、山药、山茱萸、枸杞子。

（4）方解：熟地黄、龟板胶、枸杞子、山茱萸、山药滋补肾阴，肾阴足则肾气自生；牛膝疏通肾经，增加肾经气血，菟丝子固精止泄，鹿角胶填补肾精。

**【例 12】症状：夜热早凉，热退无汗，舌红少苔，脉细数。**

**1. 症状分析**

（1）夜热早凉：夜间人体比较安静，安静的环境有利于细胞复制合成，因此夜间是人体组织合成的最佳时间，人体组织合成不足就会形成阴虚。合成不足会刺激合成代谢加强，合成代谢需要分解代谢提供合成材料，合成代谢加强必然会带动分解代谢加强，因此阴虚能促使分解代谢加强。分解代谢加强则提供的合成材料增多，生成的热量也随之增多，合成材料能被合成完全利用，热量却不能被合成完全利用，因此形成了热量过剩。这个过剩的热量就是阴虚生成的内热。内热会造成发热以及体温升高，或者只是感觉发热但体温并不升高，这种夜间形成的发热就是夜热。但为什么一到早晨就不热了呢？早晨是生命力从沉寂向活跃转换的时间，人体代谢由合成向分解转换，合成代谢水平下降，分解代谢水平上升，一方面是合成代谢对分解代谢的需求大大降低，另一方面是分解代谢本身就处于高水平，即便分解没有增强，也足以兼顾低水平合成的需求。由于分解没有增强，产热没有增多，所以身体就感觉不到热了，不热就是凉。夜热是阴虚引起的夜间发热，早凉是产热回归正常。总之，夜热早凉是阴虚所致，故夜热早凉属阴虚病症。

**分析：阴虚。**

（2）热退无汗：热退无汗的"热"是指自觉发热，发热时体温或升高或不升高。热退无汗是指热退之前有汗，热退之后才会无汗，即发热时有汗，不发热时无汗。热能增压，只在发热时出汗，说明出汗需要的压力增大，必须通过发热使压力增大才能形成出汗。出汗需要的压力增大表明出汗的难度增大，出汗难度增大有两种可能，一种是出汗的阻力增大，阻力增大主要是体内水液不足造成的，水液不足则减少外流甚至拒绝外流，因而导致出汗的难度增大；另一种是出汗的动力不足，动力不足则无力驱动水液外流，驱动无力也会导致出汗的难度增大。汗液来自血液，血液的驱动力是血管营压，营压高于卫压就会形成出汗，营压低于卫压就会停止出汗。当体内热量超过人体需要时，热量就会涌入血液迫使营压升高，营压升高则出汗散热，热量散发后营压随之下降，逐渐降至无汗的压力状态。营卫之间可以直接进行气量交换，营气能补充卫气，卫气也能补充营气（详见营卫解析），因此营压和卫压之间可以通过气量交换保持动态平衡，这种动态平衡是在一定范围内的动态平衡，超过这个范围就会打破这种平衡，导致出现营卫不和。营卫不和的表现是营强卫弱和卫强营弱，营强卫弱有自汗症状，卫强营弱有无汗症状，自汗的特点是不发热也出汗，无汗的特点是发热或不发热都不出汗。热退无汗是发热时有汗，不发热则无汗，这种形式的出汗既不属于自汗，也不属于无汗，因此热退无汗不是营卫不和的症状表现。这表明营卫并未失和，营卫之间仍在正常的范围内保持动态平衡，营压所提供的动力仍属正常动力，因此动力不足不是导致出汗难度增大的决定性因素，而导致出汗难度增大的只有一种可能，那就是出汗的阻力增大。体内水液不足则外流困难，致使出汗的阻力增大，阻力增大就需要更大的压力驱动，因而形成发热时有汗，热退后无汗的症状。热退无汗是体内水液不足所致，体内水液属阴且遍布全身，故体内水液不足属全身阴虚。

**分析：全身阴虚。**

（3）舌红少苔：舌红少苔属舌热所致，舌热表明体内有热。

**分析：体内有热。**

（4）脉细数：脉细主阴虚、血虚，本证有阴虚背景，故脉细代表阴虚；脉数是心血有热脉动加快，说明体内有热。

**分析：阴虚生热。**

**2. 辨证**

（1）确定发病经络：本证没有明显的各经病症，只有全身阴虚病症，故不能据症筛选发病经络，但阴虚证只见于肺、脾、心、胃、肝、肾六经，中医治全身阴虚也多从此六经入手，故以六经代十二经，将发病经络视为肺、脾、心、胃、肝、肾六经。

（2）确定病因：六经阴虚发热。

（3）辨证结论：六经阴虚导致夜热早凉和热退无汗，阴虚内热则舌红少苔、脉细数。

**3. 治疗方案**

（1）治法：滋阴清热。

（2）方剂：青蒿鳖甲汤。

（3）方药：青蒿、鳖甲、生地黄、知母、丹皮。

（4）方解：青蒿入肝、胆经，透散肝胆之热；鳖甲入肝经，滋阴清热；生地黄入心、肝、肾经，滋阴清热；知母入肺、胃、肾经，滋阴清热；牡丹皮入心、肝、肾经，滋阴清热。阴虚证只有肺、脾、心、胃、肝、肾六经病症，本方针对心、肝、肺、肾、胃五经滋阴清热，已基本达到全身上下滋阴清热的目的。不清脾热，是因为脾经耐温不耐寒。

**【例 13】症状：失眠多梦，心悸易惊，健忘，身体乏力，舌质淡红，舌苔薄白，脉细略数。**

**1. 症状分析**

（1）失眠多梦：指难以入睡，睡眠不深，睡后易醒，自觉多梦的症状，多梦也是睡眠不佳的表现。睡眠时人体基础代谢水平降至最低，基础代谢水平最低的环境就是体内最安静的环境，也是最有利于细胞复制的环境。睡眠是为了满足细胞复制需要而产生的一种生理状态，任何影响细胞复制的因素都会对睡眠状态产生影响或改变。细胞复制需要两个条件，一是要有充足的合成原料，合成原料是细胞复制的物质基础；二是要确保合成所需的安静环境，只有在没有干扰的环境中细胞才能安心地进行复制。气虚（合成原料不足）、血虚（血液运输不足）、血瘀（血液运输障碍）、痰瘀（经络运输障碍）都可导致细胞合成原料不足；七情内伤、脏腑不安、阴虚火旺等都可刺激代谢活跃，代谢活跃则身体不能保持安静。影响细胞复制的因素有多种，所以失眠的病因也有多钟，如脾气虚、心气虚、胆气虚、心血虚、痰火内扰、肝阴虚、肾阴虚、胃不和等都可引起失眠。

大脑是失眠的感知器官，也是受失眠影响最为明显的器官，因此查找失眠原因可从大脑分析入手。入脑的经络有心、肝、肾、胃、膀胱经和督脉，督脉从肾而治，故并入肾经，合并后只考虑心、肝、肾、胃、膀胱经。所有入脑经络都可以刺激大脑产生失眠症状，因此与失眠有关的经络有心、肝、肾、胃和膀胱经。

**分析：涉及心、肝、肾、胃、膀胱经。**

（2）心悸易惊：心悸就是自觉心跳震动明显的症状。悸，心动也（《说文解字》）。正常人一般不会明显感受到心跳震动，除非是心跳震动加强，或者心包的减震功能下降，致使心跳产生的震动感增大，不需刻意体会就能明显感受到心跳震动，这种心跳明显的感觉就是心悸。心悸涉及心和心包经，故心悸病在心或心包经。

易惊是稍有刺激就有明显的紧张不适感，多伴有心跳过速，俗语"吓了一跳"就是指受惊吓产生的心跳过速。稍有刺激就会产生心跳过速，这说明易惊者心气不足，心气不足则心脏输血无力，必须靠加快心跳节奏才能满足输血需要，气虚越严重则心跳越快。心气不足即心经气虚。

心悸易惊还与肾经有关，既能导致心悸也能导致易惊的经络只有肾经，因为肾经的经气在注入心经的同时也注入心包经，肾经"其直者……从肺出，络心""其别者，并经上走于心包下"，肾气分别注入心和心包经，肾经气虚可同时引起心经和心包经气虚，心包经气虚则心悸，心经气虚则易惊，症状虽然在心和心包经，病本其实在肾经。

**分析：涉及心经、心包经和肾经。**

272

（3）健忘：健忘是指记忆力减退、遇事易忘。大脑的日常工作就是思维和记忆，记忆力减退说明大脑的工作能力下降了。大脑要想正常工作必须具备两个条件，一是保持脑组织结构完整，二是保持脑细胞能量充足。结构完整才能确保生理功能处于正常水平，能量充足才能确保工作强度不会减弱。能量不足导致的功能下降是暂时的，一般休息后就可以恢复正常；但结构破坏导致的功能下降是长期的，即使休息也不会减轻或恢复正常。健忘属于长期存在的病症，而且休息后也不会减轻，因此健忘属于脑组织结构长期破坏引起的功能下降。

脑组织结构长期破坏一般是由气虚或气滞所致，气虚则合成原料准备不足，气滞则合成原料输送不足，无论是原料准备不足还是输送不足，都会导致脑细胞复制障碍，致使脑组织结构发生破坏，因此脑组织气虚或气滞都可以引起健忘症。

进入脑部的经络有心、肝、肾、胃、膀胱经、督脉，合并后只考虑心、肝、肾、胃、膀胱经，故健忘涉及心、肝、肾、胃、膀胱经。

**分析：涉及心、肝、肾、胃、膀胱经。**

（4）身体乏力：无气则无力，身体乏力属气虚，气虚涉及肺、脾、肾经。

**分析：涉及肺、脾、肾经。**

（5）舌质淡红：血流量不足，故舌色淡红，气虚或阳虚都可导致血流量不足。

**分析：气虚或阳虚。**

（6）舌苔薄白：薄苔是正常苔，说明湿气不重，苔白是体内无热。

**分析：体内无热。**

（7）脉细略数：脉细是血管收缩导致的管径变细，营气不足或血流阻力增大都会导致血管收缩。脉数是心跳加快，心气虚或血有热都可导致心跳加快。心气虚则心脏泵血无力，力量不足只有靠增加次数来弥补，泵血次数增加就会导致心跳加快；血有热就要通过皮肤散热，皮肤散热需要增大血流量，血流量增大也会促使心跳加快。本证无热象，故脉数是心气虚所致，心气虚不能充营又可导致脉细，故脉细略数是心气虚的表现。心属心经，心气虚就是心经气虚。

**分析：心经气虚。**

**2. 辨证**

（1）确定发病经络范围：失眠多梦和健忘均属大脑病症，涉及心、肝、肾、胃、膀胱经，心悸易惊涉及心经、心包经和肾经，身体乏力、舌质淡红、舌苔薄白属气虚症状，涉及肺、脾、肾三经，脉细略数涉及心经，故将发病经络范围确定为心、心包、肝、肾、肺、脾、胃、膀胱经。

（2）确定发病经络：本病无肝、脾、胃、肺、膀胱经病症，故排除肝、脾、胃、肺、膀胱经，只余心、心包和肾经。心和心包经均有肾气注入，肾气虚则二经皆虚，肾气实则二经皆实，二经皆受肾经调控，同气相求，故可并在一起考虑，常以心经代二经。症虽在心（心包），病实在肾，肾症虽不显，但实为心病之源，故将发病经络定为肾经和心经。

（3）确定病因：心肾气虚。因心气虚显见，故中医定义此证为心气虚证。

（4）辨证结论：肾病为心病之源，肾气不足可引起心和心包经气虚，导致心悸易惊；肾经、心经皆通于脑，肾气和心气不足可引起大脑气虚，导致失眠多梦、健忘；肾气不足可引起脾肺产气不足，形成全身气虚，全身气虚则身体乏力；肾、心经入舌，肾、心经气虚可引起舌质淡红、舌苔薄白；心气不足则脉细略数。

**3. 治疗方案**

（1）治法：改善气虚，补益肾气、心气，化瘀化痰。本证全身气虚明显，故需补脾肺改善气虚；肾气不足需催生和补益肾气，心气不足需补益心气；气虚日久必有痰瘀、血瘀，故辅以活血化瘀、降气化痰。

（2）方剂：柏子养心丸。

（3）方药：柏子仁、党参、黄芪、川芎、当归、茯苓、远志、酸枣仁、肉桂、五味子、半夏、甘草、朱砂。

（4）方解：党参、黄芪补脾肺改善气虚；肉桂温肾催生肾气；五味子敛肺滋肾益肾气；茯苓补心、脾、肾以益心气、肾气；肾经穿肝入心，肾气肝气皆能补心，柏子仁滋养心肾以补益心气，酸枣仁滋养心肝以补益心气；远志交通心肾，助肾气上行补充心气；甘草补心脾、益心气并能调和诸药；朱砂甘寒沉降，可压制心热上炎，清心安神；川芎、当归活血化瘀；半夏降气化痰。

【例14】症状：心悸怔忡，虚烦失眠，神疲健忘，或梦遗，手足心热，口舌生疮，大便干结，舌红少苔，脉细数。

**1. 症状分析**

（1）心悸怔忡：自觉心跳震动明显的症状就是心悸。心悸可分为惊悸与怔忡，病情较轻者为惊悸，病情较重者为怔忡。惊悸是受到刺激才会心悸，怔忡是没有刺激也会心悸，所以怔忡比心悸严重。心悸怔忡为心和心包经病症，肾气同时注入心和心包经，肾气注入不足可引起心悸怔忡，故心悸怔忡症虽在心，病实在肾。

**分析：涉及心经、心包经、肾经。**

（2）虚烦失眠：虚烦就是虚热引起的心胸烦闷，虚热入脑可引起脑细胞兴奋导致失眠。心胸有心和肺脏，涉及心经、心包经和肺经，心经、心包经和肺经中只有心经入脑，既能引起烦闷又能引起失眠的只有心经，故确定病在心经，心热则心烦，脑热则失眠。

**分析：病在心经。**

（3）神疲健忘：气足则神旺，气虚则神疲，故神疲属气虚，气虚涉及肺、脾、肾经；健忘是大脑病症，气虚或气滞都可导致脑组织结构老化产生健忘症。入脑经络有心、肝、肾、胃、督脉和膀胱经，督脉并入肾经考虑，合并后只余心、肝、胃、肾和膀胱经。既能引起神疲又能引起健忘的只有肾经，故神疲健忘病在肾经。

**分析：病在肾经。**

（4）梦遗：梦中发生遗精叫作梦遗，遗精是精液自精囊不受控制地滑出。精囊归属阴器，阴器病症涉及肝、肾、脾三经，因此遗精涉及肝、肾、脾三经。

**分析：涉及肝、脾、肾经。**

（5）手足心热：连接手心和足心的经络是心包经和肾经，手心为心包经，足心为肾经，心包经直接交通肾经，因此手足心同时发热病在心包经和肾经。

**分析：涉及心包经和肾经。**

（6）口舌生疮：指口舌发生溃疡、生疮的病症。经过舌部的经络有心、肾、脾、肝、膀胱、胆经。经过口腔的经络有手阳明大肠经（贯颊进入下齿）、足阳明胃经（贯颊进入上齿）、足太阴脾经（开窍于口）、手少阴心经

（上挟咽，系目系，从咽到目系要穿过口腔）、足少阴肾经（循肝经下至颊里）、足厥阴肝经（下至颊里）。既经过舌又经过口腔的经络有手少阴心经、足太阴脾经、足厥阴肝经、足少阴肾经，因此既能引起口腔生疮也能引起舌体生疮的经络有心经、肝经、脾经和肾经。

**分析：涉及心经、肝经、脾经和肾经。**

（7）大便干结：大肠经有热则功能亢进，过度压榨肠道内容物水分，导致大便干燥。

**分析：大肠经有热。**

（8）舌红少苔：舌红少苔是舌体受热所致，表明体内有热。

**分析：体内有热。**

（9）脉细数：脉细主气虚（营气不足）、阴虚和血虚（阴液不足）。本证既有心悸怔忡的心气虚症状，也有手足心热的肾阴虚症状，故脉细应为气虚和阴虚共病所致。

**分析：气虚、阴虚。**

**2. 辨证**

（1）确定发病经络范围：心悸怔忡涉及心、心包和肾经，虚烦失眠涉及心经，神疲健忘涉及肾经，梦遗涉及肝、脾、肾经，手足心热涉及心包经和肾经，口舌生疮涉及心经、肝经、脾经和肾经，大便干结涉及大肠经。共涉及心、心包、肝、脾、肾和大肠经，因此将发病经络范围定在此六经。

（2）确定发病经络：本证没有口苦、发怒、脉弦等肝经病症，故排除肝经；没有食少、便溏、泄泻等脾经症状，故排除脾经，只余心、心包、肾和大肠经。心和心包经同治，因此将心包经合并为心经，确定发病经络为心、肾和大肠经。

（3）确定病因：心气虚、肾阴虚。

（4）辨证结论：肾经入肺络心，肾经虚火可上传至肺、心，肺有热则大便干燥（肺和大肠相表里），心有热则心烦、口舌生疮；肾阴虚必伴有肾气不足，肾气不足可引起心和心包经气虚，心和心包经气虚重者则有心悸怔忡；肾经阴虚生热则手足心热；肾经络阴器，阴器热则遗精；心肾之气皆入大脑，大脑气虚则神疲健忘；心气虚兼有肾阴虚则脉细数。

**3. 治疗方案**

（1）治法：补益心气、滋阴清热、凉血生血。心气虚可由肾阴虚引发，但心气虚病症较重，危害较大，故首当补益心气；肾经虚热所过之处，蒸发阴液则阴亏，蒸发血液则血亏，故需滋阴清热、凉血生血。

（2）方剂：天王补心丹。

（3）方药：人参、茯苓、玄参、丹参、桔梗、远志、当归、五味子、麦门冬、天门冬、柏子仁、酸枣仁、生地黄。

（4）方解：人参补脾肺益心气，五味子敛肺滋肾益心气，茯苓补心脾益心气，桔梗宣肺益心气；酸枣仁滋养心肝益心气，柏子仁滋养心肾益心气，远志交通心肾，助肾气上行于心；朱砂压制心热上炎，清心安神；玄参、麦门冬、天门冬、生地黄滋阴清热，柏子仁润肠通便，玄参、生地黄、丹参、当归凉血生血。

【例 15】症状：心胸烦热，口渴面赤，口舌生疮，小便赤涩，舌红脉数。

**1. 症状分析**

（1）心胸烦热：指心烦和胸热，心和心包经有热则心烦。胸内有多条经络通过，胸热可由多经引起，既能引起心烦又能引起胸热的只有心和心包经，故心胸烦热病在心和心包经。

**分析：病在心和心包经。**

（2）口渴面赤：口渴表明身体缺少水分，体内有热则迫使水液大量外流，造成体内水液不足，故口渴是内热所致；面赤是血液流动加快导致面部血流量增加的缘故，血流加快也是内热所致。

**分析：体内有热。**

（3）口舌生疮：是指口腔和舌体发生疮疡。既经过舌体又经过口腔的经络有手少阴心经、足太阴脾经、足厥阴肝经、足少阴肾经，因此既能引起口腔生疮也能引起舌体生疮的经络有心经、肝经、脾经和肾经，故口舌生疮涉及心、肝、脾、肾经四经。

**分析：涉及心、肝、脾、肾经。**

（4）小便赤涩：是指小便颜色深黄近乎赤色，排尿不畅、艰涩难行。小便赤是尿液高度浓缩的缘故，是内热过多所致；小便涩是尿道不畅导致的排尿困难，排尿是膀胱的职能，排尿困难属膀胱病症，膀胱归属膀胱经，故小便涩病在膀胱经。

**分析：病在膀胱经。**

（5）舌红脉数：舌红是舌体有热或血热，血热又能引起脉数，故舌红脉数是血热所致，血热说明体内有热。

**分析：体内有热。**

**2. 辨证**

（1）确定发病经络范围：心胸烦热涉及心和心包经，口舌生疮病在心、肝、脾、肾经，小便涩病在膀胱经。本证无肝、脾、肺、肾病症，故排除肝、脾、肺、肾经，将发病经络范围缩小至心、心包和膀胱经。

（2）确定发病经络：心和心包经有热症，膀胱经亦有涩症，心和心包经合并为心经，故确定发病经络为心经和膀胱经。

（3）确定病因：本证体内热象明显，心胸烦热、口渴面赤、口舌生疮、小便短赤等均为热症。发病经络为心经和膀胱经，故确定病因为心和膀胱经有热。

（4）辨证结论：心热则心胸烦闷、脉数，心热蒸发汗液则口渴，心热经小肠移至膀胱，膀胱热则小便赤涩。

**3. 治疗方案**

（1）治法：清泻心火、利尿通淋。

（2）方剂：导赤散。

（3）方药：木通、生地黄、生甘草梢、竹叶。

（4）方解：生地黄凉血滋阴降心火；木通入心、肾、膀胱经，引心热下行至肾、经膀胱泻出，利尿通淋；竹叶清心热，引心热下移小肠，经膀胱泻出；生甘草梢清热解毒，能直达茎中止痛。

**【例16】症状：高热夜甚，斑疹隐隐，神昏谵语，舌绛而干，脉细数。**

**1. 症状分析**

（1）高热夜甚：高热是阳盛的表现，高热夜甚说明夜间产生的热量比白日产生的热量还要多。夜间除了形成高热的这个热量，应该还有一个增加的热量，否则不会形成高于白日的热量。夜间是以合成代谢为主的时间，夜间合成不足可导致阴虚。合成不足就需要更多的分解原料，因此合成不足能促使分解代谢加强，分解产生的热量不能被合成代谢全部利用就会形成热量过剩，这个过剩的热量就是阴虚生成的内热。夜间的分解代谢负担较重，一方面要满足高热的需要，另一方面还要满足合成的需要，因此分解代谢被进一步加强，产生的热量更多。原本就有高热，再加之内热相助，使得热势更大，因而夜间比白日高热更甚。内热是阴虚所致，高热是阳盛所致，故高热夜甚属阴虚加阳盛的病症。阴虚涉及心、肝、脾、肺、肾、胃六经，高热涉及胃、膀胱、肾三经，总计涉及心、肝、脾、肺、肾、胃、膀胱经。

**分析：涉及心、肝、脾、肺、肾、胃、膀胱经。**

（2）斑疹隐隐：斑是皮肤有红色斑块，疹是皮肤有红色粒状突起，斑疹隐隐就是皮肤出现大量红斑或红色丘疹。隐，通"殷"，殷殷为众多之意。斑疹主要是血热不能及时散发造成的，血热迫使皮下出血形成红斑，迫使皮肤鼓凸形成红色丘疹。章虚谷云："热闭营中，故易成斑疹。斑从肌肉而出属胃，疹从血络而出属肺。"营属心证，斑属胃证，疹属肺证，故斑疹隐隐涉及心经、胃经和肺经。

**分析：涉及心经、胃经和肺经。**

（3）神昏谵语：大脑失去思维意识就是神昏，也就是神志不清；失去语言逻辑能力就是谵语，也就是俗称的"胡言乱语"。神昏谵语都是大脑功能失常的表现，结合高热症状，大脑功能失常是高热引起的，高热可循经进入大脑并导致大脑失常，产生神昏谵语的病症。入脑的经络有心、肝、肾、胃、督脉、膀胱经，督脉并入肾经，共涉及心、肝、肾、胃、膀胱经。

**分析：涉及心、肝、肾、胃、膀胱经。**

（4）舌绛而干：舌绛指舌色深红，即红色加重。高热导致血液失水浓缩，血液浓缩则血色加重加深，形成红色浓重的绛舌。舌干是舌体严重缺水造成的，舌体缺水可由热盛所致。舌绛而干表明体内热盛。

**分析：体内热盛。**

（5）脉细数：脉细是血管收缩所致，主阴虚、血虚。高热伤阴伤血，阴血伤则脉细，高热入血，血热则脉数。

**分析：阴血不足。**

279

**2. 辨证**

（1）确定发病经络范围：高热夜甚涉及心、肝、脾、肺、肾、胃、膀胱七经，斑疹隐隐涉及心、胃、肺经，神昏谵语涉及心、肝、肾、胃、膀胱经，总计涉及心、肝、脾、肺、肾、胃、膀胱七经，故将发病经络范围确定在上述七经。

（2）确定发病经络：本证无肺、肝、脾经病症，故排除肺、肝、脾经，只余心、肾、胃和膀胱经。本证有血热病症，因此确定心经发病；高热与肾经、胃经和膀胱经有关，肾经所主管的激素是分解产热的激发者，因此肾经直接参与产热并决定产热水平。肌肉组织是产热主体，胃经和膀胱经覆盖身前身后肌肉群，因此胃和膀胱经是产热最多的两条经络。肾、胃和膀胱经虽症状不显，但其为高热之来源，所以亦将其作为发病经络对待，故确定发病经络为心、肾、胃和膀胱经。

（3）确定病因：本证有血热的斑疹隐隐病症，亦有高热夜甚的阳盛阴虚病症，故属血热并伴有阳盛阴虚的病证。

（4）辨证结论：受热邪刺激，肾、胃、膀胱经亢奋产热过多，导致高热产生，高热伤阴则高热夜甚，高热伤血则斑疹隐隐、舌色绛紫，高热入脑则神昏谵语，高热入舌则舌干，高热致使营血亏虚（血液失水）则脉细数。

**3. 治疗方案**

（1）治法：清散血热、清散胃热，滋肾胃之阴。胃和膀胱经共热，清胃热即清膀胱热；高热耗损肾精（激素），故需滋肾阴；高热耗损胃阴（肌肉营养），故需滋胃阴。

（2）方剂：清营汤。

（3）方药：犀角、生地、银花、连翘、玄参、黄连、竹叶心、丹参、麦冬。

（4）方解：犀角、黄连入心、肝、胃经，清血热、胃热；银花、连翘透散血热、胃热；生地黄清血热、滋肾阴；玄参滋肾阴胃阴，麦冬滋胃阴；竹叶生津利尿，泻心热血热；丹参生血凉血，又能化瘀消斑。

**【例 17】症状：胸痛头痛（痛有定处），呃逆不止，内热烦闷，心悸失**

眠，急躁易怒，入暮潮热，舌质暗红（或有瘀斑），脉涩或弦紧。

**1. 症状分析**

（1）胸痛头痛（痛有定处）：经络不通则痛，痛有定处说明经络发生瘀堵的部位比较固定。经络瘀堵物或为痰或为血，痰即组织液中比较黏稠的团块，可随组织液缓慢流动，瘀堵处因痰块的流动而不断发生变化，所以多表现为痛无定处；血管出血形成血瘀，血瘀必有血块凝集，血块凝集的位置多固定不动，形成的痛点也会固定不动，所以痛有定处多为血瘀所致。疼痛位置在胸部和头部，经过胸部的经络有心经（起于心中）、心包经（起于胸中）、肺经（上膈属肺）、大肠经（下入缺盆，络肺）、三焦经（入缺盆，布膻中）、小肠经（入缺盆，络心）、胃经（入缺盆，下膈，属胃）、胆经（合缺盆，以下胸中）、脾经（上膈，注心中）、肝经（贯膈，上注肺）、肾经（从肺出络心，注胸中）、督脉（上贯心，入喉）、任脉（循腹（右）上行，会于咽喉），总计有十三条经络经过胸部。头痛指头颅上部疼痛，即眉上、耳上和后项枕骨以上部位疼痛，包括脑部疼痛。进入头痛区域的经络有膀胱经（上额，交巅）、胃经（循发际，至额颅）、胆经（起于目锐眦，上抵头角）、三焦经（指天，别于巅）、心经（上挟咽，系目系）、肝经（连目系，上出额，与督脉会于巅）、肾经（贯脊属肾，经脊髓入脑）、督脉（上额交巅上，入络脑），共有八经。既经过胸部又经过头部的经络有胃经、胆经、三焦经、心经、肝经、督脉和肾经，督脉并入肾经，总计涉及胃、胆、三焦、心、肝、肾六条经络。

**分析：涉及胃、胆、三焦、心、肝、肾经。**

（2）呃逆不止：呃逆即打嗝，指气从胃中上逆，喉间频频作声，声音急而短促。胃气以下行为顺，胃气不降只能被迫向上逆行冲击喉咙，发出打嗝的声音。胃气不降病在胃经。

**分析：病在胃经。**

（3）内热烦闷：烦闷指心烦胸闷。心和心包经受热则心烦，经络气滞则胸闷。胸内有多条经络通过，胸闷可由多经引起，既能引起心烦又能引起胸闷的只有心和心包经，故内热烦闷病在心和心包经。

**分析：病在心和心包经。**

（4）心悸失眠：心悸失眠涉及心和脑，经过心、脑的经络有心经（从心系、上挟咽、系目系）、肾经（从肾上肝入肺络心，又经脊髓入脑）、肝经

（入肺络心，又连目系，与督脉会于巅），故心悸失眠涉及心、肝、肾经。

**分析：涉及心、肝、肾经。**

（5）急躁易怒：肝经气行受阻导致气胀，通过发怒可强行释放肝气，达到放气减压的目的。急躁易怒属肝经专属病症。

**分析：病在肝经。**

（6）入暮潮热：是指临近傍晚发热，如同潮涨潮落一样，每日定时发生。

潮热有很多种类，有阴虚潮热、阳明潮热、湿温潮热、血瘀潮热、血虚潮热等。我们来分析一下各种潮热的病因：阴虚的病因是气虚或气滞，气虚合成原料缺乏可导致阴虚，气滞合成原料不能到达也可导致阴虚；大便不通属阳明气虚或气滞，气虚则胃肠蠕动无力，气滞则胃肠不能蠕动；湿温的病因也是气虚和气滞，气虚则水行缓慢，气滞则湿阻经络；血瘀的病因同样是气虚或气滞，气虚则血行缓慢，气滞则血不能行；血虚亦与气虚和气滞有关，气虚则不能化生新血，气滞则新血无以化生。经过分析可以发现，潮热症的病因均与气虚和气滞有关，因此潮热症有一个共同特征——经络运行不畅或不通。

潮热多发生在申时至酉时，也就是下午三点至五点左右，入暮潮热也叫作日晡潮热，大多与阳明经有关，所以也叫作阳明潮热。中医学认为申酉时是阳明经最活跃的时间，阳明此时作用力最大，所以有能力与邪气作斗争，正邪相争引起定时发热。身体负责产热的经络是膀胱经、胃经和肾经，膀胱经和胃经覆盖身前身后肌肉群，是产热的主要场所，肾经是产热的激发者和领导者，按照子午流注理论，申时至酉时恰恰是膀胱经最活跃的时间，膀胱经开启了产热机制，必然带动肾经一同活跃，因为产热需要肾经提供产热激素。肾经产热激素一旦释放出来，不单单是作用于身后肌肉群，也会同时作用于身前肌肉群，因此膀胱经产热的同时也会带动阳明经一同产热，而且膀胱经交接阳明经，膀胱经产生的气热过多就会注入阳明经，使阳明经表现得更加气盛热盛，因此潮热发生时多伴有阳明气盛热盛症状，所以把潮热也叫作阳明潮热。

产热的目的是提供能量，能量的作用是维持体温和生理活动。潮热过程会产生大量热量，首先这个产热不是用来增加体温的，因为即使在不冷的状态下这个产热也会发生；其次这个产热也不是促进生理活动的，因为即使在平静状态下这个产热也会发生。那么这个产热到底是用来做什么的呢？

前面我们分析过潮热都有经络运行不畅或不通的特点，是由于气虚或气滞造成的，要想改变气虚或气滞的局面，就必须增加产气。入暮就是申时至酉时，也就是膀胱经"值班"的时间，故入暮潮热是由膀胱经启动产热机制形成的定时产热，产热是为了增加产气，目的是改善体内的气虚或气滞局面，彻底恢复经络的运行畅通。如果畅通始终未能恢复，就会每日定时产热，通过一次次的增加产气冲击受阻经络，直至经络彻底恢复畅通。这种定时发热就形成了潮热。

**分析：体内气虚或气滞。**

（7）舌质暗红（或有瘀斑）：舌色即血色，血液含氧量低血色就会呈现暗红色。血液缺氧有两种可能：一是气虚，二是气滞，气虚是氧气摄入不足，气滞是氧气不能送达，故舌质暗红是气虚或气滞所致。

舌尖或舌边上有散在分布的出血点，出血点聚集成片形成瘀斑。气虚或气滞均可导致出血，气虚则不能摄血，气滞则血无出路，被迫从血管溢出。

**分析：体内气虚或气滞。**

（8）脉涩或弦紧：血流不畅就是脉涩，涩脉与滑脉是相反的脉象，血流不畅是血黏稠度增大、血流阻力增加的缘故；肝经气滞则脉弦，血管紧缩则脉紧。肝脏合成血浆蛋白，血浆蛋白能吸收水分增加血液的含水量，肝气虚或气滞都会造成血浆蛋白合成不足，致使血液的含水量下降，含水量不足则血流不畅，故脉涩。含水量不足还可导致血流阻力增大，血流阻力增大则血管紧缩，故脉紧。肝经气虚或气滞则脉涩，肝经气滞则脉弦，涩脉与弦脉可同现于气滞，故确定肝经气滞。

**分析：肝经气滞。**

**2. 辨证**

（1）确定发病经络范围：胸痛头痛涉及胃经、胆经、三焦经、心经、肝经和肾经；呃逆不止涉及胃经；内热烦闷涉及心和心包经；心悸失眠涉及心、肝、肾经；急躁易怒病在肝经；脉涩或弦紧主肝经气滞，病在肝经。总计涉及心、心包、肝、肾、胃、胆、三焦七经，故将发病经络范围确定在上述七经。

（2）确定发病经络：本证无肾、肺经病症，故排除肾、肺经；胆经的典型病症为口苦、寒热往来、呕吐、太息等，本证胆经病症不显，故排除胆经；三焦经病症（耳聋，耳鸣，咽喉肿痛等）亦不显，故排除三焦经。呃逆不止涉及胃经，心烦心悸涉及心和心包经，急躁易怒涉及肝经，心和心包经合并，只余心经、胃经和肝经，故将发病经络确定为心、胃、肝三经。

（3）确定病因：体内存在气虚或气滞现象，因为没有乏力、水肿等气虚症状，故将气虚排除，确定体内存在气滞。发病经络为心、肝、胃经，故确定病因为心、肝、胃经气滞。

（4）辨证结论：肝经气滞则急躁易怒、脉涩或弦紧，胃经气滞则呃逆不止，心经气滞则舌质暗红（或有瘀斑），气滞生热则心烦、心悸、失眠，心、肝、胃三经气滞则引发入暮潮热。气滞引发血瘀，瘀血堵塞经络则胸痛头痛。

**3. 治疗方案**

（1）治法：疏通心、肝、胃经，活血化瘀。

（2）方剂：血府逐瘀汤。

（3）方药：桃仁、红花、当归、生地黄、川芎、赤芍、牛膝、桔梗、柴胡、枳壳、甘草。

（4）方解：当归、桃仁、红花、川芎、赤芍、生地组成桃红四物汤，其中桃仁、红花、川芎、赤芍疏通心、肝经并活血化瘀，当归、生地化生新血，生血方能活血；柴胡疏通肝经，牛膝疏通肝、肾经，引肾气上行助肝经通络；桔梗、枳壳疏通肺和大肠经，大肠通则胃气自然下行；甘草补脾益气，防止药性猛烈伤气太过。经络通则气滞解，气行则血行，血行则瘀散痛消。

**【例 18】**症状：头痛，牙龈肿痛，烦热口渴，吐血衄血，消谷善饥，舌红苔干而黄，脉浮洪滑大。

**1. 症状分析**

（1）头痛：头痛指头颅上部疼痛，即眉上、耳上和后项枕骨以上部位疼痛，包括脑部疼痛。进入头痛区域的经络有膀胱经（上额，交巅）、胃经（循发际，至额颅）胆经（从耳后入耳中）、三焦经（指天，别于巅）、心经（上挟咽，系目系）、肝经（连目系，上出额，与督脉会于巅）、肾经（经脊髓入脑）、督脉（上额交巅上，入络脑）等八条经络，督脉并入肾经，尚余膀胱、胃、胆、三焦、心、肝、肾七经，故将涉病经络定在此七经。

分析：**涉及膀胱、胃、胆、三焦、心、肝、肾经。**

（2）牙龈肿痛：胃和大肠经走上下牙龈，牙龈肿痛是胃和大肠经病所致。

分析：**涉及胃和大肠经。**

（3）烦热口渴：烦热口渴说明体内有热，热入心则心烦，热迫水液外泄则口渴。烦热涉及心和心包经。

分析：**涉及心和心包经。**

（4）吐血衄血：吐血是上消化道或呼吸道出血，衄血是鼻流血。气虚或气盛都可导致出血，气虚则血管细胞老化，血管壁间隙增大，使得血细胞轻易溢出；气盛则血管压力增大，逼迫血液从血管溢出。吐血可以是上消化道出血（主要是胃出血），也可以是呼吸道出血，上消化道出血涉及胃经、肺经（还出胃口）、肝经（挟胃，属肝）、脾经（入络肠胃），呼吸道出血涉及肺经；衄血是鼻流血，入鼻经络涉及大肠经（上挟鼻孔）、胃经（下循鼻外）、小肠经（上颐，抵鼻）、肺经（开窍于鼻）、膀胱经（多衄证），既能引起吐血又能引起衄血的只有肺经和胃经，故吐血衄血涉及肺经和胃经。

分析：**涉及胃经、肺经。**

（5）消谷善饥：是指胃口非常好，特别能吃，吃完很快就饿。消谷是脾的正常功能，善饥是脾功能亢进的表现。胃热来源于肌肉分解产热，肌肉细胞消耗过快就需要脾加快营养供应的速度，导致脾的运化功能亢进，脾功能亢进就会表现为消谷善饥。脾负责消谷，胃是消谷之所，故消谷善饥涉及脾经和胃经。

分析：**涉及脾经、胃经。**

（6）舌红苔干而黄：舌红苔干是舌体受热所致，苔黄表明舌热较重，舌红苔干而黄说明体内有热。

分析：**体内有热。**

（7）脉浮洪滑大：脉浮是营气盛，血管的管径膨大；脉洪是气多血多，血量大，流速也快，声势迅猛；脉滑是血液含水量增加，水行流利；脉大是经络气盛有力。经络分布于组织中，经络气盛则组织气盛，组织气盛逼迫组织中的气、热、水进入血管，血管气多则脉浮，血管水多则脉滑，气盛血盛则脉洪，经络气盛则脉大。

分析：**气盛热盛。**

285

**2. 辨证**

（1）确定发病经络范围：头痛涉及膀胱、胃、胆、三焦、心、肝、肾经，牙龈肿痛涉及胃和大肠经，烦热涉及心和心包经，吐血衄血涉及肺经和胃经，消谷善饥涉及脾、胃经，故将发病经络范围确定为膀胱、胆、肝、三焦、肾、胃、大肠、心、心包、肺、脾经。

（2）确定发病经络：本证没有咳喘等肺经病症，故排除肺经；没有心悸、心慌、心痛的心和心包经病症，故排除心和心包经；没有肝胆经的口苦、易怒、头晕目眩病症，故排除肝胆经；没有腰膝酸软的肾和膀胱经病症，故排除肾和膀胱经；没有三焦经病症（耳聋，耳鸣，咽喉肿痛等），故排除三焦经；没有大肠经病症（便秘、下血、里急后重等），故排除大肠经，将范围缩小至脾经和胃经；脾经未见消化不良和气虚病症，再排除脾经，只余胃经，故将发病经络确定为胃经。

（3）确定病因：胃阴（肌肉营养）分解过度则产生胃热，胃阴消耗过快则表现为善饥，故确定病因是胃热阴虚。

（4）辨证结论：胃阴分解过度则胃经气盛热盛，热入头部则引发头痛，热入牙龈则牙龈肿痛，热入肺胃则吐血衄血，热入心中则心烦，热入血脉则血热，热入舌则舌红苔干而黄；脾胃互为表里经络，胃经气盛则脾经气盛，脾经气盛则功能亢进易于消谷；胃阴分解过度必导致胃阴亏虚，胃阴亏虚则急于补充，故而善饥；胃经气盛热盛逼迫组织中的气、热、水注入血管，血管气多则脉浮，血管水多则脉滑，血管气盛血盛则脉洪，经络气盛则脉大；组织因失水过多造成细胞缺水则口渴。

**3. 治疗方案**

（1）治法：清胃热、滋胃阴、滋肾阴。肾主全身之阴，凡阴虚者必伴有肾阴虚（详见五脏病证解析），故需滋肾阴。

（2）方剂：玉女煎。

（3）方药：石膏、熟地黄、知母、麦冬、牛膝。

（4）方解：石膏清胃热，熟地黄滋肾阴，知母滋胃阴肾阴，麦冬滋胃阴，牛膝引血下行，导热下泄。

**【例 19】症状：郁闷不舒，胸胁胀痛，头晕目眩，食欲减退，月经不调。**

**1. 症状分析**

（1）郁闷不舒：指心情压抑不舒畅，多与情志不遂有关。李用粹《证治汇补》言五脏皆有郁证："心郁昏昧健忘，肝郁胁胀嗳气，脾郁中满不食，肺郁干咳无痰，肾郁腰胀淋浊，不能久立。"心、肝、脾、肺、肾皆可产生郁证，故郁闷不舒涉及心、肝、脾、肺、肾经。

**分析：涉及心、肝、脾、肺、肾经。**

（2）胸胁胀痛：经过胸胁的经络有心包经（循胸出胁）、肝经（布胁肋）和胆经（循胸过季胁），经络气滞不通则胀痛，故胸胁胀痛是心包经或肝胆经气滞所致。

**分析：涉及心包、肝、胆经。**

（3）头晕目眩：头晕指大脑发晕，目眩指眼睛视物昏乱。同时经过脑部和眼部的经络有肝经、膀胱经、肾经、心经、胃经、督脉。督脉从肾而治，故将督脉并入肾经，合并后的经络为肝、肾、心、胃、膀胱经。

**分析：涉及肝、肾、心、胃、膀胱经。**

（4）食欲减退：食欲与脾经的运化功能有关，脾经运化能力下降就会表现为食欲减退，故病在脾经。

**分析：病在脾经。**

（5）月经不调：月经的生成场所是子宫，子宫属于阴器，经过阴器的经络有肾经、肝经、脾经、督脉和任脉，督脉从肾而治，任脉从肝肾而治，可将督脉、任脉并入肝、肾经，合并后只余肝、肾、脾经，故月经不调涉及肝、肾、脾经。

**分析：涉及肝、肾、脾经。**

**2. 辨证**

（1）确定发病经络范围：郁闷不舒涉及心、肝、脾、肺、肾经，胸胁胀痛涉及肝、胆和心包经，头晕目眩涉及肝、肾、心、胃、膀胱经，食欲减退涉及脾经，月经不调涉及肝、肾、脾经，总计涉及肝、胆、脾、肺、肾、心、心包、胃和膀胱经，故将发病经络范围确定在上述九经。

（2）确定发病经络：本证没有心悸、心慌、心痛病症，故排除心和心包经；没有胃酸、胃痛、胃胀等胃经病症，故排除胃经；没有咳、喘、痰等肺经病症，故排除肺经；没有腰膝酸软和小便不利病症，故排除肾和膀胱经；胆经不经过脑内和阴器，不会引起头晕和月经不调病症，再排除胆经；只余肝经和脾经，故确定发病经络为肝经和脾经。

（3）确定病因：胸胁气滞则胀痛，故确定肝经气滞，也叫肝郁气滞；脾虚导致食欲减退，故确定本病为肝郁脾虚证。

（4）辨证结论：肝经循行经过阴器、胁肋、肺、心、眼、脑等部位，肝经气滞可引起上述部位气滞，阴器气滞则月经不调，胁肋气滞则胀痛，肺心气滞则郁闷不舒，眼脑气滞则头晕目眩。肝木能乘脾土，故肝病可引起脾病，脾病则食欲减退。

**3. 治疗方案**

（1）治法：疏肝健脾、养血调经。肝能养血（合成血浆蛋白），肝郁必有血虚，故需养血。

（2）方剂：逍遥丸。

（3）方药：柴胡、当归、白芍、炒白术、茯苓、炙甘草、薄荷、生姜。

（4）方解：柴胡疏散肝气，薄荷疏散肝气肺气；当归、白芍养肝血，养血调经；炒白术、茯苓、炙甘草、生姜健脾益气。

**【例 20】症状：胁肋疼痛，寒热往来，嗳气太息，脘腹胀满，苔黄，脉弦。**

**1. 症状分析**

（1）胁肋疼痛：经过胸胁的经络有心包经、肝经和胆经，胁肋经络气滞不通则疼痛。

**分析：涉及心包、肝、胆经。**

（2）寒热往来：寒热往来属胆经病症，胆经分布于皮下脂肪组织（详见三焦经解析），胆经气滞或气虚导致脂肪分解不足形成"寒症"，胆经恢复畅通后，脂肪分解过多又形成"高热"，故寒热往来病在胆经。肝经与胆经互为表里，肝病也可以引起胆病，形成寒热往来。

**分析：涉及肝、胆经。**

（3）嗳气太息：嗳气就是"打饱嗝"，饭后易发，与呃逆同属打嗝，嗳气声音低长，呃逆声音短促。打嗝属胃气上逆，涉及胃经；太息就是"叹气"，是心中感到郁闷而呼出长气，郁闷涉及心和心包经。

**分析：涉及胃经、心和心包经。**

（4）脘腹胀满：脘是胃腔，脘腹指胃部和腹部，脘腹胀满通常指胃部胀满。胃气阻于腹部不能下行（胃气不降）就会导致脘腹胀满，胃气不降属胃经病证。

**分析：病在胃经。**

（5）苔黄：体内有热，热传至舌，舌热则苔黄。

**分析：体内有热。**

（6）脉弦：脉象如同弓弦，直直的，有绷手感，多主肝胆病。

**分析：涉及肝、胆经。**

**2. 辨证**

（1）确定发病经络范围：胁肋疼痛涉及心包、肝、胆经，寒热往来涉及肝、胆经，嗳气太息涉及胃、心和心包经，脘腹胀满涉及胃经，脉弦涉及肝、胆经，共涉及心、心包、肝、胆、胃五条经络，故将发病经络范围定在上述五经。

（2）确定发病经络：本证没有心和心包经病症，故排除心和心包经。肝、胆和胃经均有病症，故确定发病经络为肝、胆、胃经。

（3）确定病因：胁肋疼痛属肝胆经气滞，气滞则不通，不通则痛；脘腹胀满属胃气不降，故确定本病为肝胆气滞兼胃气不降证。

（4）辨证结论：肝胆气滞引起经络不通，经络不通则胁肋疼痛；胆经气滞引起脂肪产热不足或过盛，形成寒热往来；肝经上通于心，肝胆气滞引起心经气滞，故多太息；肝经"挟胃"而行，肝经气滞可引起胃经气滞不降，胃气不降则嗳气、脘腹胀满；肝胆气滞则关脉绷直如弦，形成弦脉。

**3. 治疗方案**

（1）治法：疏通肝胆、降胃除满。

（2）方剂：柴胡疏肝散。

（3）处方：陈皮、柴胡、川芎、香附、枳壳、芍药、甘草。

（4）方解：柴胡疏通肝经，香附疏通肝、胆经，二药共同解除肝胆气滞；川芎疏通肝、胆和心包经，既能解郁也能活血，配芍药活血养血，消除肝胆气滞引起的血瘀血虚；陈皮理气健脾，枳壳破气消积，二药共用降胃除满；

甘草补脾益气，防止伤气太过。

**【例21】症状：** 口苦呃逆，胆怯易惊，虚烦不宁，失眠多梦，苔黄，脉弦细。

**1. 症状分析**

（1）口苦呃逆：口苦是唾液中胆汁成分（胆汁酸、胆红素）升高所致，胆汁成分呈苦味，浓度越高，苦味越重。由于胆道发生瘀堵，胆汁不能顺利从胆道排出，大量瘀积在肝脏，经肝窦状隙被迫入血，造成血液中胆汁成分浓度升高。胆道发生瘀堵是胆经气虚或气滞所致，病在胆经；呃逆是胃气上逆所致，病在胃经。

**分析：病在胆经、胃经。**

（2）胆怯易惊：指平素心虚胆怯，不耐惊吓，稍遇刺激就会产生心神慌乱的症状。胆怯是胆气不足，易惊是心气不足，胆怯易惊涉及胆经和心经。

**分析：涉及胆经、心经。**

（3）虚烦不宁：烦为心和心包经受热所致，心热则烦，心凉则静，不静则不宁。

**分析：病在心和心包经。**

（4）失眠多梦：失眠属脑症，入脑的经络涉及心经、胆经、肝经、肾经和胃经。

**分析：涉及心、肝、胆、肾、胃经。**

（5）苔黄：体内有热，热传至舌则苔黄。

**分析：体内有热。**

（6）脉弦细：弦脉主肝胆病，肝胆气滞则脉弦。细脉是血管细小的脉象，主气虚、血虚和阴虚，肝胆病可导致脉细。

**分析：涉及肝、胆经。**

**2. 辨证**

（1）确定发病经络范围：口苦呃逆涉及胆经和胃经，胆怯易惊涉及胆经和心经，虚烦不宁涉及心和心包经，失眠多梦涉及心、肝、胆、肾、胃经，脉弦细涉及肝、胆经。总计涉及心、心包、肝、胆、肾、胃六经，故将发病经络范围确定在上述六经。

（2）确定发病经络：本证有胆怯易惊的胆经、心经病症，有呃逆的胃经病症，肝胆一体，胆经多与肝经同病，其他各经没有明显的病症，故将发病经络确定为心经、肝经、胆经和胃经。

（3）确定病因：胆经有口苦病症，又有胆怯易惊的气虚病症，故确定病因为胆经气虚。

（4）辨证结论：胆气上注于心（贯心，以上挟咽），胆气不足可导致心气不足，胆心之气不足则胆怯易惊；胆经分布于脂肪组织中，脂肪组织没有血管，因此胆经只有痰瘀没有血瘀。胆经气虚则生痰，痰阻经络可引起肝胆气滞，肝胆气滞则口苦、脉弦细；肝经挟胃而行，肝胆气滞可引起胃气不降，胃气不降则呃逆；肝胆气滞则郁而生热，热入心则虚烦不宁，热入脑则失眠多梦。

**3. 治疗方案**

（1）治法：化痰通络、降胃行气。

（2）方剂：温胆汤。

（3）处方：半夏、竹茹、枳实、陈皮、甘草、茯苓。

（4）方解：半夏燥湿化痰，竹茹清热化痰，茯苓除湿化痰，痰湿祛则胆络通；半夏、竹茹降肺气，陈皮、枳实降胃气，甘草补脾降胃气。肺胃降则肝气升，肝气升则肝胆气滞自解。

**【例 22】症状：往来寒热，胸胁苦满，默默不欲饮食，心烦喜呕，口苦，咽干，目眩，舌苔薄白，脉弦。**

**1. 症状分析**

（1）往来寒热：寒热往来是胆经症状，胆经分布于皮下脂肪组织中，胆经气滞或气虚导致脂肪分解不足形成"寒症"，胆经恢复畅通后脂肪分解过多又形成"热症"，故寒热往来病在胆经。

**分析：病在胆经。**

（2）胸胁苦满：是指胸胁部位苦于胀满，也就是胸胁胀满不舒。经过胸胁的经络有心包经（循胸出胁）、肝经（布胁肋）和胆经（循胸过季胁），故胸胁苦满涉及心包经、肝经和胆经。

**分析：涉及心包经、肝经和胆经。**

（3）默默不欲饮食：默默指默默无语，也就是寡言少语，属气虚症状，涉及肺、脾、肾经。不欲饮食指纳差、没有胃口，是脾虚的症状，涉及脾经。

**分析：涉及肺、脾、肾经。**

（4）心烦喜呕：心烦是心和心包有热，热则心烦；呕吐是指胃气上逆，迫使胃中之物从口中吐出的一种病症，有物有声谓之呕，有物无声谓之吐，无物有声谓之干呕，临床呕与吐常同时发生，故合称为呕吐。心烦病在心和心包经，呕吐病在胃经，故心烦喜呕涉及心经、心包经和胃经。

**分析：涉及心经、心包经和胃经。**

（5）口苦、咽干、目眩：既能引起口苦，也能引起咽干和目眩的只有肝经和胆经。口苦是胆汁瘀积在肝脏和胆管里，导致胆汁被迫入血所致，胆道瘀堵可以引发口苦，肝气郁结导致胆汁不能排泄也可引发口苦，故肝病或胆病均可引起口苦；肝经"循喉咙之后……连目系"，经过咽部和眼部，胆经"起于目外眦……贯心，以上挟咽"，也经过咽部和眼部，肝经和胆经均经过眼部和咽部，故肝经和胆经在引起口苦的同时，也能一并引起咽干和目眩。

**分析：涉及肝、胆经。**

（6）舌苔薄白：苔薄白属正常苔，病态不显。

**分析：病态不显。**

（7）脉弦：弦脉主肝胆病，肝胆气滞则脉弦。

**分析：病在肝、胆经。**

**2. 辨证**

（1）确定发病经络范围：往来寒热涉及胆经，胸胁苦满涉及心包经、肝经和胆经，默默不欲饮食涉及肺经、脾经、肾经，心烦喜呕涉及心经、心包经和胃经，口苦、咽干、目眩三症同现涉及肝经、胆经，脉弦亦涉及肝经、胆经，总计涉及心、心包、肺、脾、肾、胃、肝、胆八经，故将发病经络范围确定在上述八经。

（2）确定发病经络：本证没有心慌、心悸病症，故排除心和心包经；没有咳、喘病症，故排除肺经；没有肾阳虚症状（畏寒、肢冷等），也没有肾阴虚症状（腰膝酸软、手足心热等），故排除肾经。只余肝、胆、脾、胃四经，肝、胆经有口苦、脉弦病症，脾经有纳差的脾虚症状，胃经有上逆的呕吐症状，故确定发病经络为肝、胆、脾、胃经。

（3）确定病因：本证肝胆气滞症状明显，胆病则有往来寒热，故确定病因为胆经气滞。

（4）辨证结论：胆经气滞则寒热往来；胆经气滞引发肝经气滞，肝胆气滞则胸胁苦满、口苦、脉弦；肝胆气滞生热，肝热、胆热入心则心烦，入咽则咽干；肝经"挟胃"而行，肝经气滞导致胃气不降，胃气不降反逆则呕吐；肝能乘脾，脾虚不能运化则不欲饮食，脾虚产气不足则默默无语；肝胆气滞导致眼部气血不足，气血不足则目眩。

**3. 治疗方案**

（1）治法：疏通肝胆、清肝胆热、降胃止呕、健脾益气。

（2）方剂：小柴胡汤。

（3）方药：柴胡、半夏、人参、甘草、黄芩、生姜、大枣。

（4）方解：柴胡疏通肝胆经，黄芩清肝胆热，半夏化痰疏通胆经、降胃止呕，人参、甘草、生姜、大枣健脾益气。